国家卫生健康委员会基层卫生培训"十三五"规划教材
中国医师协会全科医师分会推荐用书

供社区基层卫生人员使用

社区重症识别
与紧急处理

主　编　贾建国　郭　媛　王永晨
副主编　王　仲　占伊扬　王志香
编　者（以姓氏笔画为序）
　　　　王　仲　北京清华长庚医院
　　　　王永晨　哈尔滨医科大学附属第二医院
　　　　王志香　内蒙古包钢医院友谊 18 社区卫生服务中心
　　　　王春梅　首都医科大学宣武医院
　　　　王荣英　河北医科大学第二医院
　　　　占伊扬　南京医科大学第一临床医学院
　　　　任菁菁　浙江大学医学院附属第一医院
　　　　陈凤英　内蒙古医科大学附属医院
　　　　庞　栋　济南医院历下区燕山办事处社区卫生服务中心
　　　　赵　翠　承德医学院附属医院
　　　　贾　坚　江苏省人民医院
　　　　贾建国　首都医科大学宣武医院
　　　　郭　媛　山东大学齐鲁医院
秘　书　王春梅　首都医科大学宣武医院

U0207894

人民卫生出版社

图书在版编目（CIP）数据

社区重症识别与紧急处理/贾建国,郭媛,王永晨主编.—北京：
人民卫生出版社,2018

基层卫生培训"十三五"规划教材

ISBN 978-7-117-26593-5

Ⅰ.①社…　Ⅱ.①贾…　②郭…　③王…　Ⅲ.①险症-诊疗-
技术培训-教材　Ⅳ.①R459.7

中国版本图书馆 CIP 数据核字（2018）第 088723 号

人卫智网　www.ipmph.com	医学教育、学术、考试、健康，	
	购书智慧智能综合服务平台	
人卫官网　www.pmph.com	人卫官方资讯发布平台	

社区重症识别与紧急处理

主　　编：贾建国　郭　媛　王永晨

出版发行：人民卫生出版社（中继线 010-59780011）

地　　址：北京市朝阳区潘家园南里 19 号

邮　　编：100021

E - mail：pmph @ pmph.com

购书热线：010-59787592　010-59787584　010-65264830

印　　刷：北京人卫印刷厂

经　　销：新华书店

开　　本：787×1092　1/16　　印张：14

字　　数：349 千字

版　　次：2018 年 5 月第 1 版　2018 年 5 月第 1 版第 1 次印刷

标准书号：ISBN 978-7-117-26593-5/R·26594

定　　价：36.00 元

打击盗版举报电话：010-59787491　E - mail：WQ @ pmph.com

（凡属印装质量问题请与本社市场营销中心联系退换）

出版说明

为进一步贯彻执行习近平总书记在 2016 年召开的全国卫生与健康大会上强调的"以基层为重点"的新时期卫生工作方针、在十九大报告中提出的"健康中国战略"和"乡村振兴战略",落实国务院发布的《"健康中国 2030"规划纲要》《中共中央国务院关于深化医药卫生体制改革的意见》《全国医疗卫生服务体系规划纲要(2015—2020 年)》(国办发〔2015〕14 号)中"到 2020 年,每千常住人口基层卫生人员数达到 3.5 人以上"和《"十三五"深化医药卫生体制改革规划》(国发〔2016〕78 号)中"提升基层医疗卫生服务能力"的重要任务,深入贯彻 2018 年 1 月 24 日国务院办公厅《关于改革完善全科医生培养与使用激励机制的意见》(国办发〔2018〕3 号)和"2018 年全国基层卫生工作会议"精神,在国家卫生健康委员会基层卫生司的领导和支持下,人民卫生出版社组织编写并出版了"国家卫生健康委员会基层卫生培训'十三五'规划教材"。

本套教材共 14 本,由国内基层卫生领域一线专家编写而成,在编写过程中,紧紧围绕培养目标,牢牢抓住基层卫生工作重点;注重教材编写的"三基""五性""三特定"原则,注重整套教材的整体优化与互补。

同时,人民卫生出版社专门开发了供基层人员继续教育和自我提升使用的"基层卫生人员能力提升服务平台",也作为本套教材的附加增值服务(http://jcedu.ipmph.com)提供给广大读者,基层卫生人员注册后,通过身份验证即可免费使用相关资源。

本套教材的目标是培养职业素养良好、专业技能扎实、协调沟通能力较强的基层卫生服务人才,以更好地为居民提供优质、广泛的医疗保健服务,真正落实"预防为主"的理念,实现对居民全生命周期的照护。本套教材可供基层医疗卫生机构在岗人员培训、全科医生转岗培训和特岗计划、全科医生师资培训、农村订单定向医学生培养等使用。

国家卫生健康委员会基层卫生培训"十三五"规划教材评审委员会

国家卫生健康委员会基层卫生培训"十三五"规划教材
教材目录

序号	书名	主编			副主编			
1	社区预防	于晓松	路孝琴		董建琴	杜 娟	江 萍	王 丰
2	社区精神卫生	马 辛			闫 芳	李 健	西英俊	
3	社区常见健康问题处理	祝墡珠	江孙芳	陈陶建	任菁菁	孙艳格	史 玲	
4	社区重症识别与紧急处理	贾建国	郭 媛	王永晨	王 仲	占伊扬	王志香	
5	社区中医适宜技术	王麟鹏	黄 毅	刘明军	丁小燕	於 堃	罗庆东	
6	社区康复适宜技术	吴 毅	谢欲晓		胡海鹰	贾 杰		
7	社区养老服务指导	李小鹰	何 仲		陈 铮 杨 华	许家仁	惠海鹏	韩文苓
8	社区营养与健康	刘英华	孙建琴		李增宁	廖晓阳		
9	社区卫生信息化应用与管理	方力争	王 晨	吴 浩	扈峻峰	郭 实		
10	常见慢性疾病社区临床路径	梁万年	杜雪平	曾学军	杜兆辉	武 琳	王杰萍	
11	实用社区护理	杜雪平	王永利		丁 兰	孙 伟	岳 鹏	
12	基层合理用药与管理	王育琴	迟春花	赵光斌	陈 琦	陈 孝	夏文斌	
13	基层实践基地教学管理	郭爱民	施 榕	李东霞	丁 静	易春涛	严春泽	
14	基层影像检验诊断技术及结果判断	王 铁	何悦明	寿 涓	何 文	赵燕田	汪志良	

前　言

　　《社区重症识别与紧急处理》一书，在各位专家的共同努力下，即将正式出版了。回想最初给定的这一"命题作业"，我们经历了迷惑不解、反复论证、逐渐认识清晰，最终达成共识。

　　随着我国医改政策的不断深入，分级诊疗制度的不断完善，"基层首诊、双向转诊、急慢分治、上下联动"的分级诊疗模式正在全国范围内推广实施。未来社区医疗卫生机构必然会遇到一些重症患者，如何使社区医务人员及早地识别出重症，并启动行之有效的紧急处理，合理安全地转诊，为重症患者的生命安全保驾护航提供最初的保障，这就要求社区医生必须提高临床诊疗能力，尤其是对重症的识别能力及采取紧急处理的能力，这是当前刻不容缓的任务。

　　一个具有丰富临床经验的医生，是通过多年工作实践不断积累与不断思考学习造就出来的。医生通过把书本知识与临床实际工作密切地结合，在临床实践过程中锤炼并逐渐提升自己的临床诊疗能力，这其中包含了常见病、多发病的疾病谱与常见病并发重症谱框架的构建；多临床、勤实践，在临床实践中发现问题，不断地再学习再研究，在医疗实践中学会"举一反三"，提高临床能力的同时搭建每个医生自己的常见病谱与重症谱的框架，而不仅仅是"死背书本知识"。

　　本书即是将临床常见病、多发病较常见的重症通过专家咨询提炼出来，并列出最经典、最简洁的定义与主要临床表现、识别要点、鉴别诊断、紧急处理原则以及转诊注意事项等，形成了本书简洁、清晰的特点，力图适合社区基层医务人员快速阅读和方便使用。

　　由于本书是专为社区基层医务人员撰写的教材，在常见病、多发病重症的定义上存在一些争议，有些疾病是"急"而不"重"，有些是"重"而不"急"，为了避免争议，我们只留下"重症"，在编写中不乏个别章节不得以又把"危急"情况涵盖进来，敬请谅解。由于我们的理解和水平限制，可能存在不足与错误，敬请读者批评指正。

贾建国　郭　媛　王永晨

2018 年 3 月

目　录

第一章

绪 论

第一节 社区重症识别与紧急处理意义

随着我国人口老龄化的加剧和社区慢性病人的增多,国家推行三级诊疗制度建设,将逐步实现居民首诊在基层,全科医生在临床工作中必将遇到一定数量的重症患者;重症患者的早期快速识别是抢救重症患者的第一步,也是关键一步;需要社区医生掌握重症患者的早期识别,及时采取积极有效的应对措施,需要转诊的重症患者,及时安全有效地实施转诊,对于挽救患者生命,降低死亡率、致残率,是至关重要的一步。在重症患者中,也涵盖了部分危急但不够"重症"的患者,可能在相应章节里有所涉及。

一、危重症的定义

重症(critical illness,CI)是指人体受到各种内、外因素的作用,机体正常的生理功能受损,引起一个或多个脏器功能衰竭,危及生命或导致死亡的情况,如心脏骤停、呼吸困难、意识障碍、休克、急性胸痛、急性腹痛等。

二、院前急救与社区急救

院前急救(pre-hospital emergency,PHE)是急诊医疗服务体系(emergency medical service system,EMSS)的重要组成部分,它是指重症患者在发病到入院这段时间内提供的医学救治,包括现场急救和转运途中的监护。它的主要任务是采用初步急救措施维持患者生命,包括基础生命支持(basic life support,BLS)和基础创伤生命支持(basic traumatic life support,BTLS)。

社区急救(community first aid,CFA)是院前急救的重要组成部分,是指当患者生命受到威胁时,在院前急救中心或急救站的医护人员到达现场之前,全科医生提供的初步医疗救治。

三、社区重症紧急处理意义

院前急救强调时效性,病人抢救需要争分夺秒,脑组织缺血缺氧 5 分钟,就会出现脑细胞不可逆的损伤,早期积极救治,可提升重症患者的存活率。大量资料证明,如果能在心跳停止 4 分钟内实施心肺复苏(cardiopulmonary resuscitation,CPR)和建立 BLS,并于 8 分钟内完成高级生命支持(advanced life support,ALS),患者的生存率可达 43%,而 4 分钟以后实施CPR,存活率只有 17%。但因道路交通堵塞或不便利,有时会出现救护车"无路可走",社会车辆"无路可让"情况,给院前急救的实施带来了诸多困难。重症具有突发性、不可预测性,患者及家属缺乏相应的自救意识与知识,出现紧急情况易焦虑、冲动,采取不恰当的搬运,都可能导致错过了有效施救时间窗,进一步增加了诊治难度,降低了抢救成功率。

社区医生利用熟悉管辖区域地理位置的优势,可以及早赶到现场,若对重症患者能够做到早期识别和及时的处置干预,将为抢救患者生命争取更多的时间。同时社区医生熟悉当地居民健康状况,可以利用与患者及家属建立的长期良好医患关系,取得患者及家属信任,减少其紧张、焦躁心理,做到有的放矢,有助于施救的顺利实施。社区重症识别与紧急处理,是对每一位社区医生的严峻考验,也是重症患者抢救的重要一环。

第二节　社区重症识别及救治的基本原则

社区重症的识别,在院外急救与院内急救有所不同。对于院外急救,接诊医务人员首先需要认真接听呼救信息,快速到达救治现场,确认环境并简要询问病史、判断生命体征,必要时可完善相关辅助检查(如突发胸痛患者,可完善急诊心电图),采取积极有效的救治措施。

对于院内急救,患者已位于急救现场,接诊医务人员需简要了解病情、快速判断生命体征,条件允许的情况下完善相关辅助检查,除心电图外,急性腹痛伴恶心、呕吐、腹胀、停止排气排便患者可完善腹部立位平片、血常规等相关辅助检查,充分利用可利用的医疗资源,为重症识别及后续的进一步救治创造条件。

无论院内还是院外重症患者的救治,均需牢记并密切关注患者的"八大生命体征",即体温、脉搏、呼吸、血压、神志、尿量、皮肤黏膜和末梢动脉血氧饱和度(有条件的社区),严密观察,反复分析。同时需要谨记重症的救治原则"救人治病",抢救患者的生命为首位,要时刻牢记"患者安全(patient safety)"是我们的最终目的,不能因为过于注重诊断而贻误宝贵的抢救时机。采取边评估、边施救,根据获得的信息不断完善诊疗思路和救治措施,争取做到识别、治疗两不误。对于施救的各关键点,重点把握以下几个方面。

一、认真接听呼救信息

接听呼救信息是实施院前急救的前提,尤其是对于院外急救。首先,要了解重症患者所处位置,有无标志性建筑,目的是为了能够及早地赶到施救现场。其次,需要了解疾病的基本情况、可能原因等,做好思想及物品准备,以便救治工作的顺利实施。

二、快速到达救治现场

重症患者的救治强调时效性,及早到达现场开始施救,有利于控制重症患者病情,提高存活率。院外急救,救治人员赶赴现场过程中,需注意道路交通路况,选择恰当路线,避免道路阻塞,延误救治。

三、病 史 询 问

病史询问是诊断疾病的基础。施救人员必须注意患者最主要的症状和体征,善于抓住患者最主要的痛苦或不适进行深入问诊,并与简洁必要的重点查体、辅助检查相结合。通过病史询问,了解患者疾病的发生发展、演变和诊治经过。熟记特征性的症状与潜在重症之间的联系,评估时需要了解患者的主要症状,如体温变化、疼痛、呼吸困难、神志改变等,同时需要注意起病缓急、器官功能状态等。从患者主要症状中发现重症,例如突然的倒地、昏迷、窒息与呼吸困难、胸痛、急性腹痛等,需引起全科医生高度重视,这些均属重症范畴,需积极识别并及早进行救治。同时结合有无创伤、手术史、用药史及毒物药物接触史等,寻找线索,为诊治提供进一步的帮助。重症患者,需询问其家属或知情者,提高病史的可靠性。

四、体 格 检 查

依据病史进行快速、重点的体格检查在重症识别中具有非常重要的意义。在重症早期识别中,依据获得的病史,全科医生需要直奔主题的体格检查,即那些可能出现问题的器官或系统,查体简洁并有指向性,注意进行体格检查时尽可能使患者身体暴露充分,防止在危急情况时遗漏某些重要的体征。评价和(或)监测患者"八大生命体征",对出现下列情况,即属重症范畴,需紧急采取处理措施。

1. 体温 超高热危象:患者出现体温过高(腋下温度>41℃),伴抽搐、昏迷、休克、出血等危急征象。体温过低,如冻伤肛温 25℃左右,即有死亡风险。低体温伴休克征象,亦有死亡风险。

2. 脉搏 脉率增快(成人>100 次/分)、脉率减慢(<60 次/分)、消失或脉律不齐,伴意识障碍或血流动力学不稳定者。

3. 呼吸 任何原因导致呼吸困难,听诊双肺闻及干、湿啰音,或呼吸音减低、消失,常规吸氧后低氧血症难以纠正者;呼吸过缓(<12 次/分)伴意识障碍,呼吸深慢,呼气为烂苹果味者;呼吸节律改变者:潮式呼吸(也称 Cheyne-Stokes 呼吸:是一种呼吸由浅慢逐渐变为深快,再由深快变为浅慢,随之出现一段呼吸暂停后,又开始如上变化的周期性呼吸,周期可长达30 秒~2 分钟,暂停期可持续 5~30 秒)、间停呼吸(也称 Biots 呼吸:规律呼吸几次后,突然停止一段时间,又开始呼吸,如此周而复始)以及抑制性呼吸(其发生是由于胸部发生剧烈疼痛所致的吸气相突然中断,呼吸运动短暂地突然受到抑制)。其中,潮式呼吸和间停呼吸多由于呼吸中枢兴奋性降低所致,多见于中枢神经系统疾病,间停呼吸,预后多不良,常在临终前发生。抑制性呼吸见于急性胸膜炎、肋骨骨折及胸部严重外伤等。

4. 血压 低血压(收缩压<90mmHg,舒张压<60mmHg),伴面色苍白、脉搏细数、大汗、心率快、四肢湿冷等休克征象,提示血流动力学不稳定者;高血压危象,短时间内血压急剧升高,收缩压达 210~240mmHg,舒张压达 120~130mmHg,同时出现明显的头晕、恶心呕吐、烦躁不安、胸闷、视力模糊等靶器官急性损害的临床表现者。

5. 神志 任何原因出现不同程度的意识障碍,如嗜睡、意识模糊、昏睡、昏迷(轻、中、重度)谵妄状态,同时伴头痛、恶心、喷射性呕吐、抽搐、发热、病理征阳性等症状或体征,创伤病史者。

格拉斯哥(Glasgow)昏迷评分(表 1-1)用于评定意识水平,三方面评分,得分越低,意识水平越差。8 分以下为昏迷,3 分为深度昏迷。

表 1-1 格拉斯哥昏迷评分

睁眼能力(E)	语言能力(V)	运动能力(M)
4 分,自主睁眼	5 分,正常交谈	6 分,遵嘱运动
3 分,呼唤能够睁眼	4 分,言语不恰当	5 分,对疼痛刺激有定位反应
2 分,疼痛刺激能够睁眼	3 分,言语难以理解	4 分,对疼痛刺激有屈曲反应
1 分,不能睁眼	2 分,只能发音	3 分,异常屈曲(去皮层状态)
	1 分,不能发音	2 分,异常伸展(去大脑状态)
		1 分,无反应

6. **动脉血氧饱和度（SaO_2）** 条件允许的社区卫生服务中心（站）配备便携式动脉血氧饱和度（SaO_2）。一旦 SaO_2 低于 94%，提示机体供氧不足，一旦低于 90%，提示低氧血症。

7. **尿量** 超过 3000ml/24h（尿崩）或低于 100ml/24h（无尿）者。

8. **皮肤黏膜** 皮肤苍白、呈花斑样、口唇发绀、大汗、末梢湿冷等提示休克征象，重度的水肿、黄染（或墨绿色）等提示严重的脏器衰竭。

从病史怀疑患者情况较重时，医生应迅速检查确认有无威胁生命的征象，重点检查三大系统：①呼吸系统：重点检查有无发绀、呼吸困难、呼吸频率及节律、三凹征、胸廓运动幅度及是否对称、气管是否居中、有无异常呼吸音、叩诊过清音及浊音等；②循环系统：检查外周灌注指标，如皮肤的温度、湿度、弹性、颜色等，听诊心音、心率及节律，叩诊心脏浊音界等；③神经系统：重点检查语言对答反应、眼球位置、瞳孔大小及是否对称，角膜及对光反射是否存在，面纹是否对称，是否存在偏瘫体征，疼痛刺激有无异常，病理征及脑膜刺激征检查等。一旦发现异常，结合上述八大生命体征检测结果，明确患者病情轻重。

另外，需注意有些疾病症状和体征不相符，多年高血压患者，血压控制不佳，突发急性腹痛，查体腹部无腹膜炎体征，需排除有无腹主动脉夹层及腹主动脉瘤破裂可能；部分肝脓肿患者，早期全身症状较为严重，如严重的寒战、高热，但查体无阳性发现，后期可出现肝区叩痛。老年患者应激反应差，临床症状、体征均可不明显，应需要注意细致的动态观察。

在基层社区，可借助一些简易评分量表评估患者病情及预后。例如改良的早期预警评分（modified early warning score，MEWS）。该评分系统适用于院前急救，可以帮助社区医生早期识别潜在的危重症患者，MEWS 涉及 5 项检测指标：心率、呼吸频率、收缩压、体温计意识。评分标准见表 1-2。

表 1-2　改良的早期预警评分（MEWS）

项目	评分						
	3	2	1	0	1	2	3
心率（次/分）	–	≤40	41~50	51~100	101~110	111~129	≥130
收缩压（mmHg）	≤70	71~80	81~100	101~199	–	≥200	–
呼吸频率（次/分）	–	<9	–	9~14	15~20	21~29	≥30
体温（℃）	–	<35.0	–	35.0~38.4		≥38.5	–
意识	–	–	–	清楚	对声音有反应	对疼痛有反应	无反应

目前对于该评分系统，国内外尚无统一的评判标准，分值越高，代表病情越危重。提示患者具有潜在重病风险的界值范围为 3~6 分，得分 ≥9 分，患者死亡风险明显增加。

其次，快速脓毒症相关器官功能障碍评估量表（quick sepsis-related organ dysfunction assessment，qSOFA），是一种可以快速完成，而且无需实验室检查或有创监测结果的评估手段。它是急诊科及普通病房非常有用的工具。该工具适用于疑似存在感染的患者，有助于迅速识别患者是否具有较高的死亡风险。包括 3 个方面，呼吸（呼吸 ≥22 次/分）、血压（收缩压 ≤100mmHg）及意识（Glasgow 昏迷量表<15 分），每出现 1 项，得 1 分，≥2 分提示该感染患者病情危重，可能存在器官功能障碍，短期内死亡风险较高。

另外，还有修正创伤评分（revised trauma score，RTS），主要用于指导院前伤员分类，亦包括如上 3 个方面，即 Glasgow 昏迷评分、收缩压及呼吸频率。评分标准见表 1-3。

表 1-3　修正创伤评分（RTS）

Glasgow 昏迷评分	收缩压（mmHg）	呼吸频率（次/分）	评分（分）
13~15	>89	10~29	4
9~12	76~89	>29	3
6~8	50~75	6~9	2
4~5	1~49	1~5	1
3	0	0	0

　　总分>11 分为轻伤,总分<11 分为重伤,评分越低,病情越严重,总分<12 分,需送到创伤中心。

　　最后,八大生命体征的检测需注意其准确性,严格按照操作规范进行测量及检查,例如体温计切记检查是否破损、血压计是否正常,测量体温<36℃、血压测不出时,一定需结合意识状态等其他生命体征,查找原因,做出判断。切勿因仪器问题导致测量结果错误,影响诊治。

五、辅 助 检 查

　　依据上述的病史询问及重点查体情况,明确患者病情严重程度。酌情完善心电图、X线、血液及尿液等相关检查;快速末梢血糖检测也可以作为社区医生鉴别意识障碍患者的必备手段;有条件的社区,配备快速指尖血氧饱和度（SpO_2）检测,对于判断机体是否发生低氧血症具有重要提示意义;一旦某种检验结果提示危急值,如严重的低钾血症或高钾血症属危重症范畴,社区医生需积极救治。

六、识　　别

　　首先,重症应在积极施救维持生命体征的同时,不断完善相关病史资料,结合查体结果及辅助检查,可以做出初步判断;其次,对于重症的鉴别诊断需要慎重考虑,短时间内由于条件限制不可能完全除外某种其他疾病,但对需要鉴别疾病必须牢记在心,尤其是具有有决定意义的症状、体征;往往有些疾病的确定诊断需要在后续进一步诊断过程来完善,也可能需要转到上级医院才能最终明确诊断;再次,重症的识别需要综合评估,不能因单项指标评估轻度或中度异常而排除重症,例如全身炎症反应综合征（systemic inflammatory response syndrome,SIRS）的诊断标准为:①体温>38℃或<36℃;②心率>90 次/分;③呼吸频率>20 次/分或过度通气,PCO_2<32mmHg;④WBC>$12×10^9/L$ 或<$4×10^9/L$ 或幼粒细胞>10%。具有上述临床表现中 2 项以上者可诊断。即使体温不是高热,脉率并非窦速、房速、室速等明显异常,就可以诊断 SIRS,此类患者需重点关注,以防脓毒症发生以及多脏器功能衰竭的出现（multiple organ failure,MOF）。

七、转 诊 指 征

　　社区医生需要严格掌握转诊指征,积极救治危重症患者。例如,一旦出现下列情况,需在进行必要生命支持的基础上,考虑实施转诊。

　　1. 心脏骤停。

　　2. 急性呼吸困难(上呼吸道异物、喉头水肿、重度哮喘、急性肺栓塞、自发性气胸、急性左心衰竭、CO 中毒、有机磷农药中毒、急性乙醇中毒、亚硝酸盐中毒、重症肺炎、胸腔积液、代谢性酸中毒)。

3. 意识障碍患者。

4. 休克。

5. 急性胸痛,常规救治不缓解。

6. 急性腹痛生命体征不平稳。

7. 急腹症需要手术。

8. 诊断不明确,需要手术探查。

9. 积极治疗病情不见好转,反而加重。

10. 当地医疗条件及水平受限,无法实施诊治。

八、呼叫急救中心

了解患者基本情况评断需要转诊,需要联系急救中心,报告有转诊的患者,重点阐述患者所在位置,简要叙述病情及需要解决的问题。

九、开展现场施救

基本原则为保证生命第一,稳定生命体征,安全转运。一旦发现患者脉搏消失,立即行胸外按压,开放气道和人工呼吸,必要时行电除颤;条件允许,尽快建立静脉通路;对于创伤患者,根据病情进行止血、包扎及固定;中毒患者尽早将其脱离中毒区域,口服中毒需及时进行催吐、导泻、洗胃,排除毒物,减少吸收。

现场急救需具体情况具体分析,为此需要全科医生根据当地常见重症认真学习急救知识和技能,准备好急救药物和器械,做好随时应急救治准备。

重症治疗的注意事项:①抓住疾病各个阶段的主要矛盾;②注意动态观察,严防不同阶段主要矛盾的转化;③诊断不明确时,需进行中性治疗,维持生命体征;④注意特殊人群用药,酌情减量,注意禁忌证;⑤各种治疗措施权衡利弊,治疗利益最大化,风险最小化;⑥加强与患者家属沟通;⑦危重症的发生具危急性、突发性、不可预测性,诊治的时效性要求较高,应对重症救治需及时,病情把握需具有整体性和综合性。

十、与急救中心人员交接患者

当急救中心(站)救治人员到达现场后,应及时向救治人员提供患者的发病情况、已采取哪些急救措施、目前病情及转运时需要注意的问题等,遇情况必需并且条件允许的情况下社区医生可协助转运危重症患者。

十一、随访患者的救治结果

社区医生需要对转运后的患者进行随访,了解其救治过程及结果,尤其是了解社区中可实施的有效救治手段,不断总结经验,提高救治水平。

面对大量的临床资料,如何去粗取精、去伪存真地分析和思考问题,是每位社区医生面临的严峻考验。提高重症识别与紧急处理水平,不仅要提高理论知识,更要勇于实践,不断总结,善于在工作中学习。理论和实践相结合,是提高临床能力的必由之路。接下来我们就各系统常见病、多发病的重症逐一进行阐述,希望能对社区医生早期识别重症、并采取紧急处理提供帮助。

(贾建国)

第二章

循环系统重症

第一节 休 克

一、定 义

休克(shock)是由一种或多种原因引起的临床综合征,实质为组织灌注不足,表现为组织缺氧及营养物质供应障碍,损伤细胞功能,引起炎症因子产生和释放,导致微循环的功能和结构发生变化,进一步加重灌注不足,如此恶性循环,继而出现器官功能衰竭。

二、主要临床表现

组织灌注不足的表现:①意识出现变化,烦躁、表情淡漠,甚至出现谵妄,意识丧失等。②尿量减少,甚至无尿,充分补液尿量仍然<0.5ml/(kg·h),或尿量<25ml/h、尿比重增加。③皮肤颜色苍白,出现发绀、花纹、潮湿、温度低,毛细血管充盈时间>2 秒。④血压降低,但非诊断的必要条件,收缩压<90mmHg,脉压<20mmHg,或原有高血压者收缩压自基线下降≥40mmHg;脉搏细速(>100 次/分)或触及不到。⑤休克终末期多表现为弥散性血管内凝血、顽固性低血压、多器官功能衰竭。

三、识别与鉴别诊断

(一)识别

1. 病史 询问有无外伤、感染、基础疾病、过敏原及毒物接触史等病史。

2. 体征 早期出现烦躁或淡漠,周身皮肤苍白,轻度发绀,心率及呼吸频率增快,伴大汗,脉搏细速,血压可稍降或略高,皮肤湿冷发花,心音低钝,脉细数而弱,血压进一步降低,可低于 50mmHg 或测不到,脉压小于 20mmHg,尿少或无尿。晚期可出现弥散性血管内凝血(DIC)及多器官功能衰竭。

3. 辅助检查 应当尽快进行相关检查包括:血常规,尿常规,肝功,肾功,出、凝血指标检查,血清酶学检查,有条件的进行动脉血气分析、乳酸、肌钙蛋白、肌红蛋白、D-二聚体、脑钠肽(BNP)、各种体液、排泄物等的培养、病原体检查和药敏测定等检查。

4. 识别 对于严重创伤、大出血、严重感染、既往心脏疾病史或过敏史的患者,如果出现意识改变、大量出汗、脉搏细速、脉压降低或尿量变少等,就要考虑到并发休克的可能。

(二)鉴别诊断

1. 休克病因的鉴别 严重感染、过敏原或毒物接触、神经源性、代谢紊乱、创伤或出血、热射病、器质性疾病等都是导致休克的原因。详细询问病史可协助鉴别,无法鉴别需转诊上级医院查找导致休克的病因。

2. 临床表现的鉴别　晕针、低血糖、体位性低血压、晕厥等可导致意识障碍及低血压,详细询问病史及辅助检查可协助鉴别,无法鉴别及病因不明者需转诊进一步诊治。

四、紧 急 处 理

防治休克的关键措施是积极处理引起休克的原发病,如止血、清除感染灶、去除过敏原、清除未吸收的毒素、镇痛等,同时维持生命体征的平稳,改善氧利用及微循环,为进一步病因治疗提供机会及时间。

评估:呼吸(呼吸道是否通畅)、血压、脉搏、心率、神志、血糖、体表有无大量出血、主诉症状及病史。

纠正休克状态的处理:

1. 生命体征检测　血压、心率、脉搏、指氧饱和度、呼吸、体温、血糖和意识状态等指标。

2. 休克体位　头部及躯干均抬高 10°~15°,双下肢抬高 20°~30°,同时保暖。

3. 吸氧　用面罩、无创呼吸机,必要时气管插管,指氧饱和度争取维持于 95% 以上。

4. 建立有效静脉通路(至少两条)。

5. 必要时如急性心肌梗死胸痛伴休克,可镇静镇痛(如地西泮 5~10mg 肌注/静注),但有意识障碍者应用要慎重。

6. 液体复苏　补液顺序为先晶体后胶体,先快后慢。半小时内静脉滴注晶体液 300~500ml,病情需要时联合胶体液。液体复苏后出现:发绀改善,肢体温度升高,意识转清,收缩压升至 90mmHg,脉压≥40mmHg,脉率<100 次/分,尿量大于 30ml/h,提示微循环功能改善。

7. 泵功能改善,应用缩血管药物　首选去甲肾上腺素 0.1~2.0μg/(kg·min);正性肌力药物:多巴胺和多巴酚丁胺作为前负荷良好而心输出量不足患者的首选药物,使用时应从最小剂量和最低浓度开始。

8. 休克过程中过度的炎症反应损伤内皮细胞、增加血管通透性导致微循环障碍,应早期阻止炎症反应。抗感染治疗:乌司他丁、糖皮质激素。

五、转诊及注意事项

(一)指征

1. 休克患者经积极抢救,仍不能维持生命体征平稳,或伴意识障碍,需立即启动急救系统转诊治疗。

2. 患者休克后导致的多器官功能障碍需要住院治疗的患者。

3. 休克患者未能明确病因,需转诊明确病因及进一步治疗。

(二)注意事项

1. 休克患者积极救治后生命体征不平稳,或伴意识障碍者,持续给予吸氧、静脉通路维持用药等对症处理,监测生命体征下向家属交代病情,征得家属同意下及时转诊,同时与上级医院电话沟通,准备接诊。

2. 休克患者积极救治后生命体征平稳患者,可急救车配备医务人员转诊。

六、不同类型休克管理注意事项

1. 低血容量性休克　要紧急补充血容量、处理病因(如止血、创伤固定)同时进行。

2. 心源性休克　合并肺水肿者应慎重补液，并给予血管活性药及利尿剂，以多巴胺、多巴酚丁胺为主；右室下壁心肌梗死时出现低血压应增加补液量维持血压。

3. 感染性休克　及时处理感染灶（如引流感染灶、清除坏死组织），给予广谱抗菌药物，注意抗感染前留取生物标本（血、痰、分泌物等体液）。糖皮质激素能缓解全身炎症反应，限于早期应用。

4. 过敏性休克　立即停止接触可疑过敏物质，并皮下或肌内注射 0.1% 肾上腺素 0.5~1ml，静脉注射地塞米松 10~20mg 或氢化可的松 200~400mg 等。

5. 中毒性休克　去除残余毒物，常用洗胃、导泻、清洗皮肤等措施，并给予解毒剂治疗。

（王荣英）

第二节　急性心力衰竭

一、定　义

心力衰竭（heart failure，HF）是由于各种心脏结构和（或）心脏功能受损的疾病引起的心室充盈和（或）心脏射血能力损伤，心脏排血量不能满足整个机体代谢的需要，以肺循环和（或）体循环淤血，器官、组织血液灌注不足为临床表现的一组综合征，主要表现为呼吸困难、乏力、体液潴留。急性心力衰竭（acute heart failure，AHF）是继发于心脏功能受损而迅速发生或急剧恶化的病症，伴有血浆利钠肽水平的升高，既可以是突然新发，也可以是慢性心力衰竭的急性失代偿。而后者更为多见。

二、主要临床表现

1. 急性左心衰竭　症状：突发严重憋气、大汗，被迫端坐体位，呼吸频率升至 30~40 次/分，并出现烦躁、焦虑、咳嗽频繁，甚至咳粉红色泡沫痰。体征：肺部散在湿啰音和哮鸣音，心脏听诊：心率快，P2 亢进，S1 减弱，出现奔马律。发病开始血压可增高，病情不缓解时血压可下降直至休克。

2. 急性右心衰竭　血压迅速下降并伴有尿量减少，出现颈静脉怒张、躯干、四肢下垂部位对称性指凹性水肿、肝脏增大、肝颈静脉回流征阳性、胃肠道淤血、多浆膜腔积液等。

三、识别与鉴别诊断

（一）识别

1. 病史　详细问诊，了解患者既往病史，如冠心病、心脏瓣膜病、风湿性心瓣膜病、扩张型心肌病、急性重症心肌炎等。

2. 体征　心率、呼吸频率增快，严重者可出现发绀、脉压减小、血压下降，左心室增大，可闻及舒张早期奔马律（S3 奔马律），P2 亢进，两肺有散在干湿性啰音、哮鸣音；在急性肺水肿时，双肺满布湿啰音、哮鸣音。

3. 辅助检查　心电图检查对于识别各种原因的心脏病有很大的帮助，心电图完全正常的患者，心衰可能性很低。因此常规行心电图检查，主要是排除心力衰竭。胸部 X 线可表现为肺静脉淤血、胸腔积液、间质性或肺泡性肺水肿，心影增大。超声心动图能准确评价各心腔大小及各瓣膜结构、运动及功能。是诊断心衰的主要仪器检查,具有确诊作用。

实验室检查包括:血常规、电解质、肝功能、肾功能和血糖;同时完善查动脉血气分析(监测动脉氧及二氧化碳分压)和心力衰竭标记物[目前公认的是脑钠肽(BNP)和 N 末端脑钠肽前体(NT-proBNP)的浓度增高可作为诊断心力衰竭的客观指标]。

4. 识别　急性心力衰竭须结合病史、诱因、临床表现及辅助检查进行识别。

(1)急性左心衰竭:表现为严重的呼吸困难,其实质为肺淤血,严重者表现为急性肺水肿和心源性休克。

(2)急性右心衰竭:常见于急性右心室梗死和急性大面积肺栓塞的患者。主要表现为突发的严重的呼吸困难,血压降低,颈静脉怒张。

(二) 鉴别诊断

应与支气管哮喘进行鉴别,急性左心衰竭常见于器质性心脏病患者,发作时端坐呼吸,重症肺部可闻及干、湿性啰音,可出现粉红色泡沫痰;支气管哮喘患者常有过敏病史或长期哮喘史,发作前有咳嗽、喷嚏等先兆。严重者可出现呼吸困难,呈呼气性,肺部听诊双肺哮鸣音,应用支气管扩张剂后症状可缓解。

四、紧 急 处 理

治疗原则为降低心脏的前后负荷、改善心脏收缩及舒张功能、积极寻找疾病的诱因并及时去除,同时治疗原发病。

急性左心衰竭是危急重症,应积极、及时采取如下救治措施。

1. 体位　采取坐位或半坐位,肢体下垂,另外可采取止血带结扎肢体,每隔 15 分钟轮流松开一个肢体,目的是减少静脉的回流及肺水肿。

2. 吸氧　一般情况下可用鼻导管给氧,严重者应用面罩吸氧,氧流量(5L/min),病情缓解后调整为鼻导管给氧。

3. 及时建立静脉通路　及时开通静脉给药途径,同时采集肾功能、电解质等血液标本。同时行血压监测,完善心电图检查。

4. 吗啡　立即给予 3~5mg,皮下或肌内注射,严重者可重复给药;起到镇静、解除焦虑,减慢呼吸频率的作用,同时扩张动静脉,降低前、后负荷,对改善肺水肿也有一定的好处。

5. 洋地黄类　毛花苷丙作为首选药物,对于左心衰竭合并快速心房颤动的患者最适合。

6. 利尿药　常用的是静脉注射呋塞米或布美他尼等祥利尿剂,起到减少血容量和降低心脏前负荷的作用。

7. 血管扩张药　紧急情况下可舌下含服硝酸甘油 0.5mg,服用后症状缓解不明显,应继以静脉滴注血管扩张药,常用的血管扩张药物有硝酸甘油、硝普钠等。若血压低于 90/40mmHg(12/5.3kPa),联合应用多巴胺,以维持血压,并逐渐减少血管扩张药用量或减慢滴速。

8. 氨茶碱　对于有明显哮鸣音的患者适用,以起到减轻支气管痉挛和加强利尿作用。

9. 多巴胺和多巴酚丁胺　对于急性左心衰竭合并低血压的患者适用,可单药使用,也可两种药物联用,小剂量起始,血压明显降低的患者应短时联合间羟胺(阿拉明)。

10. 积极寻找原发病,去除发病诱因。

11. 机械辅助呼吸机的应用　对于严重的急性左心衰竭的患者适用,安全且有效。

五、转诊及注意事项

（一）指征

1. 持续严重呼吸困难、血流动力学不稳定、反复出现的恶性心律失常、急性冠脉综合征。
2. 需要插管（或已经插管）。
3. 出现低灌注的症状、体征。
4. 吸氧状态下 SpO_2<90%、急性肺栓塞及其他机械原因导致的心衰。
5. 收缩压<90mmHg，心室率<40 次/分，心室率>130 次/分。

（二）注意事项

1. 就近转运患者，避免延误治疗。
2. 转运途中应有医师护送，动态观察患者生命体征，根据病情，酌情用药，确保患者安全。
3. 在转运途中，社区医师应与上级医院保持联系，建立绿色通道，为病人转诊赢得时间。

六、急性心力衰竭管理注意事项

首先判断患者的循环及呼吸状态，建立有效的静脉通路，及时给药及必要的支持治疗。完善心电图、无创监测，包括脉搏、血氧饱和度、血压、呼吸频率、心电监测等；若 SpO_2 低于90%，应进行氧疗；对于呼吸困难较严重的患者，可应用无创通气，即使转运途中，也应尽早应用。识别危重患者，紧急处理后，转至抢救条件完备的医院。

（王荣英）

第三节　心脏骤停

一、定　义

心脏骤停（cardiac arrest）是指各种原因导致心脏射血功能突然终止。导致心脏骤停的病理生理机制是室颤和室速、缓慢性心律失常、心脏停搏、无脉性电活动。心脏骤停发生后，脑血流突然中断，大约 10 秒钟患者即可出现意识丧失，若经及时救治可获存活，否则将发展为生物学死亡。

二、主要临床表现

心脏骤停发生的临床过程可分为前驱期、终末事件期、心脏停搏期、生物学死亡 4 个时期。

前驱期：患者可于心脏骤停发作前数天甚至更长时间表现某些非特异性症状，如胸闷、胸痛、气短、乏力、心悸等。也可突发心脏骤停，无上述非特异性症状。

终末事件期：患者出现严重的心悸、胸闷、胸痛，大汗，濒死感，晕厥等。心脏骤停前可有心电活动，如心率快、室性异搏、室性心动过速等改变。

心脏骤停：患者有效循环血容量急剧减少，继而出现以下症状：心音无法闻及，动脉搏动触不到，血压无法测出，意识不清，呼吸中断，或出现临终呼吸，而后瞳孔散大，皮肤苍白或出现发绀。

生物学死亡:若未积极、及时救治,4~6 分钟内多数患者将出现不可逆的脑损伤,经过数分钟后过渡到生物学死亡。

三、识别与鉴别诊断

(一)识别

1. 病史 询问家属或陪伴人员有无前驱症状,既往有无心脏病、窒息、脑血管病等病史,是否存在外伤、过敏等情况。

2. 体征 心音不可闻及,脉搏无法触到,血压无法测出,意识突然丧失或伴有短暂抽搐,呼吸断续或停止,瞳孔散大。

3. 辅助检查 心电图:心室颤动或扑动,心电机械分离,心室静止。

4. 识别 意识不清、呼吸停止或临终呼吸、颈动脉搏动消失、瞳孔散大、皮肤苍白或发绀等。

(二)鉴别诊断

1. 心脏骤停病因的鉴别 器质性心脏病、代谢紊乱、创伤等都是导致心脏骤停的原因。详细询问既往病史及心电图、血清学指标等可协助鉴别。

2. 意识障碍及循环障碍症状的鉴别 休克、重症感染、脑血管意外、糖尿病酮症酸中毒昏迷、低血糖等均可引起意识障碍及循环障碍,需完善影像学等协助鉴别。

四、紧急处理

心脏骤停患者生存率低,救治的关键是早期识别并进行积极、及时的胸外心肺复苏及复律治疗。

(一)早期评估

需在 10 秒钟内完成,呼喊及轻拍患者评估患者意识;判断呼吸状态及有无大动脉搏动,同时观察患者胸腹部是否有起伏,判定呼吸、循环系统情况。呼喊其他人共同抢救,同时给予心电监护、建立静脉液路。

(二)体位

置患者平卧于坚固的平面上。若疑颈椎受伤者,翻转时注意保持颈部与躯干在一个轴面上。

(三)一旦识别心脏骤停,立即行心肺复苏、人工胸外按压、开放气道、辅助呼吸,具备除颤仪时,给予除颤治疗。

人工胸外按压:按压部位:胸骨中下 1/3 交界处,方法为两乳头之间或剑突上两横指。按压手法:一手掌根部放于按压部位,另一手掌平行重叠压在手背上,两手指紧紧相扣,保证手掌用力在胸骨上且手掌根部横轴与胸骨长轴方向一致,双臂位于患者胸骨正上方,双肘关节伸直,利用上半身重量垂直向下按压。按压方式:按压幅度成人使胸骨下陷 5~6cm,按压和放松时间大致相等,放松时双手不要离开胸壁。按压频率:100~120 次/分。通过胸内压力升高和直接按压心脏建立人工血液循环。

电除颤:利用除颤仪在瞬间释放高压电流使心肌细胞同时除极,早期除颤可终止室颤等心律失常,提高心肺复苏成功率。心脏静止与无脉电活动者效果欠佳。一般单相波首次能量选择 360J,双相波除颤器首次能量选择 150~200J,之后再次除颤能量应与首次相当或更高。除颤电极板的位置:右侧置于胸骨右缘锁骨下方,左侧置于心尖部或左乳头齐平的左胸下外侧。

开放气道:首先检查患者口中是否有异物、呕吐物及松动的义齿,并及时取出。而后采取仰头抬颌法开放气道,用一只手用力下压患者前额,使头部后仰,另一只手的示指、中指抬起患者下颌部,使下颌尖与耳垂连线与地面呈垂直;怀疑颈椎损伤者,可采取推下颌发,即为双手推举下颌开放气道,避免颈部的移动。

人工呼吸:施救人员以拇指与示指捏紧患者鼻孔,同时正常吸一口气,用唇部完全把患者的口包住,后缓慢向患者口内吹气,持续时间 1 秒以上,确保患者胸廓有起伏,继而松开患者口鼻。胸外按压和通气的比例为 30∶2。

简易呼吸器人工通气:操作人员位于患者头顶侧,采用仰头抬颌法,连接氧气,氧气流量8~10ml/min,一只手以"EC"手法固定简易面罩,并扣紧,另一只手有节律地挤压球囊,深度约 1/3。胸外按压与通气可不同步,通气频率 8~10 次/分。

(四) 药物治疗

心脏骤停患者在进行心肺复苏时应尽早开通静脉通道,常选用肘前静脉或颈外静脉。

肾上腺素:对于行电除颤后无效的室颤、心脏静止、无脉性电活动的患者是首选的药物。推荐用法:肾上腺素 1mg 稀释于生理盐水 10ml 静脉注射,每 3~5 分钟可重复给予。

严重低血压者可给予去甲肾上腺素、多巴胺、多巴酚丁胺静脉注射。

胺碘酮:抗快速性心律失常的首选药物,推荐用法:150mg 稀释后 10 分钟内缓慢静推,之后以 1mg/min 维持 6 小时,再之后以 0.5mg/min 持续 18~24 小时。

利多卡因:起始用量:1~1.5mg/kg,用法:静脉注射,若效果不明显,3~5 分钟给予 0.5~0.75mg/kg,最大剂量为 3mg/kg。

异丙肾上腺素:为 β 受体兴奋剂,适用于心动过缓需安装起搏器者,药物诱导的尖端扭转型室性心动过速,不能静推,滴速宜慢。

目前不推荐阿托品常规应用。

心肺复苏有效的指征:大动脉(颈动脉、股动脉)搏动可触及,收缩压升至 60mmHg,面色和皮肤色泽由发绀转为红润,自主呼吸改善,散大的瞳孔缩小并恢复对光反射、眼球活动等。

五、转诊及注意事项

(一) 指征

1. 心脏骤停患者经积极抢救,仍不能维持生命体征平稳,或意识障碍,或反复发作心脏骤停者,需维持生命体征相对平稳立即启动急救系统转诊治疗。

2. 心脏骤停进行积极胸外心肺复苏后出现全身缺血再灌注损伤的患者。

3. 各种器质性心脏病或其他病因导致心脏骤停,需转诊明确病因及进一步治疗。

(二) 注意事项

1. 心脏骤停复苏后生命体征不平稳,反复发作,或伴有意识障碍者,持续给予吸氧、静脉通路维持用药等对症处理,监测生命体征,急救车配备医护人员,同时与上级医院保持联系,准备接诊。

2. 心脏骤停复苏后生命体征平稳患者,急救车配备医护人员转诊。

六、特殊情况下心肺复苏

1. 急性冠脉综合征合并心脏骤停者,建议立即转入具备冠状动脉造影及介入治疗的医院或胸痛中心。若 ST 段抬高型心肌梗死者不具备及时转诊条件下,可先给予溶栓治疗,在溶栓治疗后尽早转诊进行冠状动脉造影。

2. 脑卒中合并心脏骤停者,当患者合并突发意识、呼吸障碍、言语障碍、饮水呛咳、偏瘫及凝视时,及时识别脑卒中,完善头颅 CT 等相关检查,缺血性脑卒中患者应在起病 3~4.5 小时内行溶栓治疗。

(王荣英)

第四节　冠状动脉粥样硬化性心脏病

冠状动脉粥样硬化性心脏病(coronary atherosclerotic heart disease)简称冠心病,指冠状动脉粥样硬化使血管腔狭窄或阻塞,和(或)因冠状动脉功能性改变(痉挛)导致心肌缺血缺氧或坏死而引起的心脏病。

冠心病分为急性冠脉综合征(acute coronary syndrome, ACS)和慢性冠脉病[(chronic coronary artery disease, CAD)或称慢性缺血综合征 chronic ischemic syndrome, CIS)]两大类。前者包括不稳定型心绞痛(unstable angina, UA)、非 ST 段抬高性心肌梗死(non-ST-segment eleva-tion myocardial infarction, NSTEMI)和 ST 段抬高性心肌梗死(ST-segment elevation myocardial infarction, STEMI),也有将冠心病猝死包括在内的;后者包括稳定型心绞痛、冠脉正常的心绞痛(如 X 综合征)、无症状性心肌缺血和缺血性心力衰竭(缺血性心肌病)。

本节将重点讨论不稳定型心绞痛和心肌梗死。

一、不稳定型心绞痛

(一)定义

不稳定型心绞痛(unstable angina pectoris)指冠心病中除典型的稳定型劳力性心绞痛之外,其他如恶化型心绞痛、卧位型心绞痛、静息心绞痛、梗死后心绞痛、混合性心绞痛等。与急性非 ST 段抬高型心肌梗死发病机制和临床表现相当,但严重程度不同,统称非 ST 段抬高型急性冠脉综合征。

(二)主要临床表现

胸痛的部位、性质与稳定型心绞痛相似,但具有以下特点之一。

1. 原为稳定型心绞痛,在 1 个月内疼痛发作的频率增加,程度加重、时限延长、诱发因素变化,硝酸酯类药物不易缓解。

2. 1 个月之内新发生的心绞痛,并因较轻的负荷所诱发。

3. 休息状态下发作心绞痛或较轻微活动即可诱发。

(三)识别与鉴别诊断

1. 识别

(1)症状:典型胸痛的特征是胸骨后压榨性疼痛,并且向左上臂(双上臂或右上臂少见)、颈或颌放射,可以是间歇性或持续性。不典型表现包括上腹痛、类似消化不良症状和呼吸困难,常见于老年人、女性、糖尿病和慢性肾脏疾病或痴呆症患者。

(2)体征:体格检查往往没有特殊表现。高危患者出现心功能不全时,可有新出现的肺部啰音或啰音增加、第三心音。

(3)心电图:特征性的心电图异常包括 ST 段下移、一过性 ST 段抬高和 T 波改变。首次医疗接触后 10 分钟内应进行 12 导联心电图检查,如果患者症状复发或诊断不明确,应复查 12 导联心电图。如果常规 12 导联心电图结论不确定,建议加做 V_3R、V_4R、V_7~V_9 导联心电图。

(4)生物标志物:不稳定型心绞痛与急性非 ST 段抬高型心肌梗死的区别主要是根据血中心肌坏死标记物的测定,因此必须检测心肌坏死标记物并确定未超过正常范围时方能诊断不稳定型心绞痛。高敏肌钙蛋白(hs-cTn)是最敏感和最特异的生物标志物,对于急性心肌梗死有较高的预测价值,建议进行 hs-cTn 检测并在 60 分钟内获得结果;建议动态检测 hs-cTn,直至明确临床诊断。如不能检测 cTn,肌酸激酶同工酶(CK-MB)质量检测可作为替代。

2. 鉴别诊断

(1)稳定型心绞痛:常发生于劳力或情绪激动时,持续数分钟,休息或用硝酸酯制剂后消失。

(2)急性心肌梗死:疼痛程度较重、持续时间较长,可达数小时或数天,休息和含服硝酸甘油片多不能缓解。心肌损伤标志物增高。

(3)心脏神经症:患者常诉胸痛,但为短暂(几秒钟)的刺痛或持久(几小时)的隐痛,患者常喜欢不时地吸一大口气或做叹息性呼吸。胸痛部位经常变动,疼痛与劳力无关,含服硝酸甘油无效或在 10 多分钟后才见效。

(4)肋间神经痛:疼痛常累及 1~2 个肋间,但不一定局限在胸前,多为持续性而非发作性,咳嗽、用力呼吸和身体转动可使疼痛加剧,疼痛部位沿神经走行,手臂上举活动时局部有牵拉痛。

(5)不典型疼痛:还需与胃-食管反流、食管动力障碍、食管裂孔疝等食管疾病以及消化性溃疡、颈椎病等鉴别。

(四)紧急处理

1. 一般处理 卧床休息 1~3 天,床边 24 小时心电监测。合并低氧血症的患者应给予辅助氧疗,维持血氧饱和度达到 90% 以上,烦躁不安、剧烈疼痛者排除禁忌证可给予吗啡 5~10mg,皮下注射。如患者未使用他汀类药物,无论血脂是否增高均应及早使用他汀类药物。

2. 缓解疼痛,改善心肌供血 硝酸甘油或硝酸异山梨酯持续静脉滴注或微泵输注,以 10μg/min 开始,每 3~5 分钟增加 10μg/min,直至症状缓解或出现血压下降。尼可地尔推荐用于对硝酸酯类不能耐受的患者。如无禁忌证,推荐早期使用(24 小时内)β 受体阻滞剂,并建议从小剂量开始应用并逐渐增加至患者最大耐受剂量,争取达到静息目标心率 55~60 次/分。少数情况下,如伴血压明显升高、心率增快者可静脉滴注艾司洛尔 250μg/(kg·min)。也可用非二氢吡啶类钙拮抗剂,如地尔硫䓬 1~5μg/(kg·min)持续静脉滴注。所有左心室射血分数(LVEF)<40% 的患者,以及高血压病、糖尿病或稳定的慢性肾脏病患者,如无禁忌证,应开始并长期持续使用血管紧张素转化酶抑制剂(ACEI),对 ACEI 不耐受的患者,推荐使用血管紧张素 II 受体拮抗剂(ARB)。

3. 抗血小板治疗 阿司匹林是抗血小板治疗的基石,如无禁忌证,无论采用何种治疗策略,所有患者均应口服阿司匹林,首剂负荷量 150~300mg(未服用过阿司匹林的患者)并以 75~100mg/d 的剂量长期服用。除非有极高出血风险等禁忌证,在阿司匹林基础上应联合应用一种 P2Y12 受体抑制剂,选择包括替格瑞洛(180mg 负荷剂量,90mg 2 次/日维持)或氯吡格雷(负荷剂量 300~600mg,75mg/d 维持)。

4. 抗凝治疗 可抑制凝血酶的生成和(或)活化,减少血栓相关的事件发生,尤其是胸痛反复发作的高危患者。

（五）转诊

1. 指征

（1）药物治疗效果不佳，疼痛发作频繁或持续不缓解的患者，及静息心绞痛伴一过性 ST 段改变（>0.05mV），新出现束支传导阻滞或持续性室速，持续时间>20 分钟的高危患者应立即启动"120"急救系统转诊治疗。

（2）治疗过程中出现血肌钙蛋白升高的患者应转诊至有条件的医院行冠脉造影术。

2. 注意事项 转诊过程中应予患者吸氧，监测生命体征，预防心源性猝死的发生；同时联系有条件的上级医院，做好接诊准备。

二、急性心肌梗死

（一）定义

急性心肌梗死（acute myocardial infarction，AMI）是急性心肌缺血性坏死，是在冠状动脉病变的基础上，发生冠状动脉血供急剧减少或中断，使相应的心肌严重而持久地急性缺血导致心肌坏死。当冠脉已经闭塞而导致心肌全层损伤，心电图上出现相应区域 ST 段抬高，伴有心肌坏死标记物升高，临床上诊断为 ST 段抬高型心肌梗死（ST-segment elevation myocardial infarction，STEMI）。胸痛如不伴有 ST 段抬高，常提示相应的冠状动脉尚未完全闭塞，心肌缺血损伤尚未波及心肌全层，心电图可表现为 ST 段下移和（或）T 波倒置等。此类患者如同时有血中心肌标记物或心肌酶升高，临床上列为非 ST 段抬高型心肌梗死（non-ST-segment elevation myocardial infarction，NSTEMI）。

（二）主要临床表现

1. 主要症状

（1）疼痛：是最先出现的症状，疼痛部位和性质与心绞痛相同，常发生于安静时，程度较重，持续时间较长，可达数小时或更长，休息和含服硝酸甘油片多不能缓解。常伴有烦躁不安、出汗、恐惧，或有濒死感。少数患者无疼痛，一开始即表现为休克或急性心力衰竭。部分患者疼痛位于上腹部，部分患者疼痛放射至下颌、颈部、背部上方。

（2）全身症状：有发热、心动过速、白细胞增高和红细胞沉降率增快等，一般在疼痛发生后 24~48 小时出现，体温一般在 38℃ 左右，很少达到 39℃，持续约 1 周。

（3）胃肠道症状：疼痛剧烈时常伴有频繁的恶心、呕吐和上腹胀痛。肠胀气亦不少见。重症者可发生呃逆。

（4）心律失常：多发生在起病 1~2 天，而以 24 小时内最多见。以室性心律失常最多，尤其是室性期前收缩，如室性期前收缩频发（每分钟 5 次以上），成对出现或呈短阵室性心动过速，多源性或落在前一心搏的易损期时（R 在 T 波上），常为心室颤动的先兆。室颤是急性心肌梗死早期，特别是入院前主要的死因。房室传导阻滞和束支传导阻滞也较多见。

（5）低血压和休克：表现为血压下降、烦躁不安、面色苍白、皮肤湿冷、脉细而快、大汗淋漓、尿量减少、神志迟钝，甚至晕厥。休克多在起病后数小时至数日内发生。

（6）心力衰竭：主要是急性左心衰竭，可在起病最初几天内发生，或在疼痛、休克好转阶段出现，表现为呼吸困难、咳嗽、发绀、烦躁等症状，严重者可发生肺水肿，可有颈静脉怒张、肝大、水肿等右心衰竭表现。右心室梗死者可一开始即出现右心衰竭表现，伴血压下降。

2. 体征

（1）心脏体征：心脏浊音界可正常也可轻度至中度增大；心率多增快，少数也可减慢；心尖区第一心音减弱;可出现第四心音(心房性)奔马律,少数有第三心音(心室性)奔马律;10%~20%患者在起病第2~3天出现心包摩擦音;心尖区可出现粗糙的收缩期杂音或伴收缩中晚期喀喇音;可有各种心律失常。

(2)血压:除极早期血压可增高外,几乎所有患者都有血压降低。起病前有高血压者,血压可降至正常,且可能不再恢复到起病前的水平。

(3)其他:可有与心律失常、休克或心力衰竭相关的其他体征。

3. 辅助检查

(1)心电图:对疑似心肌梗死的胸痛患者,应在首次医疗接触后10分钟内记录12导联心电图,下壁和(或)正后壁心肌梗死时需加做 $V_3R \sim V_5R$ 和 $V_7 \sim V_9$ 导联。首次心电图不能明确诊断时,需在10~30分钟后复查,与既往心电图进行比较,进行动态观察。左束支阻滞患者发生心肌梗死时,心电图诊断困难,需结合临床情况仔细判断。

ST段抬高型心肌梗死患者其心电图表现特点为:在面向坏死区周围心肌损伤区的导联上出现:①ST段抬高呈弓背向上型;②宽而深的Q波(病理性Q波);③T波倒置。在背向心肌梗死区的导联则出现相反的改变,即R波增高、ST段压低和T波直立并增高(图2-1)。

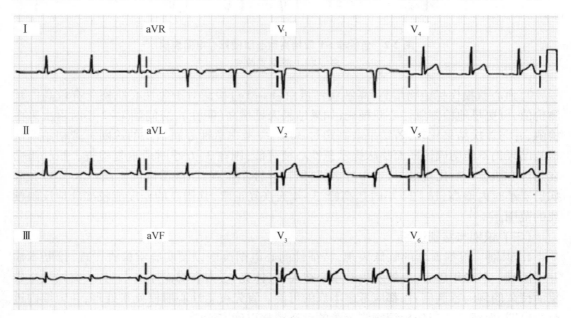

图 2-1 急性ST段抬高型心肌梗死心电图表现

$V_1 \sim V_4$ 导联ST段抬高,与直立的T波连接,形成单相曲线,提示急性前间壁心肌梗死

非ST段抬高型心肌梗死患者心电图有两种类型:①无病理性Q波,有普遍性ST段压低≥0.1mV,但aVR导联(有时还有 V_1 导联)ST段抬高,或有对称性T波倒置为心内膜下心肌梗死所致;②无病理性Q波,也无ST段变化,仅有T波倒置改变(图2-2)。

(2)超声心动图:二维和M型超声心动图有助于了解心室壁的运动和左心室功能,诊断室壁瘤和乳头肌功能失调等。

(3)实验室检查

1)起病24~48小时后白细胞可增至 $(10 \sim 20) \times 10^9/L$,中性粒细胞增多,嗜酸性粒细胞减少或消失;红细胞沉降率增快;C反应蛋白(CRP)增高均可持续1~3周。

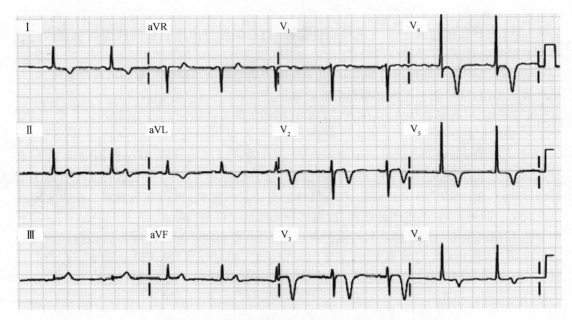

图 2-2　急性非 ST 段抬高型心肌梗死心电图表现
多导联 T 波倒置改变

2) 血心肌损伤标记物增高：高敏肌钙蛋白（hs-cTn）检测对于急性心肌梗死有较高的预测价值，可更早地检测急性心肌梗死；如果结果未见增高（阴性），应间隔 1~2 小时再次采血检测，并与首次结果比较，若结果增高超过 30%，应考虑急性心肌损伤的诊断。若初始两次检测结果仍不能明确诊断而临床提示急性心梗可能，则在 3~6 小时后重复检查。肌红蛋白在急性心肌梗死后出现最早，也十分敏感，但特异性不很强；肌酸激酶同工酶（CK-MB）在起病后 4 小时内增高，16~24 小时达高峰，3~4 天恢复正常，其增高的程度能较准确地反映梗死的范围。

（三）识别与鉴别诊断

1. 识别　根据典型的临床表现，特征性的心电图改变以及实验室检查发现，诊断本病并不困难。对老年患者，突然发生严重心律失常、休克、心力衰竭而原因未明，或突然发生较重而持久的胸闷或胸痛者，都应考虑本病的可能。宜先按急性心肌梗死来处理，并短期内进行心电图、血清心肌损伤标记物测定等的动态观察以确定诊断。

2. 鉴别诊断

（1）心绞痛：尤其是不稳定型心绞痛，疼痛持续时间短，硝酸甘油疗效显著，心电图无变化或暂时性 ST 段和 T 波改变，血清心肌损伤标记物无增高。

（2）主动脉夹层：胸痛一开始即达高峰，常放射到背、肋、腹、腰和下肢，两上肢的血压和脉搏可有明显差别。但无血清心肌坏死标记物升高等可资鉴别。二维超声心动图检查、X 线或磁共振体层显像有助于诊断。

（3）急性肺动脉栓塞：可发生胸痛、咯血、呼吸困难和休克。但有右心负荷急剧增加的表现如发绀、肺动脉瓣区第二心音亢进、颈静脉充盈、肝大、下肢水肿等。心电图示 I 导联 S 波加深，Ⅲ 导联 Q 波显著，T 波倒置，右胸导联 T 波倒置等改变。

（4）急腹症：急性胰腺炎、消化性溃疡穿孔、急性胆囊炎、胆石症等，均有上腹部疼痛，可能伴休克。仔细询问病史、作体格检查、心电图检查、血清心肌酶和肌钙蛋白测定可协助鉴别。

（5）急性心包炎：尤其是急性非特异性心包炎可有较剧烈而持久的心前区疼痛。但心包炎的疼痛与发热同时出现，呼吸和咳嗽时加重，早期即有心包摩擦音。

（四）紧急处理

1. 监护和一般处理立即给予心电、血压和血氧饱和度监测，及时发现和处理心律失常、血流动力学异常和低氧血症。合并左心衰竭（肺水肿）和（或）机械并发症的患者常伴严重低氧血症，需面罩加压给氧或气管插管并机械通气。注意保持患者大便通畅，必要时使用缓泻剂，避免用力排便导致心脏破裂、心律失常或心力衰竭。

2. 解除疼痛

（1）哌替啶 50~100mg 肌内注射或吗啡 5~10mg 皮下注射，必要时 1~2 小时后再注射一次，以后每 4~6 小时可重复应用，注意防止对呼吸功能的抑制。

（2）疼痛较轻者可用可待因或罂粟碱 0.03~0.06g 肌内注射或口服。

（3）或再试用硝酸甘油 0.3mg 或硝酸异山梨酯 5~10mg 舌下含用或静脉滴注，要注意心率增快和血压降低。

（4）β 受体阻滞剂能降低急性心肌梗死患者室颤的发生率。在急性心肌梗死最初几小时，使用 β 受体阻滞剂可以限制梗死面积，并能缓解疼痛，减少镇静剂的应用。

3. 抗血小板治疗　无禁忌证患者立即嚼服肠溶阿司匹林 300mg，口服氯吡格雷 300mg 或替格瑞洛 180mg。同时应用质子泵抑制，防止消化道出血发生。

4. 抗凝治疗　对于急性心梗的患者，应给予低分子肝素抗凝治疗。

5. 他汀类药物　所有无禁忌证的患者入院后应尽早开始他汀类药物治疗，且无需考虑胆固醇水平。

6. 再灌注治疗

（1）NSTEMI：2016 非 ST 段抬高型急性冠状动脉综合征诊断和治疗指南进一步细化经皮冠状动脉介入治疗（PCI）治疗策略风险分层，分为极高危、高危、中危和低危四个分层，并推荐极高危患者（血流动力学不稳定或心源性休克、再发性或药物治疗难以缓解的持续胸痛、危及生命的心律失常或心搏骤停、心肌梗死的机械并发症、急性心衰、ST-T 动态改变，特别是一过性 ST 段抬高）应在 2 小时内立即 PCI 治疗；高危患者（肌钙蛋白水平升高或降低与心梗一致；或动态 S-T 或 T 波改变或 GRACE 评分>140）应在 24 小时内尽快行早期 PCI 治疗；中危患者（糖尿病、肾功能不全、梗死后早期心绞痛、LVEF<40%、近期 PCI 史、早期 CABG 史、GRACE 评分>109 且<140）要求在 72 小时内 PCI 治疗。而低危患者应在进行侵入性检查前，应先行非侵入性检查（首选影像检查）。

（2）STEMI：早期、快速和完全地开通梗死相关动脉是改善 STEMI 患者预后的关键。医务人员应争分夺秒，缩短自接诊患者至开通梗死相关动脉的时间。应快速综合评估患者发病至就诊时间、就诊时临床及血流动力学特征、附近的医疗资源及预期转运时间，根据抢救流程实施（图 2-3）。

在不具备 PCI 条件的医院或因各种原因使首次医疗接触（FMC）至 PCI 时间明显延迟时，对有适应证的 STEMI 患者，静脉内溶栓仍是较好的选择。

（五）转诊

1. 指征　对于极高危 NSTEMI 患者应立即转诊，争取 2 小时内立即 PCI 治疗；高危

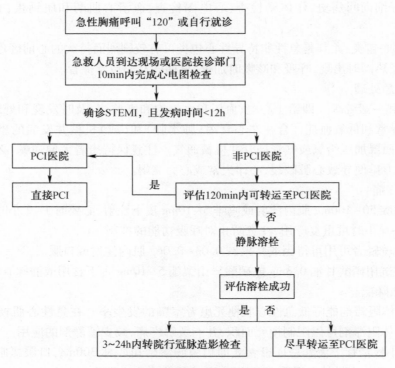

图 2-3 STEMI 抢救流程

NSTEMI 患者应在 24 小时内尽快转诊行早期 PCI 治疗;中危患者要求在 72 小时内 PCI 治疗。对于发病 12 小时以内的 STEMI 患者,当预计首诊至 PCI 的时间延迟<120 分钟时,应尽可能地将患者转运至有直接 PCI 条件的医院;如预计首诊至 PCI 的时间延迟>120 分钟,则应于 30 分钟内溶栓治疗。根据我国国情,也可以请有资质的医生到有 PCI 设备的医院行直接 PCI(时间<120 分钟)。溶栓后无论临床判断是否再通,均应早期(3~24 小时内)转诊行冠状动脉造影。

2. 注意事项

(1)建立区域协同救治网络和规范化胸痛中心是缩短首诊至开通梗死相关动脉时间的有效手段。应尽可能在接诊后 10 分钟内完成首份心电图记录,并提前电话通知或经远程无线系统将心电图传输到相关医院。

(2)确诊后迅速分诊,优先将发病 12 小时内的 STEMI 患者送至可行直接 PCI 的医院(特别是接诊后 90 分钟内能实施直接 PCI 者),并尽可能绕过急诊室和冠心病监护病房或普通心脏病房,直接将患者送入心导管室行直接 PCI。对已经到达无直接 PCI 条件医院的患者,若能在接诊后 120 分钟内完成转运 PCI,则应将患者转运至可行 PCI 的医院实施直接 PCI。

(3)转运过程中应监测生命体征,注意有无低血压情况,若补充血容量后血压仍不升高,可以应用升压药物。注意监测有无心律失常发生,特别注意有无快速室性心律失常和缓慢型心律失常。注意监测有无急性左心衰竭发生,及时纠正。如出现室颤或心脏停搏,立即施行心肺复苏。

(郭 媛 李婷婷)

第五节　高血压急症

一、定　义

高血压急症(hypertensive emergency)是一种危及生命的紧急状态。临床分为高血压急症和高血压亚急症。高血压急症是指原发性或继发性高血压患者,在某些诱因作用下,血压突然和明显升高[收缩压≥180mmHg和(或)舒张压≥120mmHg],伴有进行性心、脑、肾等重要靶器官功能不全的表现。高血压亚急症指血压显著升高但不伴靶器官损害。二者合称高血压危象。

二、主要临床表现

(一)症状和体征

高血压急症包括高血压脑病、颅内出血(脑出血和蛛网膜下腔出血)、脑梗死、急性心力衰竭、急性冠脉综合征、主动脉夹层、子痫、急性肾小球肾炎、胶原血管病所致肾危象、嗜铬细胞瘤危象及围术期严重高血压等。其共同的临床特征是血压在短时间内急剧升高,严重情况下收缩压可高达210~240mmHg,舒张压可达120~130mmHg,同时可伴有头痛、眩晕、烦躁、恶心呕吐、心悸、胸痛、胸闷、视力模糊甚至意识障碍、抽搐、昏迷等靶器官急性损害的临床表现。

(二)辅助检查

1. 心电图观察有无心肌缺血表现。
2. 胸部正侧位片了解有无肺水肿表现。
3. 尿常规检查　注意观察有无尿蛋白。
4. 血清电解质和血肌酐　了解有无电解质紊乱和肾功能损伤。
5. 心肌损伤标记物　怀疑有急性冠脉综合征时需要检查心肌损伤标记物。
6. 超声心动图　如果怀疑有急性主动脉夹层时需要行超声心动图检查,寻找有无飘动的血管内膜片。
7. 若存在头部损伤、神经系统症状、高血压性视网膜病变、恶心、呕吐等症状,有条件的医院可行颅脑CT或磁共振检查。

三、识别与鉴别诊断

(一)识别

高血压急症诊断的关键在于是否出现靶器官的损害,诊断时应注意以下几个问题。

1. 不能单纯依靠血压升高来判断高血压急症。
2. 并发急性肺水肿、主动脉夹层、心肌梗死或脑血管意外者,即使血压仅为中度升高,也应视为高血压急症。
3. 一部分临床高血压急症并不表现为显著的血压升高,如妊娠期或某些急性肾小球肾炎患者,特别是儿童。
4. 如果患者收缩压>220mmHg和(或)舒张压>140mmHg,则无论有无症状都应视为高血压急症。

5. 某些患者在既往脏器功能损害的基础上血压急性升高,从而使脏器功能进一步损害的临床情况,也应视为高血压急症。

(二) 鉴别诊断

主要与可引起靶器官损害相似症状的脑血管意外、急腹症、肺栓塞、肠系膜动脉栓塞等疾病鉴别。

四、紧 急 处 理

及时正确处理高血压急症十分重要,可在短时间内使病情缓解,预防进行性或不可逆性靶器官损害,降低死亡率。高血压急症需要在几分钟到 1 小时内迅速降低血压,采用静脉途径给药;高血压亚急症需要在几小时到 24 小时内降低血压,可使用快速起效的口服降压药。

(一) 治疗原则

1. 加强一般治疗　吸氧、卧床休息、心理护理、环境安静、监测生命体征,维持水、电解质平衡、防治并发症等;立即进行降压治疗以阻止靶器官的进一步损害;酌情使用有效的镇静药以消除患者的恐惧心理,并针对不同的靶器官损害给予相应的处理。

2. 控制性降压　高血压急症治疗目标:第一目标:在 30~60 分钟内将血压降至一个安全水平。建议:在给予降压治疗的 1 小时内使平均动脉压(MAP)迅速下降,但不超过降压治疗前血压的 25%。可在最初 1 小时内将血压降低约 10%,随后 2~4 小时内进一步将血压降低 10%~15%,主动脉夹层例外。第二目标:达到第一目标后,应放慢降压速度。减慢静脉给药的速度,加用口服降压药物,逐渐将血压降低到第二目标。建议:在给予降压治疗后的 2~6 小时内将血压降至约 160/(100~110)mmHg,并根据患者的基础血压和具体病情适当调整。第三目标:若患者可耐受降压治疗第二目标且其临床情况稳定,在以后 24~48 小时内逐步降低血压至正常水平。降压时必须充分考虑患者的年龄、病程、血压升高的程度、靶器官损害和合并的临床状况,因人而异地制订具体方案。对于高血压亚急症患者,过于迅速的血压下降更易于伴随严重的神经系统并发症,超过血管床自动调节范围过快的纠正血压,会导致重要组织器官如肾、脑和冠状动脉等器官的灌注减少,造成组织缺血和梗死。因此,注射用降压药并不推荐用于无靶器官受损的亚急症患者。高血压亚急症患者的降压策略是,一般不需要住院治疗,推荐在血压监测情况下,使用口服降压药,在 24 小时至数天之内平稳降压。

3. 合理选择降压药　高血压急症处理对降压药的选择,要求起效迅速,短时间内达到最大作用;作用持续时间短,停药后作用消失较快;不良反应较小。另外,最好在降压过程中不明显影响心率、心排出量和脑血流量。硝普钠、硝酸甘油、尼卡地平、乌拉地尔和地尔硫草注射液相对比较理想。

4. 避免使用的药物　有些降压药不适宜用于高血压急症,甚至有害。利血平肌内注射的降压作用起始较慢,短时间内反复注射可导致蓄积效应,发生严重低血压;并可引起明显嗜睡反应,干扰对神志状态的判断。因此,不建议用利血平治疗高血压急症。也不宜使用强力的利尿降压药,除非有心力衰竭或明显的体液容量负荷过度。已有证据显示舌下含服硝苯地平片可导致脑、心、肾血流减少,故不推荐其用于高血压危重症患者。

(二) 降压药选择与应用

1. 硝普钠　能同时直接扩张动脉和静脉,降低前、后负荷。开始时以 50mg/500ml 浓度每分钟 10~25μg 速率静滴,立即发挥降压作用,一般临床最大剂量为每分钟 200μg。使用时必须密切观察血压,根据血压水平仔细调节滴注速率。停止滴注后,作用仅维持 3~5 分钟。可用于各种高血压急症。

2. 硝酸甘油 扩张静脉和选择性扩张冠状动脉与大动脉。开始时以每分钟 5~10μg 速率静滴,然后每 5~10 分钟增加滴注速率至每分钟 100~200μg。降压起效迅速,停药后数分钟作用消失。主要用于急性心力衰竭或急性冠脉综合征时高血压急症。

3. 乌拉地尔 具有抵消反射性心动过速的作用,使血压不至于降得过低。可给予乌拉地尔 12.5mg 静脉推注,5~10 分钟后血压仍未达标,可再推注 1 次。若血压已降至 160mmHg 以下,可用 50~600μg/min 泵入,并根据病情随时调整剂量。

4. 地尔硫䓬 非二氢吡啶类钙通道阻滞剂,降压同时具有改善冠状动脉血流量和控制快速性室上性心律失常作用。配制成 50mg/500ml 浓度,以每小时 5~15mg 速率静滴,根据血压变化调整速率,主要用于高血压危象或急性冠脉综合征。

5. 拉贝洛尔 兼有 α 受体阻滞作用的 β 阻滞剂,起效较迅速(5~10 分钟),但持续时间较长(3~6 小时)。开始时缓慢静脉注射 20~100mg,以后可以每隔 15 分钟重复注射,总剂量不超过 300mg,也可以每分钟 0.5~2mg 速率静脉滴注,主要用于妊娠或肾衰竭时高血压急症。

(三)几种常见高血压急症的处理原则

1. 脑出血 脑出血急性期时降压治疗有可能进一步减少脑组织的血流灌注,加重脑缺血和脑水肿,原则上实施血压监控与管理,不实施降压治疗。只有在血压极度升高情况时,即 >200/130mmHg,才考虑严密血压监测下进行降压治疗。血压控制目标不能低于 160/100mmHg。

2. 脑梗死 脑梗死患者在数天内血压常自行下降,而且波动较大,一般不需要作高血压急症处理,除非血压大于 200/130mmHg 或伴有严重心功能不全、主动脉夹层、高血压脑病,可在密切监护下谨慎使用降压药物,24 小时降压幅度 15% 左右。

3. 急性左心室衰竭 降压治疗对伴有高血压的急性左心室衰竭有较明显的独特疗效,降压治疗后症状和体征能较快缓解。应该选择能有效减轻心脏前、后负荷又不加重心脏工作的降压药物,硝普钠或硝酸甘油是较佳的选择。

五、转诊及注意事项

(一)指征

1. 应用静脉降压药物后,患者血压水平未降低,需立刻启动"120"急救系统转诊治疗。
2. 伴高血压急症的心脑血管疾病的患者。
3. 不明原因的高血压急症,需转诊查找病因。
4. 降压治疗过程中血压反复波动的患者。

(二)注意事项

接诊患者后,持续监测血压,详尽采集病史,进行体格检查与实验室检查,评估靶器官功能受累情况,尽快明确是否为高血压急症。与此同时,需及时应用降压药,不应因为对患者整体评价过程而延迟治疗。此类患者多伴焦虑情绪,而焦虑紧张会使血压进一步升高,可酌情使用镇静药。转运过程中还应针对急性左心衰竭等靶器官损害给予相应的处理,保持生命体征平稳。

(郭 媛 李婷婷)

第六节   心 包 填 塞

一、定   义

心包填塞(pericardial tamponade)指心包疾病或其他病因累及心包时可以造成心包渗出和心包积液,当积液迅速或者积液量达到一定程度时,可以造成心脏输出量和回心血量明显下降而产生临床症状。

二、主要临床表现

心包填塞的临床特征为 Beck 三联征:血压降低、心音低弱、颈静脉怒张。

短期内出现大量心包积液(大于 150ml)可引起急性心包填塞,表现为窦性心动过速、呼吸急促和(或)严重的呼吸困难、血压下降、脉压变小和静脉压明显升高。如果心排血量显著下降,可造成急性循环衰竭和休克。

如果液体积聚较慢,可出现亚急性或者慢性心包填塞,产生体循环静脉淤血征象,表现为颈静脉怒张,Kussmaul 征(吸气时颈静脉充盈更加明显)。还可以出现奇脉,表现为桡动脉搏动呈吸气性显著减弱或消失、呼气时恢复。

三、识别与鉴别诊断

(一)识别

1. 病史询问   有无肿瘤性疾病,结核、HIV 等感染性疾病,肾功能衰竭等病史,近期有无胸部钝伤、心脏手术、放疗等诱发因素。

2. 症状与体征   低血压、颈静脉扩张、奇脉、进行性窦性心动过速、呼吸急促和(或)呼吸困难,端坐呼吸(胸部听诊无啰音),胸部心包区域疼痛,心包摩擦音,症状进展迅速。

3. 辅助检查

(1)X 线检查:可见心影向两侧增大呈烧瓶状,心脏搏动减弱或消失。特别是肺野清晰而心影显著增大是心包填塞的有力证据,有助于鉴别心力衰竭。

(2)心电图:心包填塞时可见肢体导联 QRS 低电压,有时可见 P 波、QRS 波、T 波电交替,常伴窦性心动过速。

(3)超声心动图:对诊断心包填塞简单易行,迅速可靠,是首选诊断方法。其特征为:心脏受压征:心包腔内压力急剧增加,心腔相对较小,心室壁舒张和收缩受限,吸气时右心室内径增大,左心室内径减少,室间隔左移;心脏塌陷征:心包内压升高,于舒张期(或收缩早期)某一瞬间超过心房或心室内压力,引起局部房室壁向心腔内塌陷,以右心系统为著;心脏摆动征:右室前壁、室间隔及左室后壁呈矛盾运动,使心脏如同吊在水囊中,左右摆动;多普勒奇脉现象:呼吸时通过主动脉瓣口血流速度变化幅度增大,通常大于 40%;二尖瓣前叶活动曲线幅度降低。

(二)鉴别诊断

主要鉴别引起呼吸困难的临床情况,尤其是与心力衰竭鉴别。根据心脏原有的基础疾病如冠心病、高血压病、心脏瓣膜病、先天性心脏病或者心肌病等病史,双肺听诊可闻及湿性啰音,并根据心音、心脏杂音和有无心包摩擦音进行判断,心脏超声有助于鉴别判断。

四、紧 急 处 理

　　超声引导下心包穿刺引流是解除心包填塞最简单有效的方法,对所有血流动力学不稳定的急性心包填塞,均应紧急解除心包填塞。对伴有休克的患者,需要扩容及升血压药物治疗,以增加右心房及左心室舒张末期压力,维持重要器官血供。若血流动力学稳定,在诊断后 12~24 小时内,在获取实验室检查结果(包括血细胞计数)的前提下进行心包引流。2014年 7 月 7 日,欧洲心脏病学会(ESC)心肌和心包疾病工作组发布了《心包填塞紧急管理分类策略立场声明》,开发了一个逐步评分系统,用来识别需要立即进行心包穿刺术的患者和可以安全转移到专业医疗机构的患者(图 2-4)。

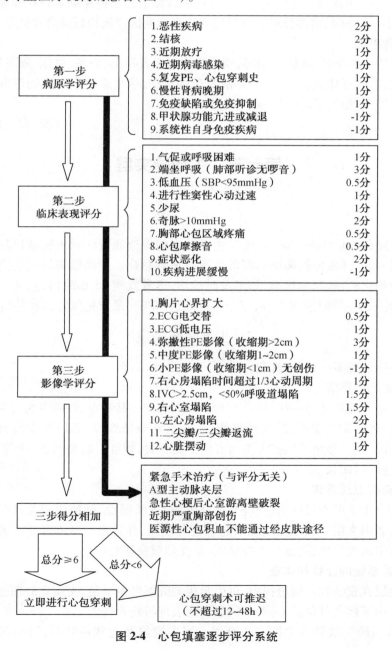

图 2-4　心包填塞逐步评分系统

五、转诊及注意事项

（一）指征

1. 需要立即手术的患者不需进一步评分，立即转诊。包括：①A 型主动脉夹层；②急性心肌梗死后心室游离壁破裂；③新近的胸部创伤；④不稳定败血症患者出现脓性积液；⑤经皮途径不能处理的多房积液。

2. 不属于上述 5 种紧急情况的患者进入逐步评分系统（见图 2-4）。评分系统包括心包填塞病因（步骤一）、临床表现（步骤二）和影像学表现（步骤三），用来确定哪些患者需要紧急或在 12~48 小时内进行心包引流。≥6 分提示需要紧急心包穿刺术，<6 分提示心包穿刺术可推迟至 12~48 小时，这部分患者可尽快转诊至专业医疗机构行综合评估及心包穿刺术。

（二）注意事项

对于需要转诊的患者，在转诊期间，要注意监测患者神志、心率、血压、尿量等生命体征，开放静脉通路，若出现休克，及时给予补液及药物治疗，尽量避免不必要的应激刺激。若出现心跳呼吸骤停，立即给予心肺复苏术。

（郭　媛　李婷婷）

第七节　主动脉夹层

一、定　　义

主动脉夹层（aortic dissection）是由于主动脉内的血液通过动脉内膜破口进入主动脉壁中层形成夹层血肿，并延伸剥离而引起的严重心血管急症。主动脉夹层起病急，进展快，是一种非常凶险的疾病，病死率极高，如未及时诊治，患者发病 48 小时内，病死率以每小时增加 1% 的速度增长，一周时达到 70%，三个月可高达 90%。最常见危险因素是高血压。

二、主要临床表现

本病的临床表现多变，病情复杂。

（一）突发剧烈疼痛

为发病开始时最常见的症状，约见于 95% 以上患者。其特点：性质多为刀割样、撕裂样；程度难以忍受，患者常烦躁不安、大汗淋漓、恶心呕吐或晕厥等；部位多在前胸部靠近胸骨区，并向后背部扩展。疼痛范围扩大多与夹层扩展相关，如可引起头颈部、腹部、腰部或下肢疼痛等；疼痛持续时间长。

（二）休克与血压异常

急性期约有 1/3 患者出现面色苍白、大汗淋漓、皮肤湿冷、脉搏快弱及呼吸急促等休克征象。少数患者因夹层扩展至肾动脉引起急性肾梗死，导致血压急剧升高。若主动脉夹层发生外膜破裂引起大出血，则血压迅即降低，常伴晕厥及甚至死亡。

（三）相关系统的症状和体征

主动脉夹层在发病和扩展过程中，可引起相关脏器供血不足、夹层血肿压迫及外膜破裂穿孔等征象。由于病变部位的不同，不同患者的表现可差异较大。

1. 心血管系统　常导致急性左心衰竭。当夹层累及冠状动脉时，可引起急性心肌缺血、甚至心肌梗死。夹层向外膜破裂时,可引起急性心包填塞,病情急剧恶化,甚至死亡。

2. 神经系统　当主动脉夹层沿无名动脉或颈总动脉向上扩展时或因发生休克,可出现头晕、神志模糊、定向力障碍、失语、嗜睡、昏厥、昏迷或对侧偏瘫、腱反射减弱或消失、病理反射(+)、同侧失明等表现。

3. 消化系统　可出现剧烈腹痛、恶心、呕吐及黑便等症状。

4. 呼吸系统　主动脉夹层压迫气管或支气管时可引起咳嗽、呼吸困难等;破入胸腔时引起胸腔积血;破入气管或支气管时,可引起大咯血、窒息、甚至死亡。

5. 泌尿系统　主动脉夹层累及肾动脉时,可出现腰痛、血尿、肾性高血压、甚至急性肾衰竭。

三、识别与鉴别诊断

(一)识别

1. 急性主动脉夹层由于基础病变、夹层部位和扩展范围不同,临床表现变化多端。根据突发剧烈疼痛特点、休克与血压异常及相关系统症状应疑及本病。

2. 实验室及辅助检查

(1)实验室检查:急性期可有血白细胞增多、中性粒细胞比例增高、血沉增快、D-二聚体增高;累及心肌供血时可有血心肌损伤标记物水平增高;累及颈总动脉、椎动脉时可有脑脊液红细胞增多;累及肠系膜上动脉时可有血清淀粉酶增高;累及肾动脉时可有尿蛋白、红细胞及管型、血 BUN、Cr 增高等。

(2)心电图:可引起非特异性 ST-T 波段改变,近 1/3 的患者心电图完全正常。当累及冠脉供血时可出现急性心肌缺血、甚至急性心肌梗死心电图改变。

(3)X 线胸片:可出现上纵隔增宽、主动脉增宽延长及外形不规则、主动脉内膜钙化影与外膜间距达 10mm 以上(正常 2～3mm)等,且有动态改变。

(4)超声心动图:M 型超声心动图示主动脉根部内径可>40mm(正常<36mm)、主动脉壁回声带间距可>15mm(正常<7mm);二维超声心动图示主动脉腔内可有分离的内膜片、真假双腔征象;彩色多普勒超声心动图示主动脉夹层内可现正负双向湍流信号、内膜破口。

(二)鉴别诊断

1. 急性心肌梗死　主要鉴别点为:①急性心肌梗死疼痛一般逐渐加剧、部位多局限于胸骨后、不向后背放射、吗啡止痛疗效较好;而本病疼痛常突然发生、极为剧烈、部位广泛、多向后背放射、吗啡常用剂量多无效。②急性心肌梗死发病时血压偏高、后逐渐降低、休克时血压明显降低、双侧脉搏、血压及上下肢血压对称;而本病休克时血压不一定降低、有时反而增高、夹层累及主动脉分支时可出现双侧脉搏、血压及上下肢血压不对称。③急性心肌梗死时心电图和心肌酶谱呈规律性异常演变;而本病心电图和心肌酶谱仅呈非特异性异常。但需注意本病累及冠状动脉时,亦可出现典型急性心肌梗死的心电图和心肌酶谱演变。

2. 急腹症　主动脉夹层累及腹主动脉及其大分支时,可引起各种急腹症样临床表现,易误诊为肠系膜动脉栓塞、急性胰腺炎、急性胆囊炎、消化性溃疡穿孔及肠梗阻等。

四、紧急处理

(一)一般处理

当明确诊断或疑及主动脉夹层时,应将患者绝对卧床休息、避免用力、保持大便通畅,严密检测生命体征,同时呼叫"120"转至上级医院,忌用抗凝或溶栓治疗。

（二）药物治疗

1. 止痛药物   剧痛患者应立即静脉应用较大剂量吗啡（≥5mg/次）或哌替啶（≥100mg/次）。

2. 降压及降低心室率的药物   将收缩压降至100~120mmHg左右,心室率宜<60次/分。降压治疗首选静脉β受体阻滞剂,如艾司洛尔50~300μg/（kg·min）。血管扩张剂如硝普钠0.25~10μg/（kg·min）也是常用的降压效果非常好的药物,既可以单独使用,也可以联合β受体阻滞剂使用。当患者存在β受体阻滞剂的禁忌证时,可以应用非二氢吡啶类钙离子拮抗剂如地尔硫䓬(2.5~15mg/h)替代。

五、转诊及注意事项

1. 指征   主动脉夹层是最严重的心血管疾病之一,有25%的患者在起病后24小时内死亡。因此一旦明确诊断或疑为主动脉夹层时,应向患者家属反复交代病情,同时呼叫"120"转至上级医院。

2. 注意事项   严格卧床,避免活动,避免碰撞、身体突然用力屈伸等不适当体位。给予氧气吸入,开放静脉通道,实行双管道输液,降压药物使用微量输液泵单独管道泵入。另一通道为常规输液通道,以保证止痛及镇静、降压药的有效输注。严密监测其血压、心率、心律和尿量等生命体征变化。

（郭 媛 李婷婷）

第三章

呼吸系统急重症

第一节　重症肺炎

一、定　义

肺炎(pneumonia)指终末气道、肺泡和肺间质的炎症,可由病原微生物、理化因素、免疫损伤、过敏及药物所致。重症肺炎(severepneumonia)是以周围循环衰竭,严重的中毒症状或并发症为主要表现的肺炎。

二、主要临床表现

重症肺炎可急性起病,部分患者除了发热、咳嗽、咳痰、痰中带血,可伴胸痛、呼吸困难等呼吸系统症状外,可在短时间内出现意识障碍、休克、肾功能不全、肝功能不全等其他系统表现。少部分病人甚至可没有典型的呼吸系统症状,偶有恶心、呕吐、腹痛、腹泻等容易误诊急腹症。也可起病时较轻,病情逐步恶化,最终达到重症肺炎的标准。

三、识别与鉴别诊断

(一)识别

1. **病史**　患者是否有受寒、淋雨、劳累、酗酒、病毒感染等诱因或既往是否有糖尿病、慢性支气管病变、血液病、艾滋病、接触鸟类、疑有吸入因素、结构性肺病、近期应用抗生素等病史。

2. **体征**　患者急性热病容,面颊绯红,鼻翼扇动,皮肤灼热、干燥,口角及鼻周可有单纯疱疹。病变广泛时有发绀。有败血症者,可出现皮肤、黏膜出血点,巩膜黄染。早期肺部体征不明显,仅有胸廓呼吸运动幅度减小,叩诊稍浊,听诊可有呼吸音减低及胸膜摩擦音。肺实变时叩诊浊音、触觉语颤增强并可闻及支气管呼吸音。心率增快,有时心律不齐。重症感染时伴休克、急性呼吸窘迫综合征及精神神经症状,表现为神志模糊、烦躁、呼吸困难、嗜睡、谵妄、昏迷等。累及脑膜可有颈抵抗及病理反射。

3. **辅助检查**

(1)影像学检查:是诊断肺炎的重要指标,也是判断重症肺炎的重要指标之一。肺炎的影像学表现为片状、斑片状浸润性阴影或间质性改变,伴或不伴胸腔积液。影像学出现多叶或双肺病变,或入院 48 小时内病变扩大≥50%,提示为重症肺炎。

(2)血常规检查:细菌性肺炎血白细胞计数多增高,中性粒细胞多在 80% 以上,并有核左移;年老体弱及免疫力低下者的白细胞计数常不增高,但中性粒细胞的比率仍高。病毒性肺炎白细胞计数一般正常,也可稍高或偏低。在重症肺炎时可因骨髓抑制出现白细胞减少症(WBC 计数<4×10^9/L)或血小板减少症(血小板计数<100×10^9/L),二者均提示预后不良,是诊断重症肺炎的两个次要标准。

(3)痰涂片:痰涂片所见的白细胞以单核细胞为主,如痰白细胞核内出现吞噬和包裹现象,则提示感染。

(4)其他检查:肾功能不全时可有尿改变及血清尿素氮升高。尿量<20ml/h 或<80ml/4h,血清尿素氮(BUN)>20mg/dl 或 7.14mmol/L 可提示为重症肺炎。另外也可有肝功能异常。由于病人进食差、消耗增加,常可有低蛋白血症存在。合并心肌损害时可有心电图的改变。

4. 识别　首先根据患者呼吸道症状、体征和胸部 X 线表现等辅助检查可初步判断肺炎,但须注意重症肺炎除呼吸系统症状外尚有呼吸衰竭和其他系统明显受累的表现,同时把肺炎与其他类似肺炎的疾病区别开来。另外,不同类型的病原体所致的肺炎可出现不同的临床表现(表 3-1),并需要根据意识障碍、尿素氮、呼吸频率、血压和年龄评估严重程度。

表 3-1　不同类型病原体肺炎的临床表现

可能病原体	临床特征
细菌	急性起病,高热,可伴有寒战,脓痰、褐色痰或血痰,胸痛,外周血白细胞明显升高,C 反应蛋白(CRP)升高,肺部实变体征或湿性啰音,影像学可表现为肺泡浸润或实变呈叶段分布
支原体、衣原体	年龄<60 岁,基础病少,持续咳嗽,无痰或痰涂片检查未发现细菌,肺部体征少,外周血白细胞<10×10^9/L,影像学可表现为上肺野和双肺病灶、小叶中心性结节、树芽征、磨玻璃影以及支气管壁增厚,病情进展可呈实变
病毒	多数具有季节性,可有流行病学接触史或群聚性发病,急性上呼吸道症状,肌痛,外周血白细胞正常或减低,降钙素原(PCT)<0.1μg/L,抗菌药物治疗无效,影像学表现为双侧、多叶间质性渗出,磨玻璃影,可伴有实变

美国感染疾病协会/美国胸科协会(IDSA/ATS)2007 年发表成人社区获得性肺炎(community acquired pneumonia,CAP)处理共识指南,其重症肺炎标准如下:

主要标准:①需要有创机械通气;②感染性休克需要血管收缩剂治疗。

次要标准:①呼吸频率≥30 次/分;②氧合指数(PaO$_2$/FiO$_2$)≤250;③多肺叶浸润;④低体温(T<36℃);⑤白细胞减少(WBC<4.0×10^9/L);⑥血小板减少(血小板<10.0×10^9/L);⑦低血压(<90/60mmHg),需要强力的液体复苏;⑧意识障碍/定向障碍;⑨氮质血症(BUN≥7mmol/L)。

符合 1 项主要标准或 3 项次要标准以上者可诊断为重症肺炎,考虑收入 ICU 治疗。

(二)鉴别诊断

重症肺炎可以表现不典型,而许多非肺炎的疾病的表现也可类似典型肺炎,故鉴别诊断具有重要意义。

1. 表现不典型的重症肺炎的鉴别

(1)以脑炎或脑膜脑炎等为主要表现的重症肺炎:老年人的重症肺炎可无典型的肺炎表

现,可无咳嗽,甚至无发热,仅表现为意识障碍,如谵妄、淡漠或昏迷。易被误诊为脑炎或脑膜脑炎。胸片应作为常规检查,以明确是否肺炎、是否有肺部并发症。

(2)以急腹症为主要表现的重症肺炎:肺炎累及膈胸膜可引起上腹痛,易被误诊为急性胆囊炎、急性胰腺炎、消化性溃疡等。患者往往病情重时才就诊,检查可出现淀粉酶升高、肝功损害、黄疸、麻痹性肠梗阻等,使鉴别更困难。对于多系统损害病人应警惕重症肺炎,胸片检查必不可少。

2. 同肺炎表现相似的疾病的鉴别

(1)肺血栓栓塞症:多有静脉血栓的危险因素,如下肢深静脉血栓形成、长期卧床、手术后病人等,可发生咯血、晕厥,呼吸困难较明显。X 线胸片区域性肺血管纹理较少,有时可见尖端指向肺门的楔形阴影。血浆 D-二聚体等检查可帮助鉴别。

(2)肺结核:多有结核中毒症状,X 线胸片显示病灶多在肺尖或锁骨上下,密度不均,且可形成空洞或肺内播散。痰中可找到结核分枝杆菌。

(3)肺癌:多无急性感染中毒症状,有时痰中带血丝,血白细胞计数不高。胸部 X 线检查有肿块影,或可见肺门淋巴结肿大,有时可见肺不张。纤维支气管镜、CT 和痰脱落细胞检查可帮助鉴别。

(4)过敏性肺炎:急性病人在吸入大量抗原 4~12 小时后出现胸闷、呼吸困难和干咳,并伴有发热、寒战、乏力、头痛和躯体痛等全身症状。双肺可闻及湿啰音,部分可有哮鸣音和发绀。胸片示双肺小结节影或者斑片状浸润影。血气分析可有低氧血症。抗原接触史对诊断具有重要意义。

四、紧 急 处 理

判断病情对治疗极为重要。如临床疑似重症肺炎,也提示病情重,需立即转上级医院进行治疗。

(一)一般处理

病人平卧,下肢抬高,环境安静,心理护理;同时保温,吸氧,定时记录和监测体温、脉搏、呼吸、血压、尿量、血电解质等。

(二)纠正休克

1. 补充血容量　常用低分子右旋糖酐、5%的葡萄糖盐水。输液过程中要经常检查心率和肺部啰音情况,防止因输液过多、过快诱发心力衰竭和肺水肿。

2. 血管活性药　常用间羟胺 10~20mg,多巴胺 20~40mg 加入 300~500ml 葡萄糖注射液静脉滴注,用药过程中密切监测血压,血压回升并稳定后逐渐减量停药。

3. 纠正酸中毒　休克患者多伴有代谢性酸中毒,如不及时纠正,可影响血管活性药物的作用,血压不易回升,常用 5%的碳酸氢钠 200ml 滴注,以后可根据二氧化碳结合力测定及临床情况酌情补给。

4. 肾上腺皮质激素　可减轻感染中毒症状,提高机体对血管活性药物的反应性,常用地塞米松 10~20mg 或氢化可的松 200~300mg 静脉滴注,休克控制后及时停用。

(三)积极控制感染

根据患者的年龄、是否存在基础型疾病及根据临床表现初步判断感染类型,首先采用足量经验性用药。

（四）对症支持治疗

休克型肺炎易并发心、肾等脏器损害,心功能不全者及时给予静注毛花苷丙及利尿剂等。休克纠正后尿量仍少于 30ml/h 者,可静注呋塞米 20~40mg 或静注 20% 甘露醇 100ml,若尿量仍不增加,按急性肾功能不全处理。老年体弱患者及原有慢性支气管、肺疾病者,要注意保持呼吸道通畅,以免诱发呼吸衰竭。

五、转诊及注意事项

（一）指征

疑似重症肺炎患者如生命指征相对平稳立即联系上级医院启动"120"急救系统转院治疗。

（二）注意事项

1. 注意保暖。发热者注意体温,给予物理降温,高热予以药物降温。
2. 建立静脉通道,合并休克者积极抗休克治疗并监测生命体征,记录液体出入量。
3. 高流量吸氧。
4. 留置尿管,观察尿量变化。

六、肺炎患者管理注意事项

加强锻炼,增强体质,预防上呼吸道感染。吸烟者戒烟,避免酗酒,同时注意口腔卫生。年龄大于 65 岁者建议每年注射流感疫苗。有慢性病者,如慢性阻塞性肺病、糖尿病、心血管疾病等建议注射流感疫苗和肺炎疫苗。

第二节　重症哮喘

一、定　　义

支气管哮喘(bronchial asthma)简称哮喘,是由多种细胞(如嗜酸性粒细胞、肥大细胞、T淋巴细胞、中性粒细胞、平滑肌细胞、气道上皮细胞等)和细胞组分参与的气道慢性炎症性疾病。主要特征包括气道慢性炎症,气道对多种刺激因素呈现的高反应性,广泛多变的可逆性气流受限以及随着病程延长可导致一系列气道结构改变,即气道重塑。其临床表现为反复发作性的喘息、气急、胸闷或咳嗽等症状,常在夜间和(或)清晨发作、加剧,多数患者可自行缓解或经治疗缓解。

哮喘可分为急性发作期和非急性发作期。哮喘急性发作期分为轻度、中度、重度和危重。重症哮喘通常是指患者在休息状态时也有气短,端坐呼吸,说话单字或不能说话,常有烦躁、焦虑,大汗淋漓,呼吸频率>30 次/分,常有三凹征,双肺布满响亮哮鸣音,脉率>120次/分,常有奇脉,使用支气管舒张剂后呼气流量峰值(PEF)占预计值<60%或绝对值<100L/分,或作用时间<2 小时,PaO_2<60mmHg,$PaCO_2$>50mmHg,SaO_2≤90%,pH 值可降低。危重时患者不能讲话,嗜睡或意识模糊,胸腹矛盾运动,哮鸣音减弱或消失,严重低氧血症和高二氧化碳血症,pH 降低。

二、主要临床表现

重症哮喘大多数见于哮喘发作数天或数周、病情得不到控制的病人,少数见于数小时或数分钟内哮喘发作、急剧加重的病人。

临床表现为休息状态下也存在呼吸困难,端坐呼吸,喘息明显,不能平卧;说话受限,只能说字,不能成句。常有烦躁、焦虑、发绀、大汗淋漓、呼吸急促等;若患者不能讲话、嗜睡或意识模糊、呼吸浅快则提示病情危重。

三、识别与鉴别诊断

(一)识别

1. 病史　询问患者是否有支气管哮喘反复发作病史;近期是否存在呼吸道感染;是否有过敏原或刺激性气体持续存在;是否存在大汗、饮水少等严重失水;是否存在糖皮质激素过早减量或停用;是否长期单独使用 $β_2$ 受体激动剂。但应除外某些疾病常表现为类似哮喘样的症状,如功能失调性呼吸困难/声带功能障碍、细支气管炎、异物吸入、过度通气综合征、肺血栓栓塞症、慢性心功能不全等。

2. 体征　全身一般状态的观察非常重要。重症患者呈前弓位端坐呼吸、呼吸短促、呼吸频率>30 次/分、喘息、大汗,可出现"三凹征"。听诊双肺闻及广泛的哮鸣音。但是,单凭哮鸣音的强弱判断哮喘的严重程度是不可靠的。危重型哮喘由于气道平滑肌严重痉挛,黏膜充血、水肿,黏液堵塞气道,或呼吸肌无力,哮鸣音减弱甚至消失,表现为"沉默胸"。因此,临床上凡遇到哮喘患者呼吸困难进行性加重,但哮鸣音反而减少者则应高度警惕病情的恶化。循环系统表现为心率增快或心律失常、血压下降、奇脉。

3. 辅助检查　床旁肺功能测定 PEF<60%为严重哮喘;严重哮喘动脉血气分析表现缺氧 PaO_2<60mmHg 和(或)二氧化碳潴留 $PaCO_2$>50mmHg;胸部 X 线往往表现为双肺过度充气,注意观察是否存在气胸、纵隔气肿等并发症表现。

4. 识别　根据病史、临床症状和体征、肺功能检查等诊断并不困难。但需注意危重症哮喘的早期识别和处理非常重要。

(二)鉴别诊断

1. 心源性哮喘　多有高血压、冠心病、风心病等病史;夜间阵发性呼吸困难,咳大量粉红色泡沫痰;双肺可闻及广泛的湿啰音和哮鸣音,左心界扩大,心尖部可闻及奔马律;胸部 X 线有心影增大。若一时难以鉴别,可雾化吸入 $β_2$ 受体激动剂或静脉注射氨茶碱症状缓解后进一步检查。

2. 上气道阻塞　多因气道异物、炎症、水肿所致,常为吸气性呼吸困难,哮鸣音在局部位置明显。

3. 自发性气胸　突然出现胸痛,呼吸困难,有明显的气胸体征。

4. 慢性阻塞性肺病急性发作　长期咳嗽咳痰为主,起病缓慢,治疗不能迅速终止,气道阻塞为不可逆性,治疗后肺功能无明显改善。

四、紧 急 处 理

尽快诊断、迅速处理、积极转院是救治的关键。

1. 一般治疗　密切观察患者神志、呼吸频率、血压和脉搏,同时保持患者镇静,大流量吸氧,吸氧浓度为 30%～50%。

2. 药物治疗　迅速解除支气管痉挛从而缓解哮喘症状,亦称解痉平喘药。主要有短效 $β_2$ 受体激动剂(SABA)、短效吸入性抗胆碱能药物(SAMA)、短效茶碱和全身用糖皮质激素。

同时注意纠正水、电解质和酸碱平衡。

（1）支气管舒张剂使用：首选吸入 SABA 治疗，主要有沙丁胺醇和特布他林。给药方式可用压力定量气雾剂（MDI）经储雾器给药，每次 200~400μg，或使用 SABA 的雾化溶液经喷射雾化装置给药，根据病情轻重酌情将 3~10mg 药物加入雾化罐内吸入。初始治疗阶段，推荐间断（每 20 分钟）或连续雾化给药，随后根据需要间断给药（每 4 小时 1 次）。吸入较口服和静脉给药起效更快、不良反应更少。

（2）茶碱类药物：氨茶碱 0.25g 加入 5% 葡萄糖溶液 100ml 水中，20~30 分钟静脉滴完。随后氨茶碱 0.5g 加入 5% 葡萄糖溶液 500ml 中，以 0.8~1mg/（kg·h）静脉滴注，24 小时总量<1.0g。不推荐静脉推注氨茶碱。

（3）糖皮质激素：重度哮喘发作时应及早静脉给予激素。甲泼尼龙，80~160mg/d，或琥珀酸氢化可的松 100~400mg/d 或氢化可的松 400~1000mg/kg 分次给药。地塞米松在体内半衰期长，不良反应多，宜慎用，一般 10~30mg/d。严重哮喘可以采用大剂量短疗程，一般 1~3g/d，症状缓解后逐渐减量，改口服和吸入剂维持治疗。用药中注意低钾性代谢性碱中毒。

3. 重度和危重哮喘患者经过上述药物治疗，若临床症状和肺功能无改善甚至继续恶化，应及时转院给予机械通气治疗。部分较轻的患者可试用经鼻（面）罩无创机械通气，若无创通气无改善，出现意识改变、呼吸肌疲劳等，则及早行气管插管机械通气。

五、转诊及注意事项

（一）指征

1. 重症哮喘患者给予吸氧、吸入 SABA、使用茶碱和糖皮质激素治疗后症状缓解或生命体征平稳，联系上级医院立即转诊。

2. 发现高危患者建议转诊 高危患者包括：①曾经有过气管插管和机械通气濒于致死性哮喘的病史；②在过去 1 年中因为哮喘而住院或急诊；③正在使用或最近刚刚停用口服激素；④目前未使用吸入激素；⑤过分依赖 SABA，特别是每月使用沙丁胺醇（或等效药物）超过 1 支的患者；⑥有心理疾病或社会心理问题，包括使用镇静剂；⑦有对哮喘治疗计划不依从的历史；⑧有食物过敏史。

（二）注意事项

1. 注意是否有痰液等堵塞，保持气道通畅。
2. 注意患者呼吸情况，随时做好气管插管准备。
3. 注意患者血压。
4. 注意患者神志表现。

六、重症哮喘病人管理注意事项

对哮喘患者进行哮喘知识的健康教育、有效控制环境、避免诱发因素，始终贯穿于整个哮喘治疗过程中。哮喘患者的教育与管理是提高疗效，减少复发，提高患者生活质量的重要措施。为每个初诊哮喘患者制订长期防治计划，使患者在医生和专科护士指导下学会自我管理，包括了解哮喘的激发因素及避免诱因的方法，熟悉哮喘发作先兆表现及相应处理方法，学会在家中自行监测病情变化并进行评定、重点掌握峰流速仪的使用方法、坚持记哮喘日记，学会哮喘发作时进行简单的紧急自我处理方法，掌握正确的吸入技术，知道什么情况下应去医院就诊以及和医生共同制订防止复发、保持长期稳定的方案。

第三节　肺血栓栓塞症

一、定　　义

肺栓塞(pulmonary embolism, PE),是由于各种栓子阻塞肺动脉主干或其分支为其发病原因的一组疾病或临床综合征的总称,包括肺血栓栓塞症(pulmonary thromboembolism, PTE)、脂肪栓塞综合征、羊水栓塞、空气栓塞、肿瘤栓塞等。

肺血栓栓塞症是最常见的 PE 类型,是来自静脉系统或右心的血栓阻塞肺动脉或其分支导致的以肺循环和呼吸功能障碍为主要临床表现和病理生理特征的疾病。引起 PTE 的血栓主要来源于深静脉血栓形成(deep venous thrombosis, DVT)。

二、主要临床表现

PTE 临床表现差异很大,取决于栓子的大小。小的栓塞无明显症状,巨大栓塞则会引起猝死。多数患者因呼吸困难、胸痛、先兆晕厥、晕厥和(或)咯血而被疑诊 PTE。以不明原因的呼吸困难及气促最为常见,多为突发性,活动后明显。胸痛可表现为胸膜炎性疼痛和心绞痛样疼痛。咯血,常为小量。晕厥虽不常见,有时却是急性 PTE 的唯一或首发症状。另外还可以有胸闷、咳嗽、心悸等表现。严重患者可有烦躁不安、惊恐甚至濒死感。肺栓塞三联征,即同时出现呼吸困难、胸痛、咯血,仅见于约 20%~30% 的患者。

三、识别与鉴别诊断

(一)识别

1. 病史　询问是否存在 PTE 危险因素,包括任何可以导致静脉血液瘀滞、静脉系统内皮损伤和血液高凝状态的因素。具体分为原发性和继发性两类。原发性危险因素多与遗传变异相关,常引起患者反复静脉血栓形成;继发性因素包括创伤/骨折(主要髋部骨折、脊髓损伤、关节置换)、外科手术后(腹部大手术、冠脉搭桥术、疝修补术)、脑卒中、恶性肿瘤、妊娠、口服避孕药、房颤、心功能不全、激素替代治疗、中心静脉置管等;及高龄、吸烟、肥胖、长期卧床、长期乘车、下肢静脉血栓、真性红细胞增多症等。

2. 体征　首先评估患者的生命指征。肺栓塞体征无特异性,非大面积 PTE 无右心功能不全和心肌损伤,次大面积 PTE 血流动力学稳定,但存在右心功能不全和(或)心肌缺血,大面积 PTE 临床以休克和低血压为主要表现。PTE 表现主要是呼吸系统和循环系统体征。以呼吸急促最常见。口唇发绀、颈静脉充盈,肺部听诊湿啰音及哮鸣音,或胸腔积液相应体征,肺动脉瓣区可出现第二心音亢进或分裂,三尖瓣区可闻及收缩期杂音。低血压和休克罕见,但提示大面积肺栓塞。

DVT 的症状和体征:患肢肿胀、周径增粗、疼痛或压痛、皮肤色素沉着,行走后患肢易疲劳或肿胀加重。但须注意,半数以上患者无自觉症状和明显体征。

3. 辅助检查

(1)心电图:急性 PTE 的心电图表现无特异性。多数表现为窦性心动过速。当有胸前导联 V_1~V_4 及肢体导联 Ⅱ、Ⅲ、aVF 的 ST 段压低和 T 波倒置,V_1 呈 QR 型,$S_1Q_{Ⅲ}T_{Ⅲ}$(即 Ⅰ 导联 S 波加深,Ⅲ 导联出现 Q/q 波及 T 波倒置),不完全性或完全性右束支传导阻滞,肺型 P

波,电轴右偏、顺时钟向转位,需动态观察。上述改变为急性肺动脉阻塞、肺动脉高压、右心负荷增加、右心扩张引起,多出现于严重 PTE 患者。

(2)X 线胸片:PTE 如果引起肺动脉高压或肺梗死,X 线平片可出现肺缺血征象如肺纹理稀疏、纤细,肺动脉段突出或瘤样扩张,右下肺动脉干增宽或伴截断征,右心室扩大征。也可出现肺野局部浸润阴影、尖端指向肺门的楔形阴影、盘状肺不张、患侧膈肌抬高、少量胸腔积液、胸膜增厚粘连等。胸片虽缺乏特异性,但有助于排除其他原因导致的呼吸困难和胸痛。

(3)超声心动图:超声心动图可提供急性 PTE 的直接征象和间接征象。直接征象为发现肺动脉近端或右心腔血栓,如同时患者临床表现疑似 PTE,可明确诊断,但阳性率低。间接征象多是右心负荷过重的表现,如右心室壁局部运动幅度下降,右心室和(或)右心房扩大,三尖瓣反流速度增快以及室间隔左移运动异常,肺动脉干增宽等。

(4)下肢深静脉检查:PTE 和 DVT 为 VTE 的不同临床表现形式,90% PTE 患者栓子来源于下肢 DVT,70% PTE 患者合并 DVT。由于 PTE 和 DVT 关系密切,且下肢静脉超声操作简便易行,因此下肢静脉超声在 PE 诊断中有一定价值,对怀疑 PTE 患者应检测有无下肢DVT 形成。

(5)血浆 D-二聚体:急性血栓形成时,凝血和纤溶同时激活,可引起血浆 D-二聚体的水平升高。D-二聚体检测的阴性预测价值很高,正常 D-二聚体水平往往可以排除急性 PTE 或DVT。许多其他情况下也会产生纤维蛋白,如肿瘤、炎症、出血、创伤、外科手术等,所以 D-二聚体水平升高的阳性预测价值很低。因此血浆 D-二聚体测定的主要价值在于能排除急性PTE,尤其是低度可疑患者,而对确诊 PTE 无益。

4. 识别　诊断 PTE 关键是增强意识,对于疑似 PTE 患者,无论其是否有 DVT 症状,均应进行下肢静脉 DVT 检查,以明确是否存在 DVT 及栓子的来源。其次寻找发生 PTE 的诱发因素。如患者存在易患因素而出现原因不明的呼吸困难、胸痛、晕厥、休克,或伴有单侧或双侧不对称下肢肿胀、疼痛等,应高度警惕此病,并进行血浆 D-二聚体、心电图、超声心动图、X 线胸片等检查。

(二)鉴别诊断

由于肺栓塞的临床表现缺乏特异性,易与其他疾病相混淆,以致临床上漏诊与误诊率极高。做好肺栓塞的鉴别诊断,对及时检出、诊断肺栓塞有重要意义。

1. 冠状动脉粥样硬化性心脏病(冠心病)　部分肺栓塞患者因血流动力学变化,可出现冠状动脉供血不足,心肌缺氧,表现为胸闷、心绞痛样胸痛,心电图有心肌缺血样改变,易误诊为冠心病所致心绞痛或心肌梗死。冠心病心肌梗死时心电图和心肌酶水平有相应的特征性动态变化。需注意,肺栓塞与冠心病有时可合并存在。部分病例容易误诊。尤其是怀疑急性心肌梗死的患者,必须反复做心电图、心肌酶测定,必要时可以做冠脉造影,以便明确诊断。

2. 肺炎　当肺栓塞有咳嗽、咯血、呼吸困难、胸膜炎样胸痛,出现肺不张、肺部阴影,尤其同时合并发热时,易被误诊为肺炎。但肺炎一般会有明确的感染病史,发病也没有肺栓塞那么急速,肺炎有相应肺部和全身感染的表现,如咯脓性痰、寒战、高热、外周血白细胞显著增高、中性粒细胞比例增加等,抗菌治疗可获疗效。如果临床怀疑肺栓塞,必须做 D-二聚体测试,阴性的话基本可以排除肺栓塞,因为肺栓塞可以即刻致命,尤其是大面积栓塞,必要时可做胸部计算机断层扫描血管造影(CTA)。

3. 主动脉夹层　肺栓塞可表现胸痛,部分患者可出现休克,需与主动脉夹层相鉴别,后者多有高血压,疼痛较剧烈,胸片常显示纵隔增宽,心血管超声和胸部 CT 造影检查可见主动脉夹层征象。

4. 其他原因所致的晕厥　肺栓塞有晕厥时,需与迷走反射性、脑血管性晕厥及心律失常等其他原因所致的晕厥相鉴别。

5. 其他原因所致的休克　肺栓塞所致的休克属心外梗阻性休克,表现为动脉血压低而静脉压升高,需与心源性、低血容量性、血容量重新分布性休克等相鉴别。

四、紧 急 处 理

急性肺栓塞的处理原则是早期诊断、早期干预。

1. 高度怀疑 PTE 患者,严密监测呼吸、心率、血压和心电图变化。

2. 绝对卧床休息,保持大便通畅,避免用力,以免促进深静脉血栓脱落。必要时可镇静、止痛、止咳。

3. PTE 患者常伴低氧血症。大流量鼻导管或面罩给氧,力争保持血氧饱和度 95%。

4. 建立静脉通道,对于出现右心功能不全并血压下降者,可应用多巴酚丁胺和多巴胺及去甲肾上腺素等。

五、转诊及注意事项

(一) 指征

临床疑诊肺栓塞患者生命体征平稳者均应启动“120”急救系统转诊上级医院进一步明确诊断和治疗。

(二) 注意事项

1. 突发心脏骤停,即行心肺复苏。

2. 对生命体征不稳定者,紧急评估气道是否通畅、是否有呼吸、是否有脉搏、神志是否清醒,如果存在上述危及生命的紧急情况,积极进行救治。

3. 可疑肺栓塞患者生命体征稳定者保持患者情绪稳定,吸氧,避免用力,监测生命指征,护送患者到上级医院。

六、肺血管栓塞症患者管理注意事项

对存在发生深静脉血栓危险因素的人,告知其避免长时间保持坐位,特别是架腿而坐、穿束膝长筒袜、长时间站立不活动等。适当增加液体摄入,防止血液浓缩,降低血液凝固度。有高脂血症、糖尿病等导致高血液凝固性病史的患者应积极治疗原发病。保持大便通畅,以免因腹腔压力突然增高使深静脉血栓脱落,必要时给予缓泻剂。使用抗凝血药物者,监测出凝血时间,观察用药反应。

第四节　支气管扩张症合并大咯血

一、定　　义

支气管扩张症(bronchiectasis),大多继发于急、慢性呼吸道感染和支气管阻塞后,反复发生支气管炎症,导致支气管管壁结构破坏,引起支气管异常和持久性的扩张。

咯血是指喉腔、气管、支气管和肺组织出血,由咳嗽动作经口腔排出。24 小时的咯血量 ≥500ml 或一次咯血量≥100ml 为大咯血。大咯血可引起肺泡淹溺和(或)气道阻塞,因窒息、低氧血症而致死亡。

二、主要临床表现

主要症状是慢性咳嗽、咳大量脓性痰和(或)反复咯血。咯血是支气管扩张的主要症状或唯一症状,约50%~70%的支气管扩张患者表现为反复咯血。但注意患者咯出的血量有时并非实际出血量,这是因为不少病人的咯血存积于气道内,或咯血后又咽下,加之个体肺功能的差异,因此,尽管咯血量相同,但对病人的危害程度却各异。因此,对大咯血的诊断也不能单纯的依据"数字"来判断,而是要根据病人咯血时的"量"和即时的临床表现,如脉搏、呼吸、血压、面色、神志的改变来综合判断。常有咳嗽、咳脓痰,且咳嗽、咳脓痰的严重程度与支气管病变的轻重及感染程度有关。反复咯血和继发肺部感染可引起全身中毒症状,如间歇性发热、盗汗、食欲减退、乏力及贫血等。严重者可出现气促、发绀。病情进一步发展,可引起病变及周围肺组织化脓性炎症和纤维化,并发阻塞性肺气肿和慢性肺源性心脏病。

三、识别与鉴别诊断

(一)识别

1. 病史　是否存在呼吸道反复感染、是否存在免疫缺陷和先天性疾病、是否存在先天性结构异常等。

2. 体征　首先评估患者咯血的量、性质、颜色及病人一般状态(特别是血压、脉搏、呼吸、心率)。支气管扩张患者可无阳性体征,病变反复感染后,气道内有分泌物时,可闻及湿啰音和干啰音,慢性缺氧患者可有杵状指(趾)。

3. 辅助检查

(1)血常规:包括血红蛋白、红细胞计数、血细胞比容及其动态变化,血小板计数,了解有无感染和失血情况。

(2)胸部 X 线摄片:支气管扩张患者可显示一侧或双侧肺下叶肺纹理明显粗乱、增多,边缘模糊,肺纹理中可有管状透亮区,即"轨道征",若扩张的支气管内有分泌物潴留,则呈现柱状增粗。囊状支气管扩张时,可显示大小不一、分布不均的圆形或类圆形透亮区,类似蜂窝样或卷发样改变。继发肺实质性炎症时,可见小片状模糊影或大片非均匀性密度增高影。

4. 识别　根据反复咳脓痰、咯血病史和既往有诱发支气管扩张的呼吸道感染病史,胸片异常表现,初步诊断为支气管扩张症,但需要排除引起咯血的其他支气管-肺疾病。

(二)鉴别诊断

1. 首先判断是咯血还是呕血,具体见表3-2。

表 3-2　咯血和呕血鉴别

	咯血	呕血
病因	呼吸系统疾病,如支气管扩张、肺结核、肺癌、肺脓肿及心脏病等	消化系统疾病,如消化性溃疡、急性糜烂出血性胃炎、胃癌、肝硬化、胆道出血等
出血前症状	喉痒感,胸闷,咳嗽等	上腹不适,恶心,呕吐等

续表

	咯血	呕血
出血方式	咯出	呕出,可为喷射状
血色形态	鲜红或紫色,血丝或血块	棕黑,暗红,有时鲜红
血中混有物	痰泡沫	食物残渣,胃液
酸碱性	碱性	酸性
黑便	除非咽下,否则没有	有,可为柏油样便,呕血停止后仍存在
出血后痰性状	常有血痰数日	无痰
体检	随病因不同而异	上腹压痛或有腹水,腹壁静脉曲张,脾大等

2. 支气管扩张以外的常见其他支气管-肺疾病鉴别

(1)肺结核:除咯血外,可有结核中毒症状如低热、盗汗、消瘦、乏力、食欲减退,痰中带血,肺尖可闻及湿啰音。X 线胸片检查常能发现结核病灶部位,痰涂片找抗酸杆菌有助于明确诊断。

(2)支气管肺癌:45 岁以上,男多于女,多为长期重度吸烟者。多表现为痰中带血,量不多但常反复出现,常伴胸痛,可有限局性哮鸣音,杵状指(趾)。X 线胸片、痰细胞学检查等有助于明确诊断。

四、紧 急 处 理

急救原则:保持呼吸道通畅和纠正缺氧。

1. 保证气道开放　迅速平卧或体位引流(头低脚高位),头偏向一侧,清除口咽部血块,拍击胸背部,促进血液咳出,必要时用吸引器吸出。

2. 静卧　绝对卧床休息,尽可能减少搬动和长途转运,以免途中颠簸加重咯血。

3. 吸氧　高浓度吸氧(30%~40%),以快速纠正低氧血症。

4. 镇静　对精神紧张、恐惧不安者应解除不必要的顾虑,必要时可给予少量镇静药,如地西泮 10mg 或苯巴妥钠 0.1~0.2g 肌内注射,或口服地西泮 5~10mg。咳嗽剧烈的咯血者,可适当给予镇咳药,如硫酸可待因 30mg 口服或肌内注射,咳美芬 10mg 口服。禁用吗啡,以免过度抑制咳嗽引起窒息。

5. 药物治疗

(1)垂体后叶素:本药收缩肺小动脉,使局部血流减少、血栓形成而止血。可将 5~10U 垂体后叶素溶于 20~40ml 葡萄糖溶液中缓慢静脉注射,然后将 10~20U 垂体后叶素溶于 250~500ml 液体中静脉点滴维持 0.1U/(kg·h)。不良反应主要由面色苍白、出汗、心悸、胸闷、腹痛、便意、过敏反应,血压升高。禁忌证为高血压、冠心病、肺心病、心力衰竭、孕妇。

(2)酚妥拉明:这是一种 α 肾上腺素能受体阻断剂,可直接扩张血管平滑肌,降低肺动静脉压而止血。将 10~20mg 本药加入 5%葡萄糖溶液 500ml 中静脉点滴。不良反应为心率增快,血压下降。

(3)普鲁卡因:具有扩张血管、镇静作用。将 200~300mg 普鲁卡因加入 5%葡萄糖 500ml 中静滴。不良反应为过敏反应,颜面潮红、谵妄、兴奋、惊厥。注射前应进行皮试。

(4)止血药

1)6-氨基己酸:抑制纤维蛋白溶酶原的激活因子,抑制纤溶酶原激活为纤溶酶,抑制纤维蛋白溶解。将 4~6g 6-氨基己酸加入 5%葡萄糖溶液 250ml 中静脉点滴,1 次/日。

2)酚磺乙胺、卡巴克洛:增加血小板和毛细血管功能。酚磺乙胺 0.25~0.75g 肌注或静注,2 次/日;卡巴克洛 2.5~5mg,口服 3 次/日,10mg 肌注,2 次/日。

3)维生素 K:促进肝脏合成凝血酶原,促进凝血。10mg 肌注,2 次/日。

4)纤维蛋白原:将 1.5~3.0g 本药加入 5%葡萄糖溶液 500ml 中静脉点滴,1 次/日。

5)云南白药:0.3~0.5g,口服 3 次/日。

五、转诊及注意事项

(一)指征

大咯血患者生命指征相对平稳积极联系上级医院,启动"120"急救系统转上级医院进一步诊治。

(二)注意事项

1. 在转诊中应注意保持呼吸道通畅,尽量使患者保持坐位或半卧位。

2. 伴意识障碍需平卧位者应将其头部偏向一侧,以免咯血引起窒息。

3. 建立静脉通道,积极止血,吸氧并监测生命体征。

六、支气管扩张患者管理注意事项

积极锻炼身体,加强身体抵抗力,避免上呼吸道反复感染,可考虑应用肺炎球菌疫苗和流感病毒疫苗预防或减少发作次数。注意饮食,以富含维生素的饮食为首选。吸烟者应戒烟,限制饮酒。家里备急救小药箱,主要包括止咳药物、止血药物和镇静药物等,并定期检查是否过期。

第五节 慢性阻塞性肺疾病合并呼吸衰竭

一、定 义

慢性阻塞性肺疾病(chronic obstructive pulmonary disease,COPD)简称慢阻肺,是以持续气流受限为特征的可以预防和治疗的疾病,其气流受限多呈持续进行性进展,与气道和肺组织对香烟烟雾等有害气体或有害颗粒的异常慢性炎症反应有关。肺功能检查对确定气流受限有重要意义。

慢阻肺急性加重期常合并呼吸衰竭,是由于外呼吸功能严重障碍,机体不能维持足够的气体交换出现缺氧和(或)二氧化碳潴留,导致一系列生理功能和代谢紊乱的临床综合征。其标准为海平面静息状态呼吸空气的情况下,动脉血氧分压(PaO_2)小于 60mmHg 和(或)二氧化碳分压($PaCO_2$)大于 50mmHg。

二、主要临床表现

1. 呼吸衰竭表现 呼吸困难是呼吸衰竭早期重要症状,呼吸频率增快,点头或者提肩呼吸,有时可见鼻翼扇动、端坐呼吸。缺氧的典型表现皮肤发绀。神经系统表现注意力不集中、智力定向力功能障碍。二氧化碳潴留表现为头痛、扑翼样震颤,严重时出现谵妄、抽搐、昏迷。

2. 呼吸系统症状 急性发作时咳嗽,咳痰,痰量明显增加,可有脓性痰。心慌气短明显,静息时亦感气短,是慢阻肺的标志性症状。部分患者胸闷喘息。

三、识别与鉴别诊断

（一）识别

1. 病史 询问既往是否有吸烟、接触职业粉尘和化学物质、反复呼吸道感染等引起慢性咳嗽、咳痰、喘息和气短所致的慢性阻塞性肺病史;近期是否出现感染引起慢阻肺急性发作导致低氧血症和(或)二氧化碳潴留发生的诱因。

2. 体征 急性呼吸道感染时体温升高,但年老体弱,长期消耗患者,对感染反应差,可仅有低热甚至体温不高。口唇、舌和指甲出现发绀,球结膜水肿。桶状胸,肋间隙增宽,呼吸运动减弱,语音震颤减低,叩诊高度反响,肺底界下移,心浊音界缩小甚至消失。呼吸音显著减弱,呼吸时间延长,可有哮鸣音和广泛的湿啰音。COPD 合并肺心病时可因肺动脉高压和右心室肥大,而出现 P2 亢进和三尖瓣区收缩期杂音。合并右心衰则表现为颈静脉怒张,心率增快,胸骨左下缘和剑突下可听到舒张期奔马律和收缩期吹风样杂音。常有肝大压痛,肝颈静脉回流征阳性,下肢甚至全身皮下水肿。

3. 辅助检查 血气分析对低氧血症、高碳酸血症、酸碱平衡失调以及判断呼吸衰竭的类型有重要意义。胸部 X 线检查可为诊断和治疗提供依据。肺功能检查判定气流受限的程度。血常规了解是否存在感染。

4. 识别 根据慢性阻塞性肺病病史,临床有低氧血症和(或)二氧化碳潴留的症状、体征可以初步确定。根据血气分析可以确定呼吸衰竭的类型。

Ⅰ 型呼吸衰竭:静息状态海平面吸空气时动脉血氧分压（PaO_2）<60mmHg

Ⅱ 型呼吸衰竭:静息状态海平面吸空气时动脉血氧分压（PaO_2）<60mmHg 伴动脉血二氧化碳分压（$PaCO_2$）>50mmHg

（二）鉴别诊断

1. 支气管哮喘的鉴别 一般发病年龄较轻,常在儿童期发病。每日症状变化较大,症状好发于夜间和清晨,常伴有过敏、鼻炎和荨麻疹,气流受限大部分可逆。

2. 充血性心力衰竭的鉴别 常有冠心病、风心病等心脏病史,听诊肺基底部可闻细湿啰音;X 线胸片显示心脏扩大、肺水肿。

3. 支气管扩张的鉴别 支气管扩张有大量的脓痰;伴有细菌感染;粗湿啰音、杵状指;X 线胸片显示支气管扩张、管壁增厚。

四、紧 急 处 理

1. 建立通畅的气道 在氧疗和改善通气之前,必须采取各种措施,使呼吸道保持通畅,维持肺泡通气量。

2. 氧疗 可用鼻导管或面罩给氧。Ⅰ 型呼衰患者无 CO_2 潴留,按需给氧,使 PaO_2 达到 8.0kPa（60mmHg）,$SPaO_2 \geq 90\%$ 以上。Ⅱ 型呼衰患者有 CO_2 潴留,氧疗原则为低浓度（<35%）持续给氧。因为 Ⅱ 型呼衰呼吸中枢对 CO_2 的敏感性降低,主要靠缺氧刺激外周化学感受器兴奋呼吸,若不限制给氧,氧分压迅速达到较高水平,低氧对呼吸的兴奋作用减弱或消失,呼吸被抑制。

3. 改善通气   建立和保持通畅的呼吸道是改善通气的先决条件。短效 β_2 受体激动剂（SABA）、短效吸入性抗胆碱能药物（SAMA）和全身用糖皮质激素均可应用。对于中枢抑制为主的患者，呼吸兴奋剂有较好的疗效。当一般治疗措施不能起效时，可采取机械通气治疗。

4. 控制感染   急性加重期感染加重可采取抗生素联合应用。

五、转诊及注意事项

（一）指征

1. 严重呼吸困难，对最初的急诊治疗反应不佳者。

2. 意识模糊、嗜睡或呼吸肌疲劳。

3. 给氧时，仍有持续性低氧血症或低氧血症加重，有严重的呼吸性酸中毒或呼吸性酸中毒加重（pH<7.30）。

4. 需机械通气治疗，创伤性或无创伤性机械通气。

5. 诊断不明、高龄患者等。

（二）注意事项

1. 正确的体位   立即使患者头部取侧卧位，颈部后仰，抬起下颌。

2. 保持呼吸道通畅，清除堵塞于呼吸道内的分泌物。

3. 氧疗，持续低流量吸氧。

4. 建立静脉通路，改善通气并监测生命体征。

六、慢阻肺患者管理注意事项

教育与督促患者戒烟；使患者了解慢阻肺的临床知识，定期肺功能检查；接种流感疫苗和肺炎疫苗，减少呼吸道感染发生次数；学会自我控制病情的技巧，如腹式呼吸及缩唇呼吸锻炼；了解赴医院就诊的时机。通过教育与管理可以提高患者和有关人员对慢阻肺的认识及自身处理疾病的能力，更好地配合管理，加强预防措施，减少反复加重，维持病情稳定，提高生命质量。

第六节   张力性气胸

一、定   义

气胸（pneumothorax），是指空气进入胸膜腔，造成胸膜腔积气状态。气胸分为自发性、外伤性和医源性 3 类。临床根据脏层胸膜破裂情况不同及其发生后对胸膜腔内压力的影响，自发性气胸通常分为闭合性（单纯性）气胸、交通性（开放性）气胸和张力性（高压性）气胸。

张力性气胸是指较大的肺大泡破裂或较大较深的肺裂伤或支气管破裂，裂口与胸膜腔相通，形成单向活瓣，吸气时胸廓扩张，胸膜腔内压力变小，空气从裂口进入胸膜腔内；而呼气时活瓣关闭，腔内空气不能排出，致胸膜腔内压力不断升高，使肺脏受压，纵隔向健侧移位，影响心脏血液回流。

二、主要临床表现

症状轻重与气胸发生的缓急、有无肺的基础疾病及功能状态、胸腔内积气量及其压力大小 3 个因素有关。注意,症状轻重和气胸量不成比例。

起病前有的患者可能有屏气、剧烈咳嗽、剧烈体力活动如抬重物等诱因,但大多数患者可在正常活动或安静休息时发生。大多数起病急骤,患者突感一侧胸痛,针刺样或刀割样,亦可向肩、背、上腹部放射,吸气时加重;继之胸闷和呼吸困难,可伴有刺激性干咳。积气量大或原已有较严重的慢性肺疾病者,呼吸困难明显,不能平卧。如果侧卧,则被迫气胸侧向上卧位,以减轻呼吸困难。

张力性气胸时胸膜腔内压骤然升高,肺被压缩,纵隔移位,患者出现进行性加重的呼吸和循环障碍。临床上,患者表情紧张、进行性加重的呼吸困难、有窒息感;烦躁不安、发绀、冷汗、脉速、虚脱等呼吸衰竭和休克表现,若不及时救治很快昏迷死亡。

三、识别与鉴别诊断

(一)识别

1. 病史　询问患者是否有持重物、屏气、剧烈咳嗽、抬重物后等剧烈体力活动后等诱因出现极度呼吸困难、胸痛等。同时注意询问患者是否有慢性阻塞性肺病、肺结核、肺脓肿等慢性肺部疾病史。

2. 体征　首先检查患者的体温、脉搏、呼吸、血压等生命指征。患者表情紧张,气短,呼吸急促,发绀。大量气胸时气管向健侧移位,患侧胸廓隆起,呼吸运动减弱,肋间隙增宽,患侧胸部叩诊呈过清音或鼓音,听诊患侧呼吸音减弱或消失。右侧气胸时肺肝浊音界缩小或消失;左侧气胸并纵隔气肿时,在胸骨左缘可闻及与心搏一致的气泡破裂音,称 Hamman 征。张力性气胸合并皮下气肿时,可在前胸壁、头面部触及"捻发感"。

3. 辅助检查　X 线胸片上显示外凸弧形细线条形阴影,称为气胸线,线外透光度增强,无肺纹理,线内为压缩的肺组织。张力性气胸时纵隔及心脏向健侧移位。合并纵隔气肿时在纵隔旁和心缘旁可见透光带。

4. 识别　根据临床症状、体征及影像学表现,气胸的诊断并不困难。X 线显示气胸线是诊断的依据,若病情十分危重无法搬动做 X 线检查,应当机立断在患侧胸腔体征最明显处试验穿刺,如抽出气体,可证实气胸的诊断。如果患者呼吸困难进行性加重,有窒息感,应高度警惕张力性气胸,密切注意呼吸和循环功能。

(二)鉴别诊断

1. 支气管哮喘和慢性阻塞性肺疾病　有气急和呼吸困难,体征亦与自发性气胸相似,但肺气肿呼吸困难是长期缓慢加重的,支气管哮喘病人有多年哮喘反复发作史。当哮喘和肺气肿病人呼吸困难突然加重且有胸痛,经过支气管舒张剂和抗感染治疗效果不佳时,应考虑并发气胸的可能,X 线检查可以作出鉴别。

2. 急性心肌梗死　病人亦有急起胸痛、胸闷、甚至呼吸困难、休克等临床表现,但常有高血压、动脉粥样硬化、冠心病史。根据患者体征、心电图和 X 线检查可有助于鉴别。

3. 肺栓塞　有胸痛、呼吸困难和发绀等酷似自发性气胸的临床表现,但病人往往有咯血和低热,并常有下肢或盆腔栓塞性静脉炎、骨折、严重心脏病、心房纤颤等病史,或发生在长期卧床的老年患者。体检和 X 线检查有助于鉴别。

4. 肺大疱　位于肺周边部位的肺大疱有时在 X 线下被误为气胸。肺大疱可因先天发育形成,也可因支气管内活瓣阻塞而形成张力性囊腔或巨型空腔,起病缓慢,气急不剧烈,从不同角度作胸部透视,可见肺大疱或支气管源囊肿为圆形或卵圆形透光区,在大疱的边缘看不到发线状气胸线,疱内有细小的条纹理,为肺小叶或血管的残遗物。肺大疱向周围膨胀,将肺压向肺尖区、肋膈角和心膈角,而气胸则呈胸外侧的透光带,其中无肺纹可见。肺大疱内压力与大气压相仿,抽气后大疱容积无显著改变。

5. 其他　如消化性溃疡穿孔、膈疝、胸膜炎和肺癌等,有时因急起的胸痛,上腹痛和气急等,亦应注意与张力性气胸鉴别。

四、紧急处理

气胸治疗目的是促进患侧肺复张、消除病因和减少复发。

对于张力性气胸是能迅速致死的危重急症,应迅速解除胸腔内正压以避免发生严重并发症,如无条件紧急插管引流,紧急时亦需立即胸腔穿刺排气;无抽气设备时,为了抢救患者,亦可用粗针头在患侧第 2 肋间锁骨中线刺入胸膜腔以达到暂时减压的目的。亦可在针柄处外接剪有小口的塑料袋、气球或避孕套等,防止外界空气进入胸腔。进一步处理应置患者于斜坡半坐位安置胸腔闭式引流,并应用抗生素预防感染。闭式引流装置与外界相通的排气孔体外接可适当调节恒定负压的吸引装置,以加快气体排出,促进肺膨胀。一般肺部裂口经治疗后多可在 1 周内闭合。待漏气停止 24 小时后,X 线复查证实肺已经膨胀,才能拔管。若胸腔引流管不断有气排出,呼吸困难不见好转,往往提示肺、支气管有较大裂口,不能自行愈合,应及早转院做开胸探查术,进行手术修补治疗。

五、转诊及注意事项

(一)指征

1. 紧急处理气胸后,转院进一步检查明确病因。
2. 紧急排气后患者症状不能缓解的,生命体征平稳状态下转院治疗。
3. 反复发作气胸或气胸不愈合者,需要手术治疗的患者。

(二)注意事项

转诊前或转诊途中,如果病情危急,应果断采取简易排气法,暂缓解胸膜腔内压的增高。在病人转送的过程中,于插入针的接头处缚扎一橡胶手指套,将手指套前端剪一个 1cm 开口,可起活瓣作用,即在吸气时能张开裂口排气,呼气时闭合,防止空气进入;或用一长橡胶管或塑料管一端连接插入的针接头,另一端放在无菌水封瓶水面下,以保持持续排气。同时给予氧疗和必要的对症处理,为进一步治疗赢取时间。

六、气胸病人管理注意事项

保持情绪稳定,心情舒畅。气胸后 1 个月内尽量避免剧烈咳嗽、打喷嚏或大笑;3 个月内避免剧烈运动及重体力劳动,特别是需屏气的工作如提取重物、游泳、潜水等。避免过度劳累,减少气胸复发。养成良好的生活习惯,做到不吸烟饮酒,保持大便通畅。加强营养,增强体质,劳逸结合,定期到门诊复查。如出现胸闷、气短、胸痛等症状,应及时就诊。

(王志香)

第四章

消化系统重症

第一节 消化道出血

一、定　义

消化道出血（digestive tract hemorrhage）是指从食管到肛门之间的消化道的出血，是消化系统常见的病症。轻者可无症状，临床表现多为呕血、黑便或血便等，伴有贫血及血容量减少，甚至休克，严重者危及生命。

二、主要临床表现

（一）临床表现

消化道出血的临床表现取决于出血病变的性质、部位、失血量与速度，与患者的年龄、心肾功能等全身情况也有关。

1. 呕血、黑便和便血　呕血、黑便和便血是消化道出血特征性临床表现。上消化道急性出血多数表现为呕血，如出血速度快而出血量多，呕血的颜色呈鲜红色。黑便或柏油样便是常提示上消化道出血。但如十二指肠部位病变的出血速度过快时，在肠道停留时间短，粪便颜色会变成紫红色。右半结肠出血时，粪便颜色为暗红色；左半结肠及直肠出血，粪便颜色为鲜红色。在空回肠及右半结肠病变引起小量渗血时，也可有黑便。

2. 周围循环衰竭　消化道出血因失血量过大，出血速度过快，出血不止可致急性周围循环衰竭，临床上可出现头昏、乏力、心悸、冷汗、黑矇或晕厥；皮肤灰白、湿冷；体表静脉瘪陷；脉搏细弱、心率加快、血压下降，甚至休克，同时进一步可出现精神萎靡、烦躁不安，甚至反应迟钝、意识模糊。老年人器官储备功能低下，即使出血量不大，也可引起多器官功能衰竭。

3. 贫血　慢性消化道出血可能仅在常规体检中发现有原因不明的缺铁性贫血。较严重的慢性消化道出血患者可能出现贫血相关临床表现如：疲乏困倦，活动后心悸头昏，皮肤黏膜、甲床苍白等。

4. 发热　可出现低热，持续约3~5天恢复正常。

（二）辅助检查

呕吐物或者粪便隐血试验呈阳性；血常规提示红细胞计数、血红蛋白、血细胞比容下降。血尿素氮升高。

三、识别与鉴别诊断

（一）识别

1. 有慢性、周期性、节律性上腹痛病史；服用非甾体类抗炎药等损伤胃黏膜药物；有肝炎、血吸虫病病史；长期饮酒；有动脉硬化、结核病、血液病、风湿性疾病病史。

2. 主要症状表现为呕血、黑便、血便和周围循环衰竭。

3. 面色苍白、四肢湿冷、血压下降、心率加快、肠鸣音亢进。

4. 呕吐物或者粪便隐血试验呈阳性，红细胞计数、血红蛋白、血细胞比容下降、血尿素氮升高。

（二）鉴别诊断

1. 口、鼻、咽喉部出血　短期内有反复鼻腔出血病史，有拔牙或扁桃体切除手术史等，鼻腔、口腔、咽喉部可能看到出血点。

2. 咯血　有心肺疾病病史，伴咳嗽、胸闷，咯血为咳出，出血呈泡沫状，常混有痰，色鲜红，不伴黑便。

3. 食物及药物引起的黑便　进食动物血、服用铋剂或者铁剂等药物，详细询问病史可鉴别。

四、紧 急 处 理

（一）保持呼吸道通畅

疑有上消化道出血，应立即清理口咽部异物，保持呼吸道通畅，以防止误吸的发生。去枕平卧，松解衣领，头偏向一侧，下颌略抬高。对于血流动力学稳定者可给予半卧位床头抬高 30°，将头置于侧位。活动性出血期间禁食。

（二）监测心率、血压、呼吸、尿量及神志变化，必要时吸氧。

（三）补充血容量

尽快建立有效的静脉输液通道，先补充生理盐水、5%葡萄糖氯化钠等晶体液，再补充低分子右旋糖酐等胶体液。对于老年人或心功能、肾功能不全的患者应酌情减少补液量，减慢补液速度。

（四）止血措施

1. 抑制胃酸分泌　疑上消化道溃疡合并出血，静脉给予质子泵抑制剂如奥美拉唑每次 40mg，每 12 小时一次，H_2 受体拮抗剂如法莫替丁每次 20mg，每 12 小时一次。

2. 止血药　静脉给予凝血酶、卡络磺钠等止血药。考虑食管胃底静脉破裂出血时，可在监护下静滴垂体后叶素 0.4U/min 止血。

3. 肝硬化食管胃底静脉破裂出血如止血药物治疗无效，有条件的社区医院可使用三腔二囊管压迫止血。压迫总时间不宜超过 24 小时。

五、转诊及注意事项

（一）指征

1. 反复呕血，甚至呕血转为鲜红色，黑便次数增多，粪便稀薄，色呈暗红色，伴有肠鸣亢进。

2. 出现血压下降，心率加快、脉细数、面色苍白、出冷汗、皮肤湿冷等循环功能障碍。

3. 红细胞计数、血红蛋白测定、血细胞比容持续下降,网织红细胞计数持续增高。

(二)注意事项

1. 一经识别出消化道大出血,需呼叫急救中心,并与上级医院取得联系;遇患者出现严重循环衰竭需就地抢救,待患者病情准许实施迅速转诊。

2. 意识障碍患者注意保持呼吸道通畅、防止窒息,开放静脉通路,并监测生命体征。

3. 转院途中需保护好静脉通路,携带充足液体及抢救药物。转院途中还应密切观察患者的尿量、心肺功能情况等。

4. 安抚患者情绪,避免烦躁加重出血。

第二节 消化性溃疡伴急性穿孔

一、定 义

胃十二指肠溃疡病变向深度发展,胃肠壁变薄,或加上胃肠腔内压突然增加,穿透胃、十二指肠壁,胃和(或)肠内容物流入腹腔,称为溃疡急性穿孔(acute ulcer perforation),又称游离穿孔,其后果是产生急性弥散性腹膜炎。

二、主要临床表现

溃疡穿孔临床表现可分为三个阶段。

(一)初期

1. 穿孔时患者突然出现剧烈腹痛,疼痛为持续性,刀割样或撕裂样,常起始于右上腹或中上腹,迅速蔓延至脐周以至全腹。

2. 常能说清楚发作的具体时间、地点及当时的情况。疼痛可向肩背部放射。

3. 胃穿孔时,疼痛常向左肩部放射,十二指肠穿孔时,疼痛常向右肩部放射。约50%患者伴发恶心、呕吐。

4. 腹痛常因翻身、咳嗽等动作而加剧,故患者常静卧不愿动,并常呈卷曲体位。

5. 体检发现腹肌高度紧张,甚至呈板状腹,中上腹与右下腹、甚至全腹压痛明显,肝浊音界缩小或消失则提示有气腹存在。肠鸣音减弱或消失,腹腔穿刺可抽出胃肠内容物。此阶段患者可出现休克。

(二)反应期

1. 穿孔后1~5小时,腹痛可暂时减轻,患者自觉好转,脉搏、血压、面色与呼吸亦稍恢复常态。

2. 但患者仍不能作牵涉腹肌的动作,腹肌紧张、压痛、肠鸣音减弱或消失等急性腹膜刺激征象仍继续存在。

(三)腹膜炎期

1. 在穿孔8~12小时后,多转变为细菌性腹膜炎,临床表现与其他原因引起的腹膜炎相似。

2. 患者呈急性重病容,发热、口干、乏力、呼吸、脉搏加快。

3. 腹胀、全腹肌紧张、压痛、反跳痛,移动性浊音阳性。

4. 腹腔穿刺可抽出白色或黄色混浊液体。

5. X 线检查　立位腹部 X 线片约 75%~80% 的病例可见膈下有游离气体,呈新月形透亮区。

6. 血常规检查提示白细胞计数升高,中性白细胞增多,血细胞比容增加。

三、识别与鉴别诊断

(一)识别

结合有慢性、周期性、节律性上腹痛病史;长期服用非甾体类抗炎药;酗酒史。根据突发剧烈刀割样腹痛临床表现,全腹肌紧张、压痛、反跳痛阳性体征,腹部立位平片提示膈下游离气体,血常规提示白细胞计数升高,中性粒细胞增多,血细胞比容增加的实验室证据,腹腔穿刺抽出胃内容物,可作出诊断。

(二)鉴别诊断

1. 急性阑尾炎　①转移性右下腹痛,常有恶心,呕吐;②右下腹固定性压痛及肌紧张,反跳痛;③白细胞总数及中性粒细胞增多。

2. 急性胆囊炎　①常在进食油腻食物后发作,并有反复发作史;②剑突下或右上腹绞痛,阵发性发作,疼痛可放射至右肩背部,一般无畏寒,发热;③右上腹压痛,肌紧张,Murphy 征阳性;④B 超检查对确诊有重要价值。

3. 急性化脓性胆管炎　①右上腹部绞痛,寒战,高热,黄疸,重者可休克;②右上腹压痛,反跳痛及肌紧张;③白细胞总数及中性粒细胞明显升高;④B 超检查可见胆总管扩张或发现结石。

4. 急性胰腺炎　①发病前多有暴饮暴食史或胆道疾病史;②突然发作上腹部剧痛,疼痛区域呈"腰带状"分布,并向背部放射;③腹膜刺激征可显著,亦可轻微;④血清淀粉酶,尿淀粉酶明显升高,腹穿可抽出血性腹水,腹水淀粉酶升高;⑤B 超检查对诊断有重要帮助。

5. 机械性肠梗阻　①腹部阵发性绞痛,恶心,呕吐,腹胀,停止排便排气(痛、吐、胀、闭);②腹部膨隆,可见肠型蠕动波,肠鸣音亢进并有气过水声;③腹部 X 线检查可见肠管扩张,气液平。

四、紧急处理

1. 禁食,胃肠减压,半坐卧位。

2. 补液,纠正水电解质、酸碱平衡紊乱　首先输注平衡盐溶液为主,再输注适当胶体液。注意调节输液量及输液速度。

3. 抑制胃酸分泌　静脉给予质子泵抑制剂如奥美拉唑、兰索拉唑,H_2 受体拮抗剂如法莫替丁。

4. 抗生素　选抗菌谱以革兰氏阴性菌和厌氧菌为主的抗生素,常用甲硝唑联合二代以上头孢菌素,疗效不佳时改用其他广谱抗生素。

五、转诊及注意事项

(一)指征

1. 饱食后穿孔,顽固性溃疡穿孔,伴有幽门梗阻或出血者。

2. 高龄、全身情况差或疑有癌变者。

（二）注意事项

1. 安抚患者情绪,监测生命体征,维持生命体征稳定。

2. 有条件可留置胃管、留置尿管、开放静脉、监测生命体征、尿量等。注意观察胃管引流物的颜色及引流量。

3. 必要时给予止痛及对症处理。

4. 积极联系急救中心,尽早转上级医院救治。

第三节 幽 门 梗 阻

一、定 义

幽门梗阻(pyloric obstruction)见于胃幽门、幽门管或十二指肠球部溃疡反复发作,形成瘢痕狭窄。通常伴有幽门痉挛和水肿。造成胃收缩时胃内容物不能通过并因此引发呕吐、营养障碍、水与电解质紊乱和酸碱失衡。

二、主要临床表现

（一）临床表现

幽门梗阻主要的临床表现是反复呕吐与腹痛。患者最初有上腹饱胀不适及阵发性胃痉挛性疼痛,伴嗳气、恶心与呕吐。呕吐多发生在下午或晚间,呕吐量大,一次可达 1000～2000ml,呕吐物为大量不含胆汁的有腐败酸臭味宿食。常有少尿、便秘、贫血等慢性消耗体现。体检时见患者有营养不良、皮肤干燥,上腹隆起可见胃型,有时有自左向右的胃蠕动波,晃动上腹部可闻及振水音。

（二）辅助检查

血常规可有白细胞升高。可合并低蛋白血症,电解质紊乱,如低钾、低钠。

三、识别与鉴别诊断

（一）识别

幽门梗阻最主要的特点表现为呕吐大量腐败酸臭味的宿食。体检时可见胃型、胃蠕动波,晃动上腹部可闻及振水音。

（二）鉴别诊断

1. 活动性溃疡　患者常有消化道溃疡疼痛症状,梗阻呈间歇性,因胃无扩张,故呕吐物不含宿食。经内科治疗症状可缓解。

2. 胃癌　患者病程较短,胃扩张程度较轻,胃蠕动波少见。晚期上腹可触及包块。X 线钡餐检查可见胃窦部充盈缺损。

3. 十二指肠壶腹部以下梗阻性病变　如十二指肠肿瘤、十二指肠淤滞症等,均可引起十二指肠梗阻,可表现为呕吐,胃扩张及胃潴留,呕吐物多含有胆汁。X 线钡餐检查可确定梗阻部位和性质。

4. 急性胆囊炎　急性胆囊炎表现为油腻饮食后右上腹痛,Murphy 征阳性,可伴黄疸。腹部 B 超可见肿大胆囊。

四、紧 急 处 理

（一）禁食，胃肠减压。注意引流量及引流液颜色。

（二）纠正水及电解质紊乱

开放静脉通路实施补液治疗。轻中度脱水补液量每日 2000～2500ml，重度脱水补液量每日 4000ml 以上。高龄以及心功能不全患者补液量可酌情减少。血钾低于 3.5mmol/L 时需补钾治疗，严重脱水患者，经补液后，尿量达到 20～30ml/h 后应适当补钾，预防低血钾。

五、转诊及注意事项

（一）指征

1. 一经识别出是幽门梗阻，需转诊至上级医院诊治。

2. 严重水电解质紊乱者，需转至上级医院进一步治疗。

（二）注意事项

1. 有条件社区可留置胃管、留置尿管、开放静脉、监测生命体征、尿量等。注意观察胃管引流物的颜色及引流量。

2. 补充血容量、纠正电解质紊乱、酸碱失衡。

3. 转诊途中严密检测患者生命体征，保证患者安全。

第四节　急性胃肠炎

一、定　　义

急性胃肠炎（acute gastroenteritis）是胃肠黏膜的急性炎症，临床表现主要为恶心、呕吐、腹痛、腹泻、发热等。本病常见于夏秋季，其发生多由于饮食不当，暴饮暴食；或食入生冷腐馊、秽浊不洁的食品。

二、主要临床表现

1. **典型症状**　急性胃肠炎可引起轻型腹泻，但一般状况良好。急性胃肠炎也可以引起较重的腹泻，每天大便数次至数十次，大量水样便，常伴恶心呕吐，食欲减退。

2. **其他症状**　如出现低血钾，可有伴有腹胀；有全身中毒症状，如发热，烦躁不安，精神萎靡，意识障碍，甚至昏迷。严重吐泻后可引起脱水，轻度脱水表现为口干，严重脱水可出现萎靡不振，皮肤干燥，眼窝凹陷，少尿。

三、识别与鉴别诊断

（一）识别

1. 常有不洁饮食或暴饮暴食史。不洁饮食后出现呕吐、腹泻。

2. 精神萎靡，口唇及皮肤干燥。少数可有腹部轻压痛、肠鸣音活跃。

3. 可有白细胞升高以及低血钾等电解质紊乱。粪便可为稀便、水样便、黏液便、血便或脓血便。粪便镜检多数无异常，少数可见红细胞、白细胞。

（二）鉴别诊断

1. 细菌性痢疾　菌痢夏秋季节多发，儿童和青壮年是高发人群。主要表现为发热、腹痛、腹泻、里急后重、黏液脓血便，同时伴有全身毒血症症状，严重者可引发感染性休克和（或）中毒性脑病。粪便可检出痢疾杆菌。

2. 急性胰腺炎　急性胃炎时上腹部疼痛伴恶心、呕吐，与急性胰腺炎相似。但急性胰腺炎上腹部疼痛剧烈且常向腰背部放射，甚至可引起休克，可伴恶心、呕吐，但呕吐后腹痛不缓解，而急性胃炎呕吐后腹痛常缓解，腹痛程度也轻。血、尿淀粉酶或腹部 B 超有助于鉴别。

3. 急性胆囊炎　急性胆囊炎表现为油腻饮食后右上腹痛，Murphy 征阳性，可伴黄疸。腹部 B 超可见肿大胆囊。

四、紧 急 处 理

1. 平卧位，给予易消化的清淡的少渣流质饮食。

2. 充分补液，纠正电解质紊乱　呕吐不剧烈的患者可先行口服补液。严重者静脉补液。轻中度脱水补液量每日 2000~2500ml，重度脱水补液量每日 4000ml 以上。高龄以及心功能不全患者补液量可酌情减少。血钾低于 3.5mmol/L 时需补钾治疗，能口服可口服氯化钾，不适合或不耐受口服补钾者静脉补钾。静脉补钾速度为 10mmol/h，不超过 20mmol/h，若静脉补钾超过 10mmol/h 需要心电监护。严重脱水患者，经补液后，尿量达到 20~30ml/h 后应适当补钾，预防低血钾。

3. 对症治疗　严重呕吐者可肌注甲氧氯普胺或屈他维林。腹泻可给予十六角蒙脱石（思密达）或易蒙停止泻治疗。

4. 抗感染治疗　对于感染性腹泻，可根据药敏选用有适当抗生素，如喹诺酮类药物。

五、转诊及注意事项

呕吐腹泻严重，脱水明显的患者，应及时送转至上级医院进一步治疗。转诊前应充分补液，纠正脱水。紧急转诊时清醒患者可给予口服补钾，不适合或不耐受口服补钾患者有条件的社区可以静脉补钾，周围静脉浓度为 20~40mmol/L，相当于 1.5~3.0g/L。

第五节　急性阑尾炎

一、定　义

急性阑尾炎（acute appendicitis）是外科常见疾病，是最多见的急腹症。其临床表现为持续伴阵发性加剧的右下腹痛，恶心呕吐，多数患者白细胞和中性粒细胞计数增高。而右下腹阑尾区（麦氏点）压痛，则是本病的一个重要体征。

二、主要临床表现

（一）临床表现

1. 腹痛　典型者为转移性右下腹疼痛，腹痛多自中上腹部、剑突下或脐周围开始，约经6~8 小时或 10 多小时后转移至右下腹，为持续性疼痛，有阵发性加剧。急性阑尾炎的患者腹痛多数以突发性和持续性开始的,少数可能以阵发性腹痛开始,而后逐渐加重。

2. 胃肠道症状　恶心、呕吐最为常见,早期的呕吐多为反射性,常发生在腹痛的高峰期,呕吐物为食物残渣和胃液,晚期的呕吐则与腹膜炎有关。盆腔位阑尾炎或阑尾坏疽穿孔可有排便次数增多。而单纯性阑尾炎的胃肠道症状并不突出。

3. 全身症状　早期乏力,重度炎症时出现中毒症状,心率增快,发热。单纯性阑尾炎的体温多在 37.5~38.0℃之间,化脓性和穿孔性阑尾炎时,体温较高,可达 39℃左右,极少数患者出现寒战高热,体温可升到 40℃以上。伴有寒战和黄疸,则提示可能并发感染性门静脉炎。

(二) 体征

1. 右下腹压痛　是急性阑尾炎最常见的重要体征。腹部压痛是壁腹膜受炎症刺激的表现。阑尾压痛点通常位于麦氏点,即右髂前上棘与脐连线的中、外 1/3 交界处。随阑尾解剖位置的变异,压痛点可相应改变,右下腹有一固定的压痛点为重要体征。

2. 腹膜刺激征象　反跳痛,肌紧张,肠鸣音减弱或消失等,常是已进展至化脓性阑尾炎的标志。

3. 右下腹包块　如可触到压痛包块,边界不清,固定,则可能阑尾穿孔后,形成阑尾周围脓肿。

4. 可作为辅助诊断的其他体征

(1)罗氏征(又称间接压痛):按压左下腹降结肠,压力传导至盲肠和阑尾处,出现右下腹部疼痛。罗氏征阳性结果只能说明右下腹部有感染存在,不能判断阑尾炎的病理类型和程度。当右下腹疼痛需要与右侧输尿管结石等疾病鉴别时,罗氏征的检查可能有一定的帮助。

(2)腰大肌征:右下肢后伸,诱发右下腹部疼痛。腰大肌征阳性,提示阑尾可能位于盲肠后或腹膜后,当下肢过伸时,可使腰大肌挤压到发炎的阑尾。

(3)闭孔肌征:右下肢屈曲、内旋引起右下腹部疼痛。阳性表示阑尾位置较低,炎症波及闭孔内肌。

(三) 辅助检查

1. 血常规　白细胞增加,可升高至(10~20)×10⁹/L,中性粒细胞比例升高。
2. 尿常规　尿中可出现少量白细胞或红细胞。
3. 腹部平片　可见盲肠扩张,液气平面。
4. B 超　有时可见肿大的阑尾。

三、识别与鉴别诊断

(一) 识别

急性阑尾炎的特点是表现为转移性右下腹痛,右下腹阑尾区(麦氏点)压痛,多数患者白细胞和嗜中性粒细胞计数增高。

(二) 鉴别诊断

1. 胃十二指肠溃疡穿孔　溃疡病发生穿孔后,部分胃内容物沿右结肠旁沟流注入右髂窝,引起右下腹急性炎症,可误为急性阑尾炎。但本病多有慢性溃疡病史,发病前多有暴饮暴食的诱因,发病突然且腹痛剧烈。查体时见腹壁呈木板状,腹膜刺激征以剑突下最明显。腹部透视膈下可见游离气体,诊断性腹腔穿刺可抽出上消化道液体。

2. 右侧输尿管结石　　输尿管结石向下移动时可引起右下腹部痛,有时可与阑尾炎混淆。但输尿管结石发作时呈剧烈的绞痛,难以忍受,疼痛沿输尿管向外阴部、大腿内侧放射。腹部检查见右下腹压痛和肌紧张均不太明显,腹部平片有时可发现泌尿系有阳性结石,而尿常规有大量红细胞。

3. 急性胆囊炎、胆石症　　急性胆囊炎有时需和高位阑尾炎鉴别,前者常有胆绞痛发作史,伴右肩和背部放散痛;而后者为转移性腹痛的特点。检查时急性胆囊炎可出现 Murphy 征阳性,甚至可触到肿大的胆囊,急诊腹部 B 超检查可显示胆囊肿大和结石声影。

四、紧 急 处 理

1. 平卧或半卧位,禁食。

2. 适当补液,纠正水电解质紊乱及酸中毒　　注意调节输液量及输液速度。合并低血钾时静脉补钾速度为 10mmol/h,不超过 20mmol/h,若静脉补钾超过 10mmol/h 需要心电监护。合并酸中毒,在补充血容量的同时,静脉滴注 5% 碳酸氢钠 200ml,并根据血 pH 值再作补充。

3. 抗感染　　抗生素选抗菌谱以革兰氏阴性菌和厌氧菌为主,常用甲硝唑联合二代以上头孢菌素,疗效不佳时改用其他广谱抗生素,疗程为 7~14 天,特殊情况下可延长应用。

五、转诊及注意事项

(一)指征

1. 高热,血象明显升高,经治疗无好转。

2. 腹部有压痛及反跳痛,超声检查有渗出提示穿孔风险。

3. 症状较重的老年人、儿童及孕妇。

4. 出现感染性休克,积极抗休克治疗下紧急转至上级医院。

(二)注意事项

1. 合并感染性休克,需积极补充血容量,血流动力学稳定基础上实施转诊。

2. 根据经验使用有效的抗生素控制感染。

3. 有条件可开放静脉通道、监测生命体征等。

第六节　肠 梗 阻

一、定　　义

肠内容物不能正常运行、顺利通过肠道,称为肠梗阻(bowel obstruction)。是外科常见的病症。肠梗阻不但可引起肠管本身解剖与功能上的改变,而且可导致全身性或生理上的紊乱。

二、主要临床表现

(一)临床表现

1. 腹痛　　为典型的阵发性绞痛,有间歇期,腹痛发作时伴有肠鸣音亢进或有高调的气过水音。梗阻的部位愈靠近远端疼痛愈重。梗阻程度越严重,绞痛越显著。腹痛的部位因梗阻的部位而不同。一般高位小肠梗阻腹痛在上腹部,低位小肠梗阻在腹中部,结肠梗阻在全腹。若发生肠麻痹则肠绞痛减轻或消失。

2. 呕吐　多为反射性呕吐,吐出物为胃液及所进食物,可因进食或饮水而引起。依梗阻部位不同而表现不同。高位小肠梗阻呕吐出现时间早,且频繁,呕吐物为胃液、胆汁和十二指肠液;低位小肠梗阻,呕吐时间稍晚,吐出物稠厚,而且带有粪臭气味。结肠梗阻,因有回盲瓣存在,呈闭襻性梗阻,到晚期才出现呕吐。

3. 腹胀　是肠梗阻发生后稍晚出现的症状。高位小肠梗阻,由于早期即频繁呕吐,腹胀不明显,即使有也仅表现在上腹部;低位小肠梗阻腹胀较明显。闭襻性肠梗阻则可出现不对称性腹胀。麻痹性肠梗阻,腹胀显著,而且均匀一致。

4. 排气与排便停止　完全性肠梗阻,最终都表现为完全停止排便排气。但要注意,在肠梗阻的初期,梗阻以下肠腔内积存的粪便、气体,仍可由肛门排出。而在腹部阵发性绞痛之后,不断有少量排便排气,随之患者自觉腹胀腹痛减轻。而某些绞窄性肠梗阻可从肛门排出血性液或果酱色血便,如肠套叠、肠系膜栓塞或血栓形成。

(二) 体征

1. 早期　绞痛发作时可看到脐部有固有肠型出现,并有蠕动波,局部有压痛,肠鸣音亢进,并有高调气过水音、金属音。

2. 后期　腹胀逐渐加重,若有腹肌紧张伴有反跳痛,明显压痛,即腹膜刺激征时,多为绞窄性肠梗阻的体征,表示已有肠管坏死。当发生肠麻痹时腹胀明显加重,肠鸣音减弱或消失,偶可听到声音弱但音调高的金属音。

3. 随着病情进展可有脱水及休克。

4. 体温可升高,表明肠坏死的可能。

(三) 辅助检查

1. 血常规　有血液浓缩现象,若有白细胞升高,表明有肠坏死可能。

2. 电解质　血钾、钠、氯,以确定有无电解质紊乱。

3. 尿常规　尿量减少、比重增高,若肾功能损害时,尿常规异常。

4. 肌酸激酶　在肠壁坏死时可升高。

5. X线检查　肠梗阻后3~6小时,其典型X线表现为肠管扩张充气,立位有液平面。充气及积液的直径在3cm左右。若直径大于5~7cm时,应考虑为结肠梗阻。

6. B超　其对肠梗阻的诊断有一定的帮助,表现为梗阻的上端肠管扩张,管径增宽。因肠管内有液体和气体积存,故在肠管流动及反流活跃,并可形成多囊样改变。

三、识别与鉴别诊断

(一) 识别

1. 有腹腔手术、创伤、出血或炎性疾病史。

2. 临床症状为阵发性腹痛,伴恶心、呕吐、腹胀及停止排气排便等。

3. 腹部检查应注意如下情况　①腹部手术切口瘢痕;②多数可见肠型及蠕动波;③腹部压痛在早期多不明显,随病情发展可出现明显压痛;④可扪及压痛性包块;⑤腹膜刺激征阳性或移动性浊音阳性;⑥出现肠鸣音亢进,并可闻及气过水声或金属音,需警惕绞窄性肠梗阻。

(二) 鉴别诊断

1. 急性胃肠炎　临床表现主要为恶心、呕吐、腹痛、腹泻、发热等。本病常见于夏秋季,其发生多由于饮食不当,暴饮暴食,不会出现肠梗阻的症状与体征。

2. 急性胰腺炎　临床表现急性上腹痛、恶心、呕吐、发热,以血胰酶明显增高等为特点。严重时可出现休克、高热、黄疸、腹胀以至肠麻痹、腹膜刺激征以及皮下出现瘀斑等。

3. 急性溃疡病穿孔　本病多有慢性溃疡病史,发病前多有暴饮暴食的诱因,发病突然且腹痛剧烈。查体时见腹壁呈木板状,腹膜刺激征以剑突下最明显。腹部透视膈下可见游离气体,诊断性腹腔穿刺可抽出上消化道液体。

四、紧急处理

1. 禁食,持续胃肠减压。注意引流量及颜色。

2. 纠正水、电解质及酸碱平衡失调　首先输注平衡盐溶液为主,再输注适当胶体液。合并酸中毒,在补充血容量的同时,血 pH 低于 7.1 以下,方可静脉滴注适量 5% 碳酸氢钠。

3. 抗感染　应用针对肠道细菌及厌氧菌的抗生素。常用的抗生素如青霉素、头孢菌素、替硝唑、奥硝唑等。

4. 灌肠　温盐水或肥皂水灌肠,有促进排便排气作用。

五、转诊及注意事项

(一)指征

1. 合并感染性休克。

2. 病程长而全身状况不良的肠梗阻患者。

3. 腹痛,呕吐,腹胀,肛门停止排气排便,可见肠型,可闻高调肠鸣,怀疑绞窄性肠梗阻者。

(二)注意事项

转诊前充分补充血容量,积极纠正电解质及酸碱平衡紊乱,维持生命体征平稳的情况下转至上级医院。有条件的社区医院,可留置胃管、留置尿管、监测生命体征、尿量等。意识障碍的患者注意保持呼吸道通畅和吸氧。

第七节　肝性脑病

一、定　义

肝性脑病(hepatic encephalopathy,HE)是由严重肝病或门-体分流引起的、以代谢紊乱为基础、中枢神经系统功能失调的综合征,临床表现为性格智能改变、意识障碍、行为失常及昏迷。

二、主要临床表现

(一)临床表现

主要表现为高级神经中枢功能紊乱(性格改变、智力低下、行为失常、意识障碍)以及运动、反射异常(扑翼样震颤、肌阵挛、反射亢进和病理反射)。典型临床表现分为 5 期。

0 期(潜伏期):称轻微肝性脑病,无性格、行为失常,无神经系统病理征。

1 期(前驱期):轻度的性格改变及精神异常,如焦虑、欣快感、淡漠、睡眠倒错等,扑翼样震颤,此期临床表现不明显,容易忽略。

2 期(昏迷前期):行为失常,如衣冠不整、随地大小便,嗜睡,书写障碍及定向障碍、言语不清,有肌腱反射亢进、肌张力增高、巴宾斯基征常阳性,有扑翼样震颤。

3 期(昏睡期):昏睡,可唤醒,醒时可应答,各种神经系统体征持续或加重,有扑翼样震颤,有肌腱反射亢进、肌张力增高,巴宾斯基征常阳性。

4 期(昏迷期):昏迷,不能唤醒,不能配合引出扑翼样震颤,浅昏迷时,肌腱反射及肌张力亢进,深昏迷时,各种反射消失,肌张力降低。

(二)辅助检查

1. 血常规 如合并感染可有白细胞及中性粒细胞升高。肝硬化患者可有三系减少。

2. 血生化 可有低蛋白血症、肝肾功能损害、低钾、低血糖、血脂紊乱等。

3. 血氨、血气分析 有条件的医院可查血氨水平及血气,协助明确肝性脑病病因及判断病情严重程度。

4. 腹部超声 可发现肝脏表面凹凸不平、肝叶萎缩;肝实质回声不均匀增强;肝静脉管腔狭窄、粗细不等;还可发现门脉高压改变,脾大、门静脉扩张。部分病人可见腹水。

三、识别与鉴别诊断

(一)识别

有肝硬化病史,出现中枢神经系统紊乱表现,需早期识别肝性脑病。肝性脑病主要诊断依据如下。

1. 严重肝病和(或)广泛门体侧支循环。

2. 有大量放腹水、消化道出血、高蛋白饮食、低钾、使用麻醉镇静药物等肝性脑病诱因。

3. 行为失常、精神紊乱、昏睡或昏迷。

4. 扑翼样震颤、肌阵挛、反射亢进和病理反射。

5. 有明显肝功能损害。

(二)鉴别诊断

1. 脑血管意外 可表现为意识障碍、精神异常,一般中老年人高发,多有高血压、糖尿病、心脏病、高脂血症、吸烟、酗酒等危险因素,急性起病,临床表现为突发肢体活动异常、言语不清,行为失常、意识障碍、抽搐等,神经系统查体有定位体征,病理征阳性,神经影像学检查可明确病灶。

2. 中枢神经系统感染 严重可表现为意识障碍,一般有发热、头痛,恶心、呕吐;查体有脑膜刺激征阳性,脑脊液穿刺提示感染、抗感染治疗有效可鉴别。

3. 其他引起意识障碍的疾病 肺性脑病、尿毒症脑病、系统性红斑狼疮脑病、胰性脑病、维生素 B_1 缺乏性脑病、低血糖、糖尿病酮症酸中毒昏迷、糖尿病非酮症高渗性昏迷、镇静、麻醉药物过量、中毒、严重电解质紊乱、内分泌危象等。

四、紧急处理

1. 保持呼吸道通畅 意识障碍甚至昏迷的患者,应清理口咽部异物,保持呼吸道通畅,以防止误吸的发生。去枕平卧,头偏向一侧。有呼吸暂停的患者,可使用口咽通气管或鼻咽通气管,改善患者缺氧状态。

2. 急性起病数日内禁食蛋白,1~2 期肝性脑病蛋白限制在 20g/d 以内,神志清楚后开始逐渐增加至 1g/(kg·d)。同时应保证热量及各种维生素的补充。

3. 停用可诱发肝性脑病药物　如镇静、催眠、镇痛及麻醉药物等。如出现烦躁、抽搐时,禁用阿片类、巴比妥类、苯二氮䓬类镇静药,可用异丙嗪、氯苯那敏等抗组胺药。

4. 纠正电解质紊乱及酸碱失衡　低钾血症者补充氯化钾,如果尿量正常,在心电图和血钾测定监护下,静脉补钾。酸中毒,血 pH 在 7.1 以下时,应考虑适当补碱。肝硬化腹水患者每日液体入量为尿量加 1000ml。

5. 加强脑保护　合并脑水肿的患者,静脉滴注甘露醇或甘油果糖脱水。

6. 止血及清除肠道积血　如上消化道出血,清除积血措施有:乳果糖、乳梨醇、25%硫酸镁口服或鼻饲,生理盐水或白醋清洁灌肠。

7. 预防及控制感染　必要时预防使用抗生素,出现感染时积极抗感染治疗,注意避免使用肝损害大的抗生素。常用甲硝唑、新霉素。

8. 乳果糖、乳梨醇　乳果糖 30ml,每日 1~2 次。昏迷患者亦可以用乳果糖稀释至 33.3%保留灌肠。乳梨醇疗效与乳果糖类似,两种药物口感好,不良反应少。

9. 改善肝功能　N-乙酰半胱氨酸、还原性谷胱甘肽、甘草酸二铵、多烯磷脂酰等。

五、转诊及注意事项

一经识别,立即转诊。转诊前注意监测意识和四肢肌力等。昏迷患者应监测双侧瞳孔大小及对光反射;监测体温、血压、呼吸、脉搏等;有条件时转诊前留置尿管,每小时观察尿量、监测血糖;转诊前应纠正电解质紊乱及酸碱失衡,维持生命体征稳定。

第八节　重症肝炎

一、定　义

重症肝炎(serious hepatitis)是以大量肝细胞炎性坏死为主要病理表现的一种严重肝脏疾病。

二、主要临床表现

(一) 临床表现

根据病情发展速度分为急性重症肝炎、亚急性重症肝炎、慢加急性(亚急性)重症肝炎、慢性重症肝炎。

1. 急性重症肝炎　发病 2 周内出现极度乏力、恶心、呕吐、食欲差等消化道症状明显,腹水、肝浊音界缩小,胆-酶分离,黄疸进行性加深,迅速出现 2 期以上肝性脑病,凝血酶原活动度(PTA)<40%。通常病情凶险,死亡率高。

2. 亚急性重症肝炎　起病 15 天至 26 周出现重症肝炎表现,首先出现 2 期以上肝性脑病为脑病型,首先出现腹水等相关症状为腹水型。病情进展较慢,自然病程数周到数月不等。容易转为慢性肝炎或肝硬化。

3. 慢加急性(亚急性)重症肝炎　是在慢性肝病基础上出现的急性或亚急性肝功能失代偿。

4. 慢性重症肝炎 有慢性肝炎、肝硬化等病史或辅助诊断依据,肝功能进行性减退导致腹水、门脉高压、凝血功能障碍和肝性脑病为主要表现的慢性肝功能失代偿。病程更长,且病情反复波动。

(二)辅助检查

1. 血常规 白细胞可升高,红细胞及血红蛋白可下降。

2. 尿常规 尿胆原、尿胆红素升高,肝细胞性两者均阳性,梗阻性以尿胆红素升高为主。

3. 血生化 一开始丙氨酸氨基转移酶(ALT)、门冬氨酸氨基转移酶(AST)均升高,而后ALT快速下降至 ALT/AST<1,伴胆红素不断升高为"酶胆分离"现象。总胆红素常大于171μmol/L。可有低蛋白血症,电解质紊乱。部分重症肝炎出现低血糖、低胆固醇。

4. 凝血功能 凝血酶原时间(PT)及 PTA 可评估肝脏损害的严重程度。PTA<40%提示肝脏损害严重,是判断重症肝炎的重要依据,也是判断预后敏感的指标。PTA<20%提示预后不良,可自发性出血。

5. 甲胎蛋白 重症肝炎可升高,提示肝细胞大量坏死后肝细胞再生,也可能提示合并肝细胞癌,注意动态监测。

6. 病原学检查 乙肝五项可为阳性。

7. 腹部 B 超 随病情恶化,肝脏体积逐渐缩小,肝脏表面由光滑变皱褶。肝内回声增强且粗糙不均匀,肝静脉变细,直至消失。脾脏正常或轻度增大。

三、识别与鉴别诊断

(一)识别

1. 有病毒性肝炎病史、过量饮酒或肝毒性用药史。

2. 极度乏力和严重的消化道症状。

3. 神经、精神症状(如嗜睡、性格行为改变、烦躁不安、昏迷等)。

4. 有明显出血倾向 鼻出血、牙龈出血不易止住。

5. 黄疸迅速加深伴有中毒性鼓肠、肝臭等。

6. 凝血酶原活动度(PTA)<40%,总胆红素大于正常 10 倍。

(二)鉴别诊断

1. 急性化脓梗阻性胆管炎 因胆道梗阻引起的发热、腹痛、黄疸、休克、神经精神异常五联征为主要表现。

2. 溶血性黄疸 由感染、药物、肿瘤、免疫、输血等引起黄疸、贫血,可伴酱油样尿、肝脾大,血清胆红素升高,以间接胆红素升高为主,尿胆原阳性,尿胆素阴性,血常规血红蛋白、红细胞下降。

3. 其他严重肝病 肝硬化失代偿期,晚期肝癌等,一般依据病史、临床表现及辅助检查可明确。

四、紧急处理

1. 心电监护,吸氧,监测尿量。

2. 保持呼吸道通畅 意识障碍甚至昏迷的患者,应清理口咽部异物,保持呼吸道通畅,以防止误吸的发生。去枕平卧,头偏向一侧。有呼吸暂停的患者,可使用口咽通气管或鼻咽通气管,改善患者缺氧状态。

3. 维持水电解质、酸碱平衡,合理膳食,以碳水化合物为主、低脂、适量蛋白饮食,补充热量 35~40kcal/kg,补充维生素,限制水、钠摄入。

4. 保肝、利胆　N-乙酰半胱氨酸、还原性谷胱甘肽、甘草酸二铵、多烯磷脂酰、水飞蓟宾类、双环醇、S-腺苷蛋氨酸等。

5. 糖皮质激素　如自身免疫性肝炎,可考虑泼尼松 40~60mg/d,其他原因所致重症肝炎,若病程进展迅速且无严重感染、出血等并发症,可酌情考虑。

五、转诊及注意事项

重症肝炎病情凶险,预后差,死亡率高,一经识别,立即转上级医院救治。意识障碍的患者注意保持呼吸道通畅和吸氧。注意监测患者双侧瞳孔大小及对光反射。有条件的社区医院,可留置胃管、留置尿管、监测生命体征、尿量、血糖等。转诊前应纠正电解质紊乱及酸碱失衡,维持生命体征稳定。

第九节　急性肝衰竭

一、定　　义

急性肝功能衰竭(acute liver failure)指无肝硬化或既往无肝病的患者发生严重的急性肝损伤伴脑病和肝脏合成功能受损(INR≥1.5),常以病程小于 26 周作为临界值。

急性肝功能衰竭以急性肝损伤、肝性脑病及凝血酶原时间/国际标准化比值(international normalized ratio,INR)延长为主要特征。若不治疗,预后极差,因此对急性肝功能衰竭患者及时诊断和治疗至关重要。

二、主要临床表现

伴有肝性脑病体征和凝血酶原时间延长(INR≥1.5)。其他临床表现包括黄疸、肝大及右上腹压痛。

急性肝功能衰竭患者早期症状非特异性。随着肝功能衰竭的进展,最初无黄疸的患者可出现黄疸,有轻微精神变化(如嗜睡、睡眠困难)的患者可出现意识模糊,最终昏迷不醒。包括:

(一) 症状

1. 疲劳/不适

2. 嗜睡

3. 厌食

4. 恶心和(或)呕吐

5. 右上腹疼痛

6. 瘙痒(有黄疸者)

(二) 体征

肝性脑病是急性肝功能衰竭特征之一。肝性脑病的表现多样,从行为改变到昏迷。急性肝功能衰竭患者的其他体格检查发现包括:

1. 黄疸是急性肝功能衰竭患者的一种常见表现,但在对乙酰氨基酚中毒或单纯疱疹病毒感染的早期可无黄疸。

2. 水泡型皮损提示单纯疱疹病毒感染。

3. 单纯疱疹病毒患者有发热。

4. 右上腹压痛和肝大。

5. 腹水。

6. 血管内容量不足的体征,如直立性低血压。

(三)辅助检查

1. 急性肝功能衰竭患者常见的实验室检查

(1)血常规:血小板计数降低(≤150 000/L)。

(2)肝功能:氨基转移酶水平升高(经常显著升高)、胆红素水平升高。

(3)凝血功能:凝血酶原时间延长,导致 INR≥1.5(这是急性肝功能衰竭定义的一部分,因此必须存在)。

2. 其他实验室检查结果

(1)血清肌酐和血尿素氮升高。

(2)淀粉酶和脂肪酶升高。

(3)低血糖症。

(4)低磷血症。

(5)低镁血症。

(6)低钾血症。

(7)酸中毒或碱中毒。

(8)血氨升高。

(9)乳酸脱氢酶(lactate dehydrogenase,LDH)升高。

3. 与特定诊断相关的实验室结果 实验室检测结果通常随急性肝功能衰竭的具体病因而变化。多种实验室检测组合可用于初步诊断,但确诊仍需其他实验室和影像学检查。这些检测组合不能用于确定或排除某一特定诊断。常见组合类型包括:

(1)对乙酰氨基酚中毒:氨基转移酶明显升高(>3500U/L)、低胆红素、高 INR。

(2)缺血性肝损伤:氨基转移酶明显升高(正常上限的 25~250 倍)、血清 LDH 升高。

(3)乙型肝炎:氨基转移酶 1000~2000U/L 很常见,丙氨酸氨基转移酶(ALT)水平高于天冬氨酸氨基转移酶(AST)。

(4)Wilson 病:氨基转移酶小于 2000U/L、AST 与 ALT 的比值大于 2、正常或明显低于正常的碱性磷酸酶(<40U/L)、碱性磷酸酶(U/L)与总胆红素(mg/dl)的比值小于 4、快速进展性肾功能衰竭、低尿酸。

(5)妊娠急性脂肪肝/HELLP 综合征:氨基转移酶小于 1000U/L、胆红素升高、血小板计数降低。

(6)单纯疱疹病毒:转氨酶类显著升高、白细胞减少、低胆红素。

(7)Reye 综合征、丙戊酸盐中毒或四环素中毒:氨基转移酶和胆红素轻至中度升高。

有条件的社区卫生服务中心应行腹部多普勒超声检查以寻找 Budd-Chiari 综合征、门静脉高压、脂肪肝、肝淤血及潜在肝硬化的证据。超声检查易于进行、便宜且无创。此外。约30%的急性肝功能衰竭患者在胸片上可以见到肺水肿和肺部感染。

三、识别与鉴别诊断

（一）识别

临床识别急性肝衰竭需要依据病史、临床表现和辅助检查等综合分析而确定。急性起病，2周内出现Ⅱ度及以上肝性脑病（按Ⅳ度分类法划分）并有以下表现者：①极度乏力，肝衰竭的检查并有明显厌食、腹胀、恶心、呕吐等严重消化道症状；②短期内黄疸进行性加深；③出血倾向明显，PTA≤40%，且排除其他原因；④肝进行性缩小。

（二）鉴别诊断

1. 急性重型肝炎　急性肝功能衰竭鉴别诊断中的主要疾病为急性重型肝炎。急性重型肝炎的患者有黄疸和凝血机制障碍，但无肝性脑病的体征。区分两者很重要，因为急性重型肝炎的患者一般预后较好，而进展为急性肝功能衰竭的患者死亡率较高，且常常需要肝移植。

2. Wilson病　区分Wilson病患者的急性重型肝炎和急性肝功能衰竭可能很困难，因为Wilson病神经系统受累时容易和肝性脑病混淆。出现构音困难、张力障碍、震颤或帕金森综合征往往提示Wilson病神经系统受累而不是肝性脑病。此外，Wilson病患者的神经系统症状可能在肝病表现出现之前就已经存在。

3. 急性重型酒精性肝炎　急性重型酒精性肝炎的患者经过数周至数月可出现肝功能衰竭。但是，酒精性肝炎患者通常有多年的酗酒史，因此被认为是慢加急性肝衰竭。区分酒精性肝炎和急性肝功能衰竭很重要，因为两种疾病的治疗不同（如皮质类固醇在酒精性肝炎的治疗中有一定作用，但在急性肝功能衰竭中则没有）。对于有酗酒史的患者或天冬氨酸氨基转移酶与丙氨酸氨基转移酶比率约为2：1的患者，应考虑酒精性肝炎。然而，酗酒史不能排除急性肝功能衰竭的其他原因（对乙酰氨基酚中毒时容易发生），因此对有酗酒史的急性肝功能衰竭的患者仍然需要进行全面的评估。

四、紧急处理

1. 血流动力学处理　绝大多数患者首先需要液体复苏。应采用生理盐水对低血压患者进行复苏。

2. 预防出血　使用H_2受体阻滞剂或质子泵抑制剂。

3. 抗感染治疗　只在有活动性感染证据、监测培养结果为阳性或临床恶化时才给予抗生素。应避免肾毒性抗生素（尤其是氨基糖苷类抗生素）和肝毒性抗生素，通常使用哌拉西林/他唑巴坦或氟喹诺酮类药物。如怀疑合并真菌感染，尽早使用抗真菌药物。

4. 营养支持　大多数急性肝衰竭患者每日摄入60g的蛋白质较为合理。Ⅰ期或Ⅱ期肝性脑病的患者口服或肠内营养通常足以满足代谢需要。应对Ⅲ期或Ⅳ期肝性脑病的患者提供肠内营养。若不能提供足够的肠内营养，应开始肠外营养。

5. 保肝、利胆　N-乙酰半胱氨酸、还原性谷胱甘肽、甘草酸二铵、多烯磷脂酰、水飞蓟宾类、双环醇、S-腺苷蛋氨酸等。

6. 对症治疗　对于急性肝衰竭患者出现代谢紊乱情况时需进行维持水、电解质酸碱平衡处理。

五、转诊及注意事项

根据病史特点及辅助检查怀疑或明确诊断为急性肝衰竭，立即转诊至具有进行肝移植项目且具备治疗急性肝衰竭患者专业技能的医疗中心。

转诊前基层全科医生需积极维持患者血流动力学稳定,寻找急性肝衰竭的病因、评估是否出现并发症,纠正电解质紊乱及酸碱失衡。意识障碍的患者注意保持呼吸道通畅和吸氧。注意监测患者双侧瞳孔大小及对光反射。有条件的社区医院,可留置胃管、留置尿管、监测生命体征、尿量、血糖等。出现其他肝性脑病、脑水肿、癫痫发作、急性肾衰竭等并发症时,对症处理后再转诊至上级医院。

第十节 肠系膜动脉栓塞

一、定 义

肠系膜动脉栓塞(mesenteric arterial embolism)是肠系膜动脉被栓子完全阻塞,因肠系膜血管急性血液循环障碍致肠管缺血坏死,临床上表现为血运性肠梗阻。

二、主要临床表现

(一)临床表现

1. 腹痛 根据肠系膜血管阻塞的性质、部位、范围和时间,疼痛程度各有差别。一般来说,阻塞范围越广、过程越急,病情就越严重。肠系膜上动脉栓塞的多数患者发病急骤,突然发生腹部持续性剧烈绞痛,药物难以缓解,可局部可全腹。

2. 恶心呕吐 伴有频繁呕吐,呕吐物常见血性。可随症状进行性加重。

3. 腹泻 部分患者因肠道供血不足慢性有腹泻,可见暗红色血便。

4. 体征 初起时腹软,压痛不明显,肠鸣音存在,其特点是与腹痛程度不相称的轻微体征。往往当患者呕吐血性水样物或排出暗红色血便而腹痛有所减轻时,却出现腹部压痛、反跳痛、腹肌紧张等腹膜刺激征,直至发生休克,腹腔穿刺抽得血性液体时,才想到本病的可能性,为时已晚。后期则出现腹胀、脉速无力、唇绀、指端青紫、皮肤湿凉等周围循环衰竭征象。

(二)辅助检查

腹部 X 线平片可见受累小肠、结肠轻至中度扩张胀气,晚期可见肠腔、腹腔内大量积液。明确诊断肠系膜动脉栓塞需要转上级医院进一步诊治。

三、识别及鉴别诊断

(一)识别

根据有风湿性心脏病、心房颤动病史,主要表现为腹痛伴呕吐,呕吐物为血性,而无明确与腹痛相适应体征,临床上应高怀疑肠系膜动脉栓塞。

(二)鉴别诊断

1. 消化性溃疡穿孔 胃、十二指肠溃疡穿孔后,表现为上腹部剧痛并迅速遍及全腹,伴腹肌板样强直,全腹有压痛及反跳痛,肠浊音界缩小或消失。X 线显示膈下、腹腔内有游离体,患者既往多有溃疡病史。

2. 急性肠梗阻 腹部膨隆,腹痛剧烈呈阵发性加剧,体检可见肠型或逆蠕动波,肠鸣音亢进呈气过水声或金属音调,麻痹性肠梗阻时,则肠鸣音减弱或消失。腹部 X 线透视或平片检查可见肠腔内有多个阶梯状液平,少数患者既往有腹部手术史。

3. 急性胰腺炎 疼痛呈刀割样痛者较多见,疼痛部位除上腹部外,还可位于中腹部和左上腹,疼痛可以向腰背部放射,血、尿淀粉酶升高。B 超检查可发现胰腺呈弥散性或局限性增大,胰腺内部回声减弱,胰管扩张等征象。

4. 宫外孕破裂 有明确的停经史,腹痛部位多在下腹部,多伴有阴道出血。血、尿妊娠试验阳性,B 型超声波检查可明确诊断。

5. 卵巢囊肿蒂扭转 疼痛常突然发生,呈持续剧烈性痛,疼痛部位异常于下腹部,少数患者可因疼痛剧烈而发生休克。妇科检查及 B 超可明确诊断。

四、紧 急 处 理

1. 禁食,可予以胃肠减压处理。
2. 慎用镇痛药物,避免掩盖病情。但对于疼痛难忍的患者可予以吗啡类镇痛处理。
3. 补液,纠正电解质紊乱。

五、转诊及注意事项

(一) 指征

依据临床既往有风湿性心脏病、房颤病史,突发剧烈腹部疼痛症状及没有与之相应的腹部体征,怀疑肠系膜血管阻塞,应立即向上级医院转诊。

(二) 注意事项

1. 监测生命体征的同时,积极联系上级医院。
2. 告知患者及家属该疾病的风险及早期诊断、早期治疗的意义。
3. 转诊前可行补液及对症治疗,维持生命体征平稳。

第十一节 胆 囊 炎

一、定 义

胆囊炎(cholecystitis)是指胆囊管梗阻和细菌感染引起的炎症。根据其临床表现和临床经过,可分为急性胆囊炎和慢性胆囊炎两种类型。根据胆囊内有无结石,又可分为结石性胆囊炎和无结石性胆囊炎,临床上以结石性胆囊炎最常见。

二、主要临床表现

(一) 临床表现

1. 疼痛 多为结石或寄生虫嵌顿梗阻胆囊颈部所引起。疼痛部位主要在上腹部,开始时可仅表现为胀痛,逐渐进展为阵发性绞痛。疼痛呈现放射性,最常见的放射部位是右肩部、右肩胛骨下角等处,系胆囊炎症刺激右膈神经末梢和腹壁周围神经所致。也可在高脂饮食、饱餐后夜间突然发作。

2. 恶心呕吐 多数患者仅在进食过量、吃高脂食物、工作紧张或劳累时感到上腹部或右上腹隐痛,或者有饱胀不适、嗳气、呃逆等,易被误诊为“胃病”。当顽固或频繁呕吐可造成脱水、电解质紊乱。

3. 发热 轻型病例常有畏寒和低热;重型病例则可有寒战和高热,热度可达 39℃以上,并可出现谵语、谵妄等精神症状。老年患者、免疫功能低下患者、服用类固醇激素或非甾体类药物的患者可无发热。

4. 其他　约 10%~15% 的患者可因合并胆总管结石出现黄疸。胆总管结石通过 Oddi 括约肌嵌顿于壶腹部导致胰腺炎，称为胆源性胰腺炎；因结石压迫引起胆囊炎症并慢性穿孔，可造成胆囊十二指肠瘘或胆囊结肠瘘，大的结石通过瘘管进入肠道引起肠梗阻称为胆石性肠梗阻；结石及长期的炎症刺激可诱发胆囊癌。

（二）体征

右上腹可有压痛，当炎症延及浆膜时可出现反跳痛、腹肌紧张。典型的可见 Murphy 征阳性。部分可触及肿大的胆囊，并伴有明显触痛。当发生穿孔、坏疽时可见弥散性腹膜炎。

（三）辅助检查

白细胞计数轻度增高，中性粒细胞增多。如白细胞计数超过 $20×10^9/L$，并有核左移和中毒性颗粒，则可能是胆囊坏死或有穿孔等并发症发生，部分老年人可不升高。超声检查对急性胆囊炎的诊断率可高达 90%，可见胆囊肿大、囊壁增厚（>4mm），明显水肿呈"双边征"。如胆囊内有强回声团、随体位改变而移动、其后有声影即可确诊为胆囊结石。

三、识别与鉴别诊断

（一）识别

油腻饮食多为诱因。胆囊炎的特点表现为左上腹痛伴发热，Murphy 征阳性，白细胞计数轻度增高，中性粒细胞增多。B 超可见胆囊肿大呈"双边征"。合并胆囊结石时 B 超可见胆囊内有强回声团、随体位改变而移动、其后有声影。

（二）鉴别诊断

1. 十二指肠溃疡穿孔　多数患者有溃疡病史，其腹痛程度较剧烈，呈连续的刀割样痛，可见板状腹，压痛、反跳痛明显，肠鸣音消失。腹部 X 线检查可发现膈下有游离气体，偶见病例无典型溃疡病史，穿孔较小或慢性穿孔者病状不典型，可造成诊断上的困难。

2. 急性胰腺炎　腹痛多位于上腹正中或偏左，体征不如急性胆囊炎明显，Murphy 征阴性。血清淀粉酶明显升高。B 超显示胰腺肿大，边界不清等而无急性胆囊炎征象。

3. 高位急性阑尾炎　为转移性腹痛，腹壁压痛、腹肌强直可局限于右上腹，易误诊为急性胆囊炎，但 B 超无急性胆囊炎征象。

4. 急性肠梗阻　肠梗阻的绞痛多位于下腹部，常伴有肠鸣音亢进，"金属音"或气过水声，腹痛无放射性，腹肌亦不紧张，X 线检查可见腹部有液平面。

5. 右侧大叶性肺炎和胸膜炎　患者也可有右上腹痛、压痛和肌抵抗而与急性胆囊炎相混，但该病早期多有高热，咳嗽，胸痛等症状，胸部检查肺呼吸音减低，可闻及啰音或胸膜摩擦音，X 线胸片有助于诊断。

四、紧急处理

1. 禁食、补液、纠正水电解质和酸碱平衡。

2. 抗感染　轻度急性胆囊炎，应用单一抗菌药，首选一代或二代头孢菌素或氟喹诺酮类药物；中重度急性胆囊炎，可选用含 β-内酰胺酶抑制剂的复合制剂、二代及以上头孢菌素。

3. 解痉止痛　可使用阿托品、哌替啶。50% 硫酸镁口服（有腹泻者不用），去氢胆酸片等利胆药物。

五、转诊及注意事项

（一）指征
一经识别，积极协助上级医院进一步救治。

（二）注意事项
1. 转诊前充分告知患者及家属病情。
2. 予以适当补液维持血压、积极抗感染、纠正凝血功能、纠正少尿等对症处理。
3. 积极联系急救中心，保证转院过程快速顺畅。

第十二节　急性梗阻性化脓性胆管炎

一、定　　义

急性梗阻性化脓性胆管炎（acute obstructive suppurative cholangitis）是急性胆管炎的严重阶段，又名急性化脓性胆管炎，也称急性重症胆管炎。本病的发病基础是胆道梗阻及细菌感染。当急性胆管炎时，如胆道梗阻未解除，胆道内细菌引起的感染没有得到控制，胆管内压升高，肝脏胆血屏障受损，大量细菌和毒素进入血循环，造成以肝胆系统病损为主，合并多器官损害的全身严重感染性疾病。

二、主要临床表现

（一）临床表现
青壮年多见。多数患者有胆道感染病史和胆道手术史。典型表现为：腹痛、寒战高热、黄疸、休克、神经中枢系统受累，称为 Reynolds 五联征。

1. 腹痛　突然发生的剑突下或右上腹剧烈疼痛，呈持续性，可阵发性加重，疼痛可表现为绞痛或胀痛。

2. 发热　发热前常有寒战，后体温升高，常超过 39℃，部分患者达到 40~41℃，也有体温不升，低于 36℃者，伴有表情淡漠或烦躁，常提示预后不佳。

3. 黄疸　黄疸来源于胆管的梗阻及肝细胞的急性损害，胆道梗阻部位及病程长短不同可致表现不同。黄疸的深浅与病情的严重性可不一致。肝总管、胆总管部位的胆道梗阻，病史长的患者，多有明显的黄疸。而由一侧肝胆管阻塞引起的急性化脓性胆管炎，则可能不出现黄疸或黄疸较轻。

4. 休克　多发生于病程的晚期，病情严重者亦可在发病后数小时出现。休克前期，患者常表现为烦躁，脉搏快，四肢湿冷，呼吸急促；休克发生后，患者可出现意识障碍、昏睡乃至昏迷等中枢神经系统抑制表现，同时常有血压下降现象。

5. 神经系统症状　主要表现为神智淡漠、嗜睡、神志不清，甚至昏迷；合并休克可表现为烦躁不安、谵妄等。

6. 伴随症状　部分患者常有恶心、呕吐，尿少且色黄等伴随症状。

（二）体征
体温常升高，脉率增快，脉搏微弱，血压降低，嘴唇发绀，指甲床青紫，全身皮肤可能有出血点和皮下瘀斑。剑突下和右上腹有明显压痛和肌紧张。位于肝总管水平以下的梗阻，肝脏多呈一致性的增大并有压痛。若为肝内胆管的梗阻,肝脏常呈不均匀增大,以患侧增大显著,并伴有明显触痛。肝区叩痛阳性。

(三)辅助检查

1. 血常规　白细胞计数明显增高,中性粒细胞比例升高,胞质内可见中毒颗粒;

2. 肝功能有不同程度的损害,血清胆红素、转氨酶、碱性磷酸酶均有不同程度的升高,凝血酶原时间延长。尿中胆红素升高,尿胆原降低或消失,粪中尿胆原减少。常见有代谢性酸中毒及缺水、低钠血症等电解质紊乱。

3. B超　B超可诊断直径大于2mm以上的结石,可探及胆管扩张。

三、识别与鉴别诊断

(一)识别

1. 有胆道感染病史和胆道手术史。

2. 典型表现　腹痛、寒战高热、黄疸、休克、神经中枢系统受累,称为 Reynolds 五联征。

3. 剑突下和右上腹有明显压痛和肌紧张,肝区叩痛阳性。

4. B超见胆总管结石,胆管扩张。

(二)鉴别诊断

1. 胆源性重症胰腺炎　主要症状为腹痛、恶心呕吐、腹胀,部分患者出现轻度黄疸,少数患者出现发热、消化道出血、休克等症状。辅助检查可出现血象增高、血尿淀粉酶升高,腹部平片可见患者胰腺阴影增大,边缘模糊,密度增高,局限性肠麻痹,横结肠截断征。

2. 胃十二指肠溃疡穿孔　多数患者既往有溃疡病史,发病前多有反复发作的上腹部疼痛。穿孔多发生于夜间空腹或饱食后,典型症状为突发性上腹剧痛,呈刀割样,可放射至肩部,可很快扩散至全腹。患者常出现面色苍白、肢体发冷、脉细等休克症状,伴恶心、呕吐等。多数患者行 X 线腹部立位平片时膈下可见半月形的游离气体影。

3. 急性化脓性胆囊炎　饱餐、进食油腻食物常诱发,疼痛可放射到右肩、肩胛部和背部,伴恶心呕吐、厌食便秘等消化道症状。

四、紧 急 处 理

1. 维持血流动力学稳定,尽快恢复血容量,除用晶体液扩容外,应加入胶体液。

2. 联合应用足量抗生素,应先选用针对革兰氏阴性菌及厌氧菌的抗生素。可选用三代头孢菌素联合奥硝唑。

3. 纠正电解质紊乱和酸碱失衡。

4. 降温　对于高热患者可使用吲哚美辛、地塞米松退热。

5. 保肝治疗　N-乙酰半胱氨酸、还原性谷胱甘肽、甘草酸二铵、S-腺苷蛋氨酸等。

五、转诊及注意事项

(一)指征

一经识别急性化脓性胆管炎,立即转诊至上级医院。

(二)注意事项

1. 合并感染性休克,需积极补充血容量,维持血流动力学稳定后转诊。

2. 根据经验使用有效的抗生素控制感染。

3. 积极补液,纠正电解质紊乱、酸碱失衡。

4. 有条件可留置尿管、开放静脉通道、监测生命体征、体温、尿量等。

第十三节　急性胰腺炎

一、定　义

急性胰腺炎(acute pancreatitis)指多种病因引起的胰酶激活,继以胰腺局部炎症反应为主要特征,病情较重者可发生全身炎症反应综合征,并可伴有器官功能障碍的疾病,是一种常见的急腹症。

二、主要临床表现

(一)临床表现

1. 腹痛　腹痛是急性胰腺炎的主要症状,位于上腹部,可为钝痛、绞痛、钻痛或刀割样痛,常向背部放射,多为急性发作,呈持续性。可伴有恶心、呕吐。常在胆石症发作后、饱餐或饮酒后出现。

2. 恶心、呕吐　起病后恶心、呕吐可频繁发作,呕吐为内容物或胆汁,呕吐后腹痛无缓解。

3. 发热　多数仅轻度发热、一般持续 3~5 天,少数高热,且持续不退。

4. 休克　急性胰腺炎可出现休克,表现为面色苍白、皮肤湿冷、烦躁不安、脉搏细弱。

(二)体征

轻者仅表现为上腹部压痛,重者可出现脉搏增加、低血压、呼吸急促、腹膜刺激征、肠鸣音减弱或消失、腹水,偶见腰肋部皮下瘀斑征(Grey-Turner 征)和脐周皮下瘀斑征(Cullen征)。腹部因液体积聚或假性囊肿形成可触及肿块。少数病人因脾静脉栓塞出现门静脉高压,脾大。罕见横结肠坏死。腹部因液体积聚或假性囊肿形成可触及肿块。

(三)辅助检查

1. 血尿淀粉酶　急性胰腺炎时,血清淀粉酶于起病后 6~12 小时升高,48 小时达到高峰,持续 3~5 天;尿淀粉酶 48 小时开始升高。胰酶升高超过正常值 3 倍才可诊断急性胰腺炎。

2. 腹部 B 超　超声检查可显示胰腺肿大,弥散性低回声。

3. 血生化　血糖升高,少数患者有甘油三酯、胆红素、血清转氨酶、乳酸脱氢酶和碱性磷酸酶升高。严重的患者有血清白蛋白降低、血钙下降、尿素氮升高。

4. 血常规　白细胞增加,中性粒细胞比例增高。

5. 腹部平片　可排除胃肠穿孔、肠梗阻等急腹症。同时可提供间接证据:哨兵袢征、结肠切割征、胰腺区气液平面等。

三、识别与鉴别诊断

(一)识别

结合胆石症、胆囊炎、高脂血症等病史,大量饮酒及暴饮暴食等诱因,根据急性发作的持续性剧烈上腹痛,伴恶心呕吐,血淀粉酶增高,腹部超声提示胰腺肿大,可早期识别急性胰腺炎。

（二）鉴别诊断

1. 胆石症　起病多与饮食、吃油腻食物、劳累及精神因素有关可表现为突然发生的右上腹绞痛，呈阵发性加剧，同时向右肩或胸背部放射，常伴有恶心呕吐、发热及黄疸；查体 Murphy 征常阳性，胆道 B 超可协助诊断。

2. 消化性溃疡　常表现为慢性、周期性、反复发作的上腹部痛或不适，部分患者有与进食相关的节律性上腹痛，疼痛可被抑酸剂缓解。

3. 心肌梗死　表现为剧烈而持续的胸痛（部分患者为上腹痛），部分患者疼痛放射至下颌、颈部、背部上方，常伴有烦躁不安。出汗、恐惧、胸闷或有濒死感。心电图表现为典型的 ST 段抬高。

四、紧 急 处 理

1. 监测指标　包括心电图、血压、血氧饱和度、记录出入量。

2. 禁食、胃肠减压。

3. 充分补液　因禁食水，每日应补充液体 2000~2500ml。重症每日补液 5~10L。以晶体液为主，同时补充适量的胶体及维生素。维持水电解质及酸碱平衡。

4. 镇痛　疼痛剧烈时，在严密观察下可考虑使用盐酸哌替啶，不推荐使用吗啡或胆碱能受体拮抗剂。

5. 抑制胰腺外分泌和胰酶活性　生长抑素及其类似物；H_2 受体拮抗剂或质子泵抑制剂。

6. 抗生素应用　若因胆道感染诱发重症胰腺炎，结合考虑控制胆道感染，选择抗菌谱以革兰氏阴性菌和厌氧菌为主，脂溶性强并能有效通过血胰屏障的抗生素。

7. 预防和治疗胃肠功能衰竭　对于急性胰腺炎患者（特别是重症患者），应密切观察腹部体征及排便情况，监测肠鸣音的变化。及早给予促肠道动力药物，包括生大黄、硫酸镁、乳果糖等。可给予微生态制剂调节肠道细菌菌群。应用谷氨酰胺制剂保护肠道黏膜屏障。

8. 中医中药　可用皮硝外敷；也可用单味中药如生大黄，复方制剂如清胰汤、大承气汤加减等。

五、转诊及注意事项

（一）指征

1. 一经识别考虑为急性胰腺炎，及时转诊。

2. 拟行鼻胆管引流或内镜下胆道括约肌切开术的胆源型重症胰腺炎患者。

3. 并发 ARDS、急性肾衰竭、低血压与休克、DIC、消化道大出血等严重并发症的重症胰腺炎患者。

4. 需进行外科手术治疗的重症胰腺炎患者。

（二）注意事项

意识障碍的患者注意保持呼吸道通畅和吸氧。注意监测患者双侧瞳孔大小及对光反射。有条件的社区医院，可留置胃管、留置尿管、监测生命体征、尿量、血糖等。转诊前应积极抗感染、补充血容量，纠正电解质紊乱及酸碱失衡，维持生命体征稳定。

（贾　坚　汤琪云）

第五章

泌尿系统重症

第一节 急性肾损伤

一、定 义

急性肾损伤(acute kidney injury,AKI)是指肾功能突然丧失,导致尿素和其他含氮废物潴留并且细胞外液容量失调和电解质失调。曾称为"急性肾衰竭(acute renal failure,ARF)",表现为肾小球滤过率下降,同时伴有肌酐、尿素氮等代谢产物蓄积,水、电解质和酸碱平衡紊乱,重者出现多系统并发症。AKI 可发生于原有慢性肾脏疾病的基础上,也可见于既往无肾脏疾病患者。广义 AKI 包括肾前性、肾性、肾后性原因引起的肾脏功能损害;狭义的 AKI 则仅指急性肾小管坏死(ATN),是 AKI 中最常见的类型。

二、主要临床表现

1. 尿量减少 AKI 典型临床病程分为起始期、维持期(又称少尿期)、恢复期。但早期无明显症状,不易发现,患者多于少尿期就诊,表现为尿量的骤减或逐渐减少,24 小时尿量少于 400ml(少尿)甚至 100ml(无尿)。

2. 全身症状 因为毒性代谢产物蓄积及水、电解质和酸碱平衡的紊乱,累及全身各系统出现相应的症状。累及消化系统表现为食欲缺乏、恶心,严重者可发生消化道出血;累及循环系统因体液过多表现为高血压、心力衰竭,毒素作用下可出现心律失常、心肌缺血表现;累及呼吸系统易于发生感染并可出现呼吸困难、咳嗽等急性肺水肿表现;累及神经系统可表现为疲倦、精神差,严重者出现意识障碍、昏迷多至急诊科就诊。

三、识别与鉴别诊断

(一)识别

1. 肾前性 AKI 是由于各种原因造成肾脏血流灌注减少所致,其原因包括有效血容量不足、心排血量降低、全身血管扩张、肾血管收缩、肾自主调节反应障碍。肾性 AKI 为各种原因引起的肾小管上皮、肾间质等直接及间接损伤所致。肾后性 AKI 为输尿管及以下梗阻,造成肾脏因压力过高所致损伤,常见病因有结石、肿瘤、前列腺疾病等。在识别患者肾损伤时,要注意是否有上述疾病存在。

2. 以尿量减少为主要表现,可伴有多系统受累症状。

3. 检查时首先应当注意患者的生命体征,特别是心率、呼吸、血压等,并注意末梢血氧饱和度以及体重的变化。观察神志、精神状况,肺部呼吸音、啰音,心脏大小、心率、心律、心音,有无肢体水肿,肾区叩痛、输尿管点压痛、盆腔包块等。

4. 首先关注反映肾功能的血尿素氮、肌酐是否进行性升高。其次是反映内环境紊乱的血pH可降低,血清钾升高等变化。此外,血清钠可正常或偏低,血清钙可降低、磷可升高。血常规检查可发现轻、中度贫血,如嗜酸性粒细胞明显增多提示急性间质性肾炎可能。尿液检查可发现尿蛋白阳性,尿沉渣检查可见上皮细胞管型、颗粒管型及红细胞、白细胞,尿比重降低且较为固定。超声有助于诊断肾后性病因,排除尿路梗阻及部位,了解前列腺形态及有无盆腔包块等。

5. AKI诊断标准   目前多采用的AKI诊断及分期标准为AKIN标准,其具体内容包括:48小时内血清肌酐绝对值升高≥0.3mg/dl(26.5μmol/L);或7天内血清肌酐水平增至≥基础值的1.5倍;或持续6小时尿量<0.5ml/(kg·h)。

AKI的分期标准:

1期,血清肌酐增至基础值的1.5~1.9倍,或绝对值升高≥0.3mg/dl(26.5μmol/L);尿量<0.5ml/(kg·h)(持续时间6~12小时)。

2期,血清肌酐增至基础值的2.0~2.9倍;尿量<0.5ml/(kg·h)(时间≥12小时)。

3期,血清肌酐增至基础值的3倍或绝对值升高≥4.0mg/dl(353.6μmol/L),或开始肾脏替代治疗,或年龄小于18岁患者eGFR<35ml/(min·1.73m^2);尿量<0.3ml/(kg·h)(时间≥24小时)或无尿≥12小时。

（二）鉴别诊断

1. 慢性肾脏病急性加重   患者常常继发于系统性红斑狼疮、过敏性紫癜等,或存在高血压、糖尿病等易患因素,或有肾毒性药物长期应用史,或有肾脏病史;表现为水肿、夜尿增多、蛋白尿、明显贫血等;超声可见双肾体积缩小,需注意监测病情变化。

2. 肾前性少尿   有大出血、严重腹泻、长期大量应用利尿剂、高热等导致有效血容量不足,心肌病、心律失常导致心排血量降低,用药不当导致的血管扩张或肾血管收缩等病史;体检可发现皮肤弹性差、黏膜干燥、低血压、心动过速、颈静脉充盈不明显等;尿常规检查有尿液浓缩。给予实验性补液治疗后可血压恢复、尿量增加。

3. 肾后性尿路梗阻   有尿石症、泌尿系统或盆腔肿瘤、前列腺肥大、盆腔手术史患者,突发无尿,出现肾绞痛或下腹部疼痛等症状,可伴有肾区叩痛或耻骨上区可触及充盈的膀胱,超声或X线平片可见肾积水或膀胱区积尿。

四、紧急处理

1. 严密监测体温、脉搏、呼吸、血压等生命体征,保持血流动力学稳定。如有出血等致命性病因及时给予止血等治疗。

2. 观察血压、尿量情况,对怀疑血容量不足者,及时补液进行实验性治疗(液体负荷试验),可先给予醋酸或乳酸林格液250ml(如无林格液也可使用生理盐水)静脉快速输注,观察心率及血压变化。

3. 维持水、电解质平衡,及时发现严重高血钾等内环境紊乱。高血钾(≥6mmol/L)时可给予25%~50%葡萄糖加入胰岛素(4g葡萄糖+1U胰岛素)缓慢静脉注射;10%葡萄糖酸钙10~20ml稀释后缓慢静脉注射(5分钟);5%碳酸氢钠80~100ml静脉滴注。

4. 注意心肺功能及心电监护,观察心电图变化,保持末梢血氧饱和度在92%以上,预防猝死发生。

五、转诊及注意事项

（一）指征

任何怀疑 AKI 的患者都需要在保证安全的情况下，尽快转至上级医院进行系统的抢救和治疗。

1. 出现少尿症状，排除尿路梗阻，给予液体负荷试验治疗无效的患者。

2. 肾功能急性进行性减退、严重高钾血症、代谢性酸中毒等需透析治疗或伴发多器官功能障碍的患者，需严密监测病情的情况下联系"120"转诊。

3. 病情尚稳定，但需进一步行影像学检查、肾活检等查找病因，明确诊断的患者，建议到上级医院就诊。

4. 病因难以去除，需专科或手术治疗的患者，建议转诊。

（二）注意事项

1. 监测生命体征，出现血流动力学不稳（心率明显增快、血压下降），立即建立静脉通路，进行对症处理，采用"120"抢救型急救车进行转诊。

2. 生命体征平稳，能够自行活动的患者，可由家属安排自行到上级医院就诊。

3. 如服用过肾毒性药物，建议携带药物前往上级医院就诊，以便进行鉴定。

六、注 意 事 项

1. 注意是否有可引起 AKI 的诱发因素，定期随诊，做好宣教，观察尿量及肾功能变化，早期识别 AKI，早期干预，进行转诊，避免病情进展。

2. 老年人、高血压、糖尿病等高危患者，注意避免应用肾毒性药物、造影剂、血管收缩药物等。

3. 妊娠期妇女需定期检查，如有尿路感染、妊娠期肾病综合征、妊娠高血压综合征发生，及时诊断、治疗。

第二节　尿　石　症

一、定　　义

尿石症又称尿路结石（urolithiasis），是最常见的泌尿外科疾病，也是最常见的泌尿系统急症之一。尿路结石可分为上尿路结石（肾结石、输尿管结石）和下尿路结石（膀胱结石、尿道结石）。肾结石是指在肾小管或肾集合系统中尿液中的溶质形成结晶性固体。肾脏内的结石部分随尿液排入输尿管或膀胱，成为输尿管或膀胱结石。

二、主要临床表现

尿路结石的形成一般较为缓慢，临床表现隐匿。单纯肾结石可仅有腰部胀痛或钝痛，少有患者因此就诊，部分会在其他疾病就诊时提及或查体时发现。大多数患者因为结石排入输尿管、尿道生理狭窄处导致嵌顿或引起绞痛，结石落入膀胱引起刺激症状感觉不适而就诊。

1. 肾绞痛　典型表现为突发的一侧腰背部或上腹部剧烈绞榨样疼痛，可间歇发作，进行性加重,并可向不同部位放射:向腰部放射提示输尿管上部梗阻,向下腹部放射提示输尿管中段梗阻,向会阴部放射提示输尿管下部梗阻。此外,肾绞痛常伴有恶心、呕吐、大汗淋漓。

2. 血尿   患者可出现肉眼血尿,但无血尿不能排除结石可能,需考虑到结石导致的尿路完全梗阻。

3. 膀胱刺激症状   结石在输尿管膀胱壁段或梗阻合并尿路感染时,可有尿频、尿急、尿痛症状。

4. 排尿困难   膀胱结石、尿道结石嵌顿常表现为排尿困难或突然中断,伴尿痛,向尿道远端放射。

三、识别与鉴别诊断

(一)识别

1. 有结石病史或家族史,或有易患因素,如泌尿生殖系统感染、尿道狭窄、甲状旁腺功能亢进、痛风等。

2. 出现突发疼痛、血尿、排尿困难或膀胱刺激症状,特别是出现典型肾绞痛发作。

3. 体检时可发现输尿管走行区域压痛,肾区叩击痛。

4. 尿液检查可见血尿,合并感染时可有白细胞、脓细胞。泌尿系统超声可见高回声结石影,后方伴有声影,并可以了解结石部位以上尿路扩张程度。X 线腹部平片可见阳性结石。

(二)鉴别诊断

1. 肠系膜缺血性疾病   为急性血液循环障碍导致的肠管缺血坏死,可表现为突发、剧烈的腹部绞痛,伴有恶心、呕吐。呕吐物可为血性,部分患者可有腹泻,为暗红色血便。体检可有腹部轻度压痛,肠鸣音活跃或正常,主要特点为严重的腹痛症状与轻微的腹部体征不相符。X 线腹部平片可见受累部位肠胀气,甚至液平。

2. 胆道结石梗阻   多有胆囊结石病史,饱食或进食油腻食物后出现右上腹或上腹部阵发性绞痛,可向右肩背部放射,伴恶心、呕吐。继发感染时,可出现腹痛、寒战高热、黄疸(Charcot 三联征),查体 Murphy 征阳性。超声检查可明确诊断。

3. 机械性肠梗阻   肿瘤、异物、肠外压迫、肠壁扭转等引起肠腔不通,称为机械性肠梗阻。主要表现为腹部阵发性绞痛、腹胀、呕吐、排气排便停止。体格检查可见胃型、肠型和蠕动波,肠鸣音亢进,有气过水声或高调金属音。X 线立位腹平片可见肠腔内气体和液平面可以帮助确诊。

4. 急性胰腺炎   常于饱餐和饮酒后发作,表现为突发剧烈腹痛,多为左上腹,向左肩及左腰背部放射,伴有腹胀、恶心、呕吐。查体可有压痛、反跳痛及肌紧张,移动性浊音阳性,肠鸣音减弱或消失。血清淀粉酶、脂肪酶及尿淀粉酶升高可帮助诊断。

5. 急性肾盂肾炎   多见于女性,主要表现为发热、腹痛、腰痛,合并下尿路感染可有尿频、尿急、尿痛及排尿困难。查体可有肾区叩击痛。血常规检查白细胞可以升高,C 反应蛋白升高;尿常规可有白细胞、红细胞、蛋白尿及管型。

6. 急性阑尾炎   典型症状表现为转移性右下腹痛,可伴有发热、恶心、呕吐、腹泻及乏力等症状。查体可见右下腹麦氏点压痛、反跳痛,腹肌紧张。血常规检查可见白细胞计数和中性粒细胞比例增高,C 反应蛋白升高,超声检查有时可见肿大的阑尾和脓肿。

7. 卵巢囊肿蒂扭转   既往有卵巢囊肿病史,突发下腹剧烈疼痛,妇科检查宫颈举痛,可触及卵巢肿块,压痛明显,超声检查有助于确诊。

8. **异位妊娠破裂** 见于育龄妇女,突发下腹部疼痛,有停经史及阴道不规则出血史。查体下腹压痛、反跳痛,伴有血压下降等急性内出血体征,妇科检查宫颈举痛,附件区可触及肿块,后穹隆穿刺可抽出不凝血。血 hCG 升高,超声检查可见异位妊娠。

四、紧急处理

1. 患者应多饮水、适度运动,必要时可静脉补液促进排尿。

2. **解痉药** 利于结石排出、减轻疼痛症状,常用①硫酸阿托品 0.5mg 或 654-2 20mg 肌内注射;②黄体酮 20mg 肌内注射。

3. **非甾体类镇痛抗炎药物** ①双氯芬酸钠 50mg 肌内注射;②吲哚美辛(消炎痛)25mg 口服或消炎痛栓 100mg 肛入。

4. **阿片类镇痛药** 哌替啶 50~100mg 肌内注射,或布桂嗪 50~100mg 肌内注射,一般配合解痉药使用,不宜单独应用。

5. **针灸** 刺激肾俞、京门、三阴交或阿是穴辅助治疗。

五、转诊及注意事项

(一)指征

1. 药物治疗症状无明显缓解,需要体外冲击波碎石术、内镜取石或开放手术取石者。

2. 梗阻严重出现肾实质受损、肾功能不全、肾盏积液或积脓者。

3. 原发病控制不良或诱因无法去除者,建议转至上级医院专科诊治。

(二)注意事项

1. 监测脉搏、呼吸、血压等生命体征,出现血流动力学不稳,立即建立静脉通路,进行对症处理,呼叫"120"转诊。

2. 生命体征平稳患者,可自行到上级医院就诊。

六、尿石症患者管理注意事项

1. 尿石症患者应增加水的摄入量,定期复查,必要时进行碎石、排石治疗。

2. **调节饮食** 控制钙、草酸、钠盐、蛋白质、维生素 C、嘌呤等物质的摄入,增加水果、蔬菜、粗粮、纤维素的摄入。

3. **去除诱因** 治疗甲状旁腺功能亢进、痛风等原发疾病,避免反复发生的尿路感染、解除尿路梗阻等。

4. 儿童泌尿系结石发生率较低,主要与泌尿系畸形、代谢异常、感染、遗传等因素有关,有相关病史者应注意观察病情变化。

第三节 急性尿潴留

一、定 义

尿潴留(urinary retention)是指膀胱内充满尿液而不能排出,常常由排尿困难发展到一定程度引起,可分为急性与慢性。病因包括梗阻性、神经性、肌源性因素,阿托品、山莨菪碱等药物也可引起尿潴留。部分患者为慢性病或长期卧床,常到社区就诊或联系医护人员出诊。

二、主要临床表现

表现为"无尿"或排尿困难,急性尿潴留起病突然,下腹部胀痛,有时可有少量尿液从尿道溢出,但腹痛仍无减轻。

三、识别与鉴别诊断

(一)识别

1. 既往有手术、外伤史,或有尿潴留、充溢性尿失禁、尿路结石、糖尿病等病史,男性可有前列腺增生病史,女性有盆腔压迫性疾病史。或有肌松剂、M 受体阻滞剂、α 受体激动剂等药物应用史。

2. 突然出现的排尿困难,伴下腹部胀痛。

3. 耻骨上区可见到腹部膨隆,并可触及胀大的膀胱,按压时可有疼痛及尿意,叩诊为浊音。

4. 超声检查可以确诊,并可了解泌尿系统有无积水、结石、占位性病变以及盆腔占位性病变。

(二)鉴别诊断

1. 急性肾损伤　多数患者表现为少尿或无尿,多伴有恶心、呕吐、乏力等全身症状,肾功能进行性减退,查体耻骨上区无膀胱充盈。

2. 上尿路梗阻　多有输尿管先天性狭窄、肿瘤、感染、结石、外伤或泌尿系统外病灶压迫等病因,除少尿或无尿外,有腰痛、血尿、反复尿路感染等症状,查体有肾脏肿大、肾区叩击痛,耻骨上区无膀胱充盈,超声检查可明确诊断。

四、紧 急 处 理

处理原则是去除病因,恢复排尿。患者就诊时多胀痛明显,有时病因不明或梗阻一时难以解除,需紧急给予膀胱尿液引流以解除病痛。

1. 最简便常用的方法是行导尿术,病因短时间难以去除者可放置导尿管持续引流。绝对禁忌证为尿道损伤,相对禁忌证为尿道狭窄、近期尿道或膀胱手术史。

2. 尿道导尿有禁忌或插管失败时,也可采用耻骨上膀胱穿刺术,取耻骨联合上两横指正中部位进行,也可结合超声定位。膀胱空虚、下腹部手术或盆腔放疗史伴严重疤痕粘连者和出血性疾病为禁忌证。

3. 放置导尿管或膀胱穿刺引流尿液时,如膀胱过度膨胀,需间歇缓慢排尿,并观察患者反应,避免膀胱内压骤降引起膀胱内大量出血或晕厥。

4. 针灸可针刺合谷、三阴交、足三里等穴位。

五、转诊及注意事项

(一)指征

1. 导尿术有禁忌或插管失败,需行耻骨上膀胱穿刺造瘘者,严密监护病情的同时转诊。

2. 合并有肾功能不全或其他严重疾病的患者,注意观察生命体征平稳,尽早联系并转诊至上级医院。

3. 需要行尿动力学检查、尿道膀胱镜、尿道造影、CT、MRI 等检查以进一步明确诊断的患者。

　　4. 需要手术解除尿潴留病因的患者。

　　（二）注意事项

　　1. 生命体征平稳、无明显禁忌证患者，建议行导尿术改善症状后转诊。

　　2. 导尿术有禁忌或插管失败患者，转诊时需严密观察病情，避免腹部受外力损伤。

六、尿潴留患者管理注意事项

　　1. 泌尿系统机械性梗阻患者应尽早明确病因，择期手术或对因治疗，解除梗阻。

　　2. 病因无法去除患者，可长期留置导尿或间歇性自家清洁导尿，避免尿潴留反复发作，导致上尿路扩张、肾积水，引起肾功能损害。

（庞　栋）

第六章

内分泌系统及电解质紊乱重症

第一节　糖尿病酮症酸中毒

一、定　义

糖尿病酮症酸中毒(diabetic ketoacidosis,DKA)是由于胰岛素不足或作用明显减弱和升糖激素不适当升高引起的糖、脂肪和蛋白代谢严重紊乱综合征,导致水、电解质和酸碱平衡失调,以高血糖、高血酮和代谢性酸中毒为主要临床表现。糖尿病酮症酸中毒合并有容量缺失及意识障碍,是糖尿病患者发生的急性并发症,也可能是糖尿病的首发表现,是高血糖危象之一。

糖尿病酮症酸中毒的发生与糖尿病的类型有关,1型糖尿病有发生糖尿病酮症酸中毒的倾向,尤其是急性起病型;2型糖尿病可被诱因诱发,有时也可能没有诱因,常见的诱因有:急性感染、胰岛素不适当减量或突然中断、饮食不当(过量或不足、食品过甜、酗酒等)、胃肠疾病(呕吐、腹泻等)、脑卒中、心肌梗死、创伤、手术、妊娠、分娩、精神刺激等。

二、主要临床表现

(一)临床表现

多数患者的多尿、烦渴、多饮和乏力症状加重,但也可首次出现。病情继续恶化,出现食欲减退、恶心、呕吐,常伴有头痛、烦躁、嗜睡等症状,呼吸深快,呼吸中有烂苹果味(丙酮气味),此为失代偿阶段;病情进一步进展,出现皮肤黏膜干燥,眼球下陷,脉快而弱,血压下降,四肢厥冷,尿量减少,说明此时已有严重失水;晚期表现为各种反射迟钝或消失,终至昏迷。应注意:少数病例有明显腹痛,酷似急腹症,易误诊;患者还有可能有上述提到的诱因引起的临床表现,但常被糖尿病酮症酸中毒的表现掩盖。

(二)辅助检查

1. 尿液检查　尿糖、尿酮体阳性或强阳性。尿糖、尿酮体阳性程度与血糖、血酮体值不相称,此为肾脏损害时出现。血糖-酸中毒-血酮分离现象:尿酮体阴性或弱阳性,重度糖尿病酮症酸中毒时出现,待病情减轻后,尿酮体再阳性或强阳性。

注意:由于病情重或失水时常无尿,尿液标本无法获取,因此尿液酮体虽然敏感性高但缺陷明显,不建议用尿酮体。部分患者可有蛋白尿和管型尿,随糖尿病酮症酸中毒治疗恢复可消失。

2. 血液检查　血糖升高,一般在13.9～33.3mmol/L(300～600mg/dl)。血酮体增高,糖

尿病性酮症时血酮体常>1.5mmol/L,糖尿病酮症酸中毒时多在3.0mmol/L以上。有条件可行即时检验(point-of-care testing),即在患者旁边进行的临床检测血酮,对于糖尿病酮症酸中毒的病情判断和治疗更及时方便。有条件可行血气分析,来判断代谢性酸中毒是否存在及其程度,以便进一步诊断糖尿病酮症酸中毒轻度、中度及重度的分型。有条件时应注意电解质的变化,血钠和血氯常降低,也可以正常或升高;血钾在治疗前高低不定,治疗后常出现严重低钾血症。血尿素氮和肌酐轻、中度升高,一般为肾前性。

3. 其他检查 有条件时行心电图和胸片等检查及微生物培养等。

三、识别与鉴别诊断

(一) 识别

在社区由于各种辅助检查的限制,识别与诊断相对困难。对于昏迷、脱水、少尿、低血压的患者,要想到糖尿病酮症酸中毒的可能性。如果血糖>13.9mmol/L(300mg/dl)、血酮体>3mmol/L或尿糖、尿酮体阳性合并有血糖增高,无论有无糖尿病史,都要考虑糖尿病酮症酸中毒可能。有条件可行血气分析等,以便进一步明确糖尿病酮症酸中毒的程度,进行轻、中、重度的分型。

(二) 鉴别诊断

1. 意识障碍鉴别 ①与尿毒症、脑血管意外等疾病出现的意识障碍的患者鉴别:可应用毛细血管血糖值和尿糖及尿酮体检测鉴别,如果毛细血管血糖值正常,酮体阴性,可排除糖尿病酮症酸中毒的可能。注意有些患者合并尿毒症、脑血管意外等疾病时,可出现酸中毒和(或)意识障碍,并诱发糖尿病酮症酸中毒,因此应注意两种情况同时存在的可能。②糖尿病酮症酸中毒、高渗性高血糖状态和低血糖意识障碍的鉴别:糖尿病酮症酸中毒和高渗性高血糖状态在症状和体征比较相似,从临床表现上鉴别困难,检查血糖、血酮和血钠可鉴别;低血糖昏迷起病急,以小时计算,有饥饿感、多汗、心悸、手抖等交感神经症状,与糖尿病酮症酸中毒和高渗性高血糖状态在症状和体征可鉴别,同时可检测血糖、尿糖和血钠等鉴别。

2. 脱水与休克的鉴别 脱水分为轻、中、重度,重度脱水可致休克;引起脱水、休克的疾病,例如:腹泻、呕吐、消化道失血、肾功能不全多尿期、利尿药物的应用等,以上疾病可能合并有糖尿病酮症酸中毒,测定患者的毛细血管血糖值和尿糖及尿酮体,如果毛细血管血糖值正常,酮体阴性,可排除糖尿病酮症酸中毒的可能。

四、紧 急 处 理

糖尿病酮症酸中毒的紧急处理主要是胰岛素严重缺乏、容量不足、电解质紊乱和代谢性酸中毒,因此及时合理地补充胰岛素、补液、纠正电解质和代谢性酸中毒以及对于意识障碍的患者保持呼吸道通畅和防止误吸等是紧急处理的关键;同时鉴别和处理引起糖尿病酮症酸中毒的病因和诱因是必要的。

1. 保持意识障碍、昏迷患者呼吸道通畅的处理原则 立即清理口咽部异物,保持呼吸道通畅,以防止误吸的发生,减轻舌后坠症状。采取松解衣领,去枕平卧,头偏向一侧,下颌抬高,对于血流动力学稳定者可给予半卧位床头抬高30°,可使患者采用稳定侧卧位,这样防治咽部组织下坠堵塞呼吸道和有利于分泌物引流,同时防止胃内容反流,减少因意识障碍或昏迷导致的误吸风险,因此侧卧位是昏迷患者应采取的体位。对呼吸时有鼾声,可使用口咽通气管或鼻咽通气管,防止咽部组织下坠,改善患者缺氧状态。

2. 吸氧 氧气吸入首先宜选择合适的吸氧方式,常用的吸氧方式有鼻塞法(双鼻腔、单鼻腔)、面罩法(文丘里面罩、储氧面罩)等。根据患者缺氧程度选择合适的吸氧方式,鼻塞法较面罩法吸氧浓度低。可首选为鼻塞法吸氧,若不能改善缺氧症状,或血氧饱和度不能达到90%~95%时,可改用文丘里面罩或储氧面罩吸氧。注意:放置口咽通气管或鼻咽通气管时,吸氧管或吸氧面罩应放置在口咽通气管或鼻咽通气管的呼吸端。

3. 胰岛素治疗 最常采用短效胰岛素持续静脉滴注。

(1)第一阶段治疗:此时血糖>13.9mmol/L,液体先给予生理盐水,胰岛素为 0.1U/(kg·h)(成人5~7U/h)于生理盐水中持续静脉滴注,通常血糖以 2.8~4.2mmol/(L·h)的速度下降,在第 1 小时内血糖下降<10%或血酮降低的速度<0.5mmol/(L·h),且脱水症状基本纠正,胰岛素剂量可加倍。注意检测血糖与血酮,根据血糖和血酮下降情况调整胰岛素用量。重度糖尿病酮症酸中毒时持续静脉滴注胰岛素前是否加用 0.14U/(kg·h)负荷量无统一规定;如果能排除低钾血症,可考虑胰岛素静脉推注,需注意监测血钾和补钾治疗。

(2)第二阶段治疗:当血糖降至 11.1mmol/L 时,胰岛素剂量减至 0.02~0.05U/(kg·h)(3~6U/h),补液为 5%的葡萄糖液或葡萄糖盐液。

(3)第三阶段治疗:血酮<0.3mmol/L 或尿酮稳定转阴后过渡到第三阶段治疗即平时治疗。能够进食时,注意皮下注射和静脉注射胰岛素的衔接。如糖尿病酮症酸中毒的诱因仍然存在,应继续皮下注射胰岛素治疗,以避免糖尿病酮症酸中毒反复。

4. 补液治疗 补液治疗对糖尿病酮症酸中毒患者非常关键。能够纠正脱水,恢复组织灌注,并有助于降低血糖和清除酮体;补液总量可达发病前体重的 10%。补液速度应先快后慢。如无心力衰竭在开始 2 小时内输入 1000~2000ml,以便较快补充血容量,改善周围循环和肾功能;根据血压、心率、每小时尿量及周围循环情况决定输液量和输液速度,通常先给生理盐水,当血糖降至 11.1mmol/L 时,给予 5%的葡萄糖液或葡萄糖盐液。有低血压或休克,生理盐水快速补液提高血压效果差时,可输入胶体溶液,并采用其他抗休克措施。老年或伴心脏病、心力衰竭患者,注意速度和输液量。患者清醒后鼓励饮水(或盐水)。

5. 补钾治疗 如果尿量正常,血钾低于 5.5mmol/L,即可静脉补钾,在心电图和血钾测定监护下,最初每小时可补充氯化钾 1.0~1.5g。根据血钾水平决定补充胰岛素的剂量、是否补钾以及补钾剂量。①高血钾(>5.5mmol/L)时,暂缓补钾直至高钾血症被纠正,注意:由于患者血容量不足和体内总体钾不足,第 1 小时补液后应检测血钾,以免低钾血症的发生。静脉输液应用生理盐水 500ml 加入短效胰岛素 5~7U。②血钾正常(<5.5mmol/L)时,静脉输液应用生理盐水 500ml 加入短效胰岛素 5~7U,如果尿量正常,在心电图和血钾测定监护下,第 1 小时可补充氯化钾 1.0~1.5g。注意:如果血钾低水平,液体中加胰岛素的剂量应偏小,而氯化钾的剂量应加大;另外,需注意患者的尿量。③严重低钾血症(<3.3mmol/L)时,对于糖尿病酮症酸中毒患者,血钾<3.3mmol/L 即是严重低钾血症,可危及生命,此时应立即补钾,当血钾升至 3.5mmol/L 时,再开始胰岛素治疗,同时按照上述原则继续补钾,以免心律失常的发生,甚至出现心脏骤停和呼吸肌麻痹。

6. 其他治疗 补碱治疗:血 pH 在 6.9 以下时,应考虑适当补充碳酸氢钠,直到上升至 7.0 以上;但注意给予碳酸氢钠的剂量和速度,过快可能引起脑细胞酸中毒,诱发和加重脑水肿的风险;还需注意补充碳酸氢钠后,促进钾离子向细胞内转移,需要调整补钾的剂量和速度。磷酸盐治疗和去除诱因的治疗,另外,还有并发症治疗,即包括心力衰竭的治疗、休克治疗、脑水肿的治疗、急性肾损伤的治疗和其他有可能感染导致的糖尿病酮症酸中毒的诱因等治疗。

五、转诊及注意事项

（一）指征
怀疑糖尿病酮症酸中毒时，应紧急转诊治疗，启动"120"急救系统转诊。

（二）注意事项
1. 怀疑糖尿病酮症酸中毒时，呼叫"120"转诊并根据情况给予保持呼吸道通畅、吸氧及建立静脉通路等处理，监测生命体征；同时，联系上级医院做好接诊准备。

2. 监测项目包括监测意识和四肢肌力等，昏迷患者应监测双侧瞳孔大小及对光反射；监测体温、血压、呼吸、脉搏等；有条件时，给予留置尿管，每小时观察尿量、出入量、毛细血管血糖；如有条件，还需持续心电监护监测血压、呼吸、脉搏、血氧饱和度等及检测电解质和酸碱平衡，并每4小时监测电解质和酸碱平衡。

3. 怀疑糖尿病酮症酸中毒时，第1小时静脉输液应用生理盐水，根据血钾水平决定补充胰岛素的剂量和是否补钾以及补钾量。

4. 向家属解释转院的必要性。

5. 转运时携带患者的医疗记录和检查资料，根据转运设备的条件决定是否携带需要的抢救器材和药品。

六、注意事项

保持良好的血糖控制，预防和及时治疗引起糖尿病酮症酸中毒的诱因，加强糖尿病患者的教育，让糖尿病患者和家属对糖尿病酮症酸中毒有一定的认识，是预防糖尿病酮症酸中毒的主要措施，也利于本病的早期诊断和治疗。

第二节　高渗性高血糖状态

一、定　　义

高渗性高血糖状态（hyperosmolar hyperglycemic state，HHS），是高血糖危象的表现之一，临床特征为严重高血糖伴或不伴酮症酸中毒、血浆渗透压显著升高、失水和意识障碍。高渗性高血糖状态低于糖尿病酮症酸中毒的发生率，男女发病率大致相同，多见于老年2型糖尿病患者，有2/3的患者发病前无糖尿病病史或仅有轻度高血糖病史。需注意高渗性高血糖状态与糖尿病酮症酸中毒可合并存在，不少高渗性高血糖状态患者同时伴有酮症或糖尿病酮症酸中毒。

二、主要临床表现

（一）临床表现
高渗性高血糖状态起病隐匿，患者常先出现口渴、多尿和乏力等糖尿病症状，或原有的症状进一步加重，多食不明显，有的甚至厌食，可有反应迟钝，表情淡漠，一般1~2周出现意识障碍，偶尔急性起病。注意：意识障碍存在不同程度，从嗜睡到昏迷。无恶心、呕吐、腹痛及糖尿病酮症酸中毒特征性的深大呼吸表现。高渗性高血糖状态典型的表现主要有严重失水和神经系统两组症状体征：①患者都有明显失水表现，大部分患者血压下降，心率加快，少数有低血压等休克状态,甚至少尿或无尿;②中枢神经系统的损害逐渐加重,出现不同程度的意识障碍;当血浆渗透压>350mmol/L 时,可有定向障碍、幻觉、上肢拍击样粗震颤、癫痫样抽搐,还可能有失语、偏盲、肢体瘫痪、昏迷及锥体束征阳性等表现,甚至并发脑血管意外或遗留永久性脑功能障碍。

(二)辅助检查

1. 尿液检查　多数患者的尿比重较高,尿比重不升或固定于 1.010 左右时,提示肾功能损害严重。尿糖呈强阳性,尿酮阴性或弱阳性,经常伴有蛋白尿和管型尿。

2. 血液检查　血糖明显升高多为 33.3～66.6mmol/L(600～1200mg/dl),严重者可能大于 66.6mmol/L(1200mg/dl);血钠升高,可达 155mmol/L 以上,未经治疗高渗性高血糖状态的血钠和血钾高低不一。

三、识别与鉴别诊断

(一)识别

高渗性高血糖状态起病常比较隐匿。典型的高渗性高血糖状态主要有严重失水和神经系统两组症状体征;警惕与认识高渗性高血糖状态是关键。无论有无糖尿病病史,中老年患者有以下情况时,就要考虑高渗性高血糖状态的可能:①明显脱水伴进行性意识障碍;②感染、心肌梗死、手术等应激、摄入大量糖、静脉输注糖溶液、使用可致血糖升高的药物(如糖皮质激素、苯妥英钠、普萘洛尔)时,出现多尿和意识障碍;③中枢神经系统受损症状与体征并且无其他原因可解释的,如表情淡漠、反应迟钝、抽搐和病理反射征等;④利尿、脱水和透析治疗者中患者有明显脱水症状时。对上述可疑者,有条件的社区可行实验室检查,包括:血糖、血电解质、血尿素氮和肌酐、血气分析、尿糖、尿酮体、心电图等。实验室诊断参考标准:①血糖:≥33.3mmol/L;②有效血浆渗透压:≥320mOsm/L;③血清碳酸氢根:≥8mmol/L,或动脉血 pH≥7.30;④尿糖呈强阳性,而尿酮阴性或为弱阳性。血浆渗透压显著升高是高血糖高渗状态的重要标志和诊断依据,总渗透压一般 350mmol/L 以上。血浆总渗透压可用公式计算,即血浆总渗透压(mmol/L)=2(钠+钾)(mmol/L)+血糖(mmol/L)+血尿素氮(mmol/L)。

(二)鉴别诊断

1. 意识障碍的鉴别　高渗性高血糖状态首先应与脑血管意外鉴别,脑血管意外一般有神经系统的定位体征,必要时做 CT 或核磁检查排除;与糖尿病并发昏迷的其他情况鉴别:高渗性高血糖状态与糖尿病酮症酸中毒和(或)乳酸酸中毒在症状体征比较相似,检查血糖、血酮和血钠可鉴别;由于高渗性高血糖状态可与糖尿病酮症酸中毒和(或)乳酸酸中毒并存,当诊断标准缺乏或不完全符合时,不能否定高渗性高血糖状态。低血糖昏迷起病急,以小时计算,有饥饿感、多汗、心悸、手抖等交感神经症状,与高渗性高血糖状态通过症状和体征可鉴别,同时检测血糖低、尿糖阴性和血钠正常等可鉴别。

2. 严重脱水鉴别　在严重失水患者需要鉴别诊断,测定毛细血管血糖>33.3mmol/L 时,应高度怀疑高渗性高血糖状态。

四、紧 急 处 理

高渗性高血糖状态主要是血浆渗透压显著升高、失水和意识障碍,补充液体、补钾、保持呼吸道通畅和防止误吸等是紧急处理的关键。

1. 保持意识障碍甚至昏迷患者呼吸道通畅的处理原则　参见本章第一节"糖尿病酮症

酸中毒"。

2. 吸氧　处理方法与糖尿病酮症酸中毒意识障碍相同,参见本章第一节"糖尿病酮症酸中毒"。

3. 补液治疗　患者失水可达体重的12%,均为严重失水,脑细胞失水将危及生命,故积极补液至关重要。一般先补等渗溶液,因为对高渗性高血糖状态而言,等渗仍为低渗性的。有低血压或休克,快速补液不能有效升高血压时,可输入胶体溶液,并采用其他抗休克措施。血压正常患者,补充等渗液1000~2000ml后,如果有效血浆渗透压>350mOsm/L,血钠>155mmol/L,可给予一定量的低渗溶液(0.45%~0.6%盐水),根据渗透压、血钠、血糖及中心静脉压等来调整液体种类和速度。

4. 胰岛素治疗　其原则与糖尿病酮症酸中毒相同,但所需剂量稍小。

5. 补钾　高渗性高血糖状态患者的体内钾丢失一般为5~10mmol/kg(总量400~1000mmol),但因失水及高渗状态,血钾可正常或升高,但在输注生理盐水过程中,可能出现严重低钾血症,应注意检测和及时补充,其原则与糖尿病酮症酸中毒相同。

6. 其他治疗　如合并糖尿病酮症酸中毒,应按糖尿病酮症酸中毒相同治疗原则;其他引起高渗性高血糖状态的原发病和诱因及并发症的治疗,如患者可能存在严重感染、重度心力衰竭、肾衰竭、急性心肌梗死、脑梗死和脑出血等,可查看相关章节,在此不再赘述。

五、转诊及注意事项

(一) 指征

怀疑高渗性高血糖状态时,因为此疾病病情危重,死亡率高达40%以上,高血糖高渗状态的预后不良,需要紧急转诊治疗,启动"120"急救系统。

(二) 注意事项

1. 意识障碍患者需按照糖尿病酮症酸中毒章节中意识障碍或昏迷的患者保持呼吸道通畅和吸氧原则处理,同时有条件时联系上级医院,准备接诊。

2. 监测项目同糖尿病酮症酸中毒。

3. 怀疑高渗性高血糖状态时,治疗前有休克,可先补充生理盐水和适量胶体溶液,以便尽快纠正休克;如无低血容量休克,补充等渗液后1000~2000ml后,根据渗透压、血钠、血糖及中心静脉压等来调整液体种类和速度。第1小时处理:静脉输液应用生理盐水500ml~1000ml,补液过程中应密切观察患者的尿量、心功能、血糖、血钠和血钾等。

4. 根据血钾和血糖情况,给予胰岛素治疗和补钾治疗,原则同糖尿病酮症酸中毒。

5. 向家属解释转院的必要性。

6. 转运时携带患者的医疗记录和检查资料,根据转运设备的条件决定是否携带需要的抢救器材和药品。

第三节　低血糖症

一、定　义

正常成人的空腹静脉血浆葡萄糖(简称血糖)浓度为4~6mmol/L(72~108mg/dl),当血糖≤3.9mmol/L(70mg/dl)时为低血糖;血糖降低并出现相应的症状、体征时为低血糖症

（hypoglycemosis），但目前两者没有严格区分；伴明显脑功能紊乱时称为低血糖昏迷。低血糖症的病因复杂，经典的分类是按照是否进餐，分为空腹低血糖症和餐后低血糖症，但近年来对此分类方法有明显质疑；另一类分类方法是按照病因进行分类，有药源性低血糖症、肝源性低血糖症、胰源性低血糖症等，还有升糖激素缺乏、摄糖不足等原因导致的低血糖症。

二、主要临床表现

诱发低血糖症状时的血糖称为低血糖反应糖阈值。正常人约在 3.0mmol/L 出现交感神经兴奋症状，当血糖降至 2.5mmol/L 时出现神经精神症状。注意：低血糖反应糖阈值个体差异大，同一个体在不同时期也是变化的。一般情况下，血糖越低，症状越明显；但低血糖症状的严重程度还取决于：①血糖降低的速度：血糖下降越快，症状越重，如糖尿病患者的血糖下降，速度过快，例如：在 2 小时内从 20mmol/L 降至正常会出现类似症状；②年龄：年龄越大，症状越不明显；③既往的低血糖发作经历：反复低血糖发作后，先是交感神经兴奋症状消失，继而神经精神症状消失；反复低血糖发作的老年人、糖尿病或慢性空腹低血糖患者，血糖虽已降至 2.5mmol/L 或更低，可仍无自我感觉症状，直至昏迷，此种情况称为无感觉低血糖症。

1. 交感神经兴奋症状　表现为发作性或进行性的极度饥饿、大汗、心悸、焦虑、易怒、躁动、手足颤抖、面色苍白等。

2. 神经精神症状　即脑功能紊乱症状。血糖是脑细胞的唯一能量，是大脑缺乏足量葡萄糖供应时功能失调的一系列表现。早期表现可有精神不集中、思维和语言迟钝、行为怪异、皮肤感觉异常、幻觉、头晕、嗜睡、易怒、躁动等症状，严重时出现惊厥、昏迷甚至死亡。

三、识别与鉴别诊断

（一）识别
分为低血糖和低血糖症的识别诊断。

1. 低血糖识别　对于糖尿病患者，低血糖被定义为所有会使患者面临伤害的血浆葡萄糖浓度异常降低，实验室诊断标准为 ≤3.9mmol/L（70mg/dl），无论有无症状，即可诊断。低血糖是血糖控制达标的最重要障碍之一，2017 年版美国糖尿病学会在糖尿病诊疗标准中，更新了低血糖的定义。根据国际低血糖研究小组的建议，将低血糖分为 3 个级别：低血糖警戒值、具有显著临床意义的低血糖和严重低血糖。低血糖警戒值被定义为血糖 ≤3.9mmol/L（≤70mg/dl）；临床显著低血糖，即具有显著临床意义的低血糖被定义为血糖<3.0mmol/L（<54mg/dl）；严重低血糖被定义为患者低血糖，并出现需要他人帮助的严重认知功能障碍，但无特定血糖临界值。

2. 低血糖症识别　血糖小于 2.5mmol/L 可诊断；2.5~3.9mmol/L 之间时需要合并有低血糖症的 Whipple 三联征，才能诊断低血糖症。Whipple 三联征：①低血糖症状；②症状发作时的血糖低于正常；③低血糖纠正后与低血糖相关的症状迅速缓解。

（二）鉴别诊断
1. 低血糖病因的鉴别　药源性、肝源性、升糖激素缺乏、胰源性低血糖症、摄糖不足等都是导致低血糖的原因。对于药源性和摄入不足详细询问病史及用药史即可鉴别，无法应用病史及用药史鉴别时，需转诊查找导致低血糖的病因；但其他原因所致需要进一步辅助检查鉴别诊断。

2. 交感神经兴奋表现的鉴别　糖尿病自主神经病变、甲状腺功能亢进症、嗜铬细胞瘤、自主神经功能紊乱、电解质紊乱、更年期综合征等都会出现交感神经兴奋症状。这些疾病测定毛细血管血糖值时，达不到低血糖的诊断标准，可与低血糖症鉴别；如果血糖值不能诊断低血糖，但出现上述症状，应转诊进一步查找病因。

3. 神经精神症状的鉴别　精神病、脑血管意外、甲状腺危象、电解质紊乱、糖尿病酮症酸中毒昏迷、高渗性高血糖状态等。测定毛细血管血糖值，对鉴别这些疾病重要，血糖值高，考虑糖尿病酮症酸中毒昏迷或高渗性高血糖状态可能；如果血糖值正常，出现神经精神症状应考虑精神疾病、脑血管意外等，即非低血糖所致，需转诊进一步查找病因。

四、紧 急 处 理

低血糖的救治方法依低血糖的不同程度而应对策略不同。

1. 对无症状性低血糖，应在短期内重复测定血糖、摄入碳水化合物等，并避免从事重要活动，如：驾驶等。

2. 对于轻、中度症状性低血糖的患者，患者神志清楚时，首选经口摄入碳水化合物纠正低血糖，建议摄入 15～20g 速效的碳水化合物，如果汁；若无法经口进食，则需通过肠外补充葡萄糖或药物治疗，标准方案：经静脉注射浓度为 50% 右旋葡萄糖液 25ml（特别提示：高渗葡萄糖溶液可致局部静脉炎，如漏出静脉外可致局部组织坏死）。

3. 神志不清者，立即经静脉补充浓度为 50% 右旋葡萄糖液 60ml 静脉注射，数分钟内仍未清醒者或血糖上升不明显，重复注射，并持续静脉补充 10% 右旋葡萄糖液静脉滴注，每隔 15 分钟监测血糖，直至低血糖被纠正；必要时皮下或肌内注射胰高血糖素 0.5～1.0mg，可使血糖升高，维持 1～2 小时，因胰高血糖素依赖肝糖原储存，故不宜用于肝源性低血糖症和酒精性低血糖症。对于神志不清患者，切忌经口喂食，以免呼吸道窒息。

五、转诊及注意事项

（一）指征

1. 患者低血糖并意识障碍，静脉注射葡萄糖至血糖正常后，患者意识无改善，需立刻启动"120"急救系统转诊治疗。

2. 低血糖导致心脏等脏器损害需要住院治疗的患者。

3. 不明原因的低血糖，需转诊查找病因。

4. 治疗疾病必需的药物所致低血糖，视情况决定是否停止药物应用，必要时需转诊调整药物治疗方案。

5. 胰岛素治疗中反复出现低血糖，需转诊调整胰岛素种类和剂量。

6. 低血糖纠正后生命体征平稳患者，仍有不能解释的症状和体征时，需转诊查找病因。

（二）注意事项

1. 转诊前按照上述原则尽快纠正低血糖并监测血糖。

2. 低血糖纠正后仍存在意识障碍患者，需给予保持呼吸道通畅、吸氧、建立静脉通路及监测生命体征等处理，并启动"120"急救系统转诊，同时有条件时联系上级医院，准备接诊。

3. 低血糖纠正后仍存在低血压、高血压、心律失常等，参照相关章节给予吸氧及建立静脉通路补液等对症相应处理，并监测生命体征，同时启动"120"急救系统转诊，联系上级医院，准备接诊。

4. 向家属解释转院的必要性。

5. 转运时携带患者的医疗记录和检查资料,根据转运设备的条件决定是否携带需要的抢救器材和药品。

六、糖尿病患者血糖管理注意事项

糖尿病患者尤其合并心脑血管疾病的老年患者,应注意预防低血糖的发生。

1. 制定适宜的个体化血糖控制目标。

2. 对糖尿病患者和家属普及关于识别低血糖的方法和自救方法等。

3. 定时定量进餐、避免酗酒和空腹饮酒及运动前应增加额外的碳水化合物等避免引起低血糖的危险因素。

4. 合理使用胰岛素或胰岛素促分泌剂。

5. 定期监测血糖,尤其在血糖波动大、环境、运动等因素改变时要密切监测血糖。

6. 在救治低血糖的同时,积极对治疗方案进行调整。

7. 大多数 1 型糖尿病患者应该使用速效胰岛素类似物以减少低血糖风险。

第四节　甲状腺危象

一、定　　义

甲状腺危象(thyroid crisis)也称甲亢危象,是甲状腺毒症急性加重的表现。甲状腺毒症是因血循环中甲状腺激素过多,引起的以神经、循环、消化等系统兴奋性增高和代谢亢进为主要表现的临床综合征。引起甲状腺毒症的病因很多,包括甲状腺功能亢进合并分泌甲状腺激素增多和甲状腺破坏致甲状腺激素释放入血两种情况。引起甲状腺危象主要诱因有各种感染、应激、[131]碘治疗及甲状腺手术前准备不充分等,其中应激包括:急性创伤、分娩、精神刺激、过度劳累、脑血管意外等。

二、主要临床表现

临床表现为原有甲状腺功能亢进症症状加重,大汗、高热、心悸、恶心、呕吐、腹痛、腹泻、焦虑、烦躁、谵妄等;查体:脱水表现,体温可达 40℃ 或更高,心率常在 140 次/分以上,严重患者可有心衰、休克和昏迷等。死亡原因多为休克、心力衰竭、肺水肿及严重水、电解质代谢紊乱。

三、识别与鉴别诊断

(一)甲状腺危象识别

患者甲状腺功能亢进病史,病情未得到良好控制或者有上述的诱因存在,并出现上述临床表现,应怀疑有甲状腺危象的诊断,需要进一步实验室检查甲状腺功能来证实。

(二)鉴别诊断

1. 交感神经兴奋症状鉴别　低血糖症、电解质紊乱、糖尿病自主神经病变、嗜铬细胞瘤、自主神经功能紊乱、更年期综合征等都会出现交感神经兴奋症状。询问病史,测定毛细血管血糖值、甲状腺功能、尿儿茶酚胺的含量等有助于对这些疾病的进一步鉴别诊断。

2. 神经精神症状的鉴别　低血糖症、电解质紊乱、精神病、脑血管意外、糖尿病酮症酸中毒昏迷、高渗性高血糖状态等。询问病史,测定毛细血管血糖值、甲状腺功能等有助于鉴别这些疾病。

四、紧 急 处 理

对甲状腺激素引起各脏器的损害的对症处理、对于意识障碍的患者保持呼吸道通畅和防止误吸等的紧急处理是关键;同时降低甲状腺危象患者血液中甲状腺激素的浓度,去除导致甲状腺功能亢进危象的病因和诱因,积极防治感染是必要的。

1. 保持意识障碍或昏迷患者呼吸道通畅的处理原则 参见本章第一节"糖尿病酮症酸中毒"。

2. 吸氧 处理方法与糖尿病酮症酸中毒相同,参见本章第一节"糖尿病酮症酸中毒"。

3. 抑制甲状腺素合成 对于确诊患者,首选丙硫氧嘧啶(PTU),首次剂量600mg口服或经胃管注入,继用丙硫氧嘧啶的用量为200mg,每8小时一次;无丙硫氧嘧啶时也可用等量甲巯咪唑(他巴唑)60mg,继用甲巯咪唑20mg,每8小时一次,口服或经胃管注入。有时根据患者病情则需要更大剂量,症状减轻后改用一般治疗剂量。

4. 抑制甲状腺激素释放 服用丙硫氧嘧啶后1~2小时再加用复方碘液,首剂量30~60滴,以后每6~8小时5~10滴;或用碘化钠0.5~1.0g加入5%葡萄糖盐水中静滴12~24小时,视病情逐渐减量,疗程3~7天。如患者碘过敏,可用碳酸锂0.5~1.5g/d,分3次服用。

5. 抑制T_4转化为T_3 普萘洛尔20~40mg口服,或1mg稀释后缓慢静脉注射,视需要给药;氢化可的松100mg加入5%~10%葡萄糖盐水中静脉滴注,每6~8小时1次。丙硫氧嘧啶、碘剂均抑制T_4转化为T_3;在无禁忌证情况下,可联合应用提高疗效。

6. 对症治疗治疗 监护心、肾、脑功能,纠正水、电解质和酸碱平衡紊乱,补充足够的葡萄糖、热量和多种维生素等。采用药物或物理的方法降低体温,避免用乙酰水杨酸类药物。可使用镇痛和镇静剂治疗,必要时可采用人工冬眠。积极治疗各种并发症和合并症,包括供氧、防治感染。

五、转诊及注意事项

(一)指征

1. 存在甲状腺危象临床表现,怀疑甲状腺危象时需紧急转诊治疗。

2. 甲状腺危象是甲状腺功能亢进症(甲亢)病情急剧恶化的结果,甲状腺危象常危及生命,死亡率高,所以预防是关键,遇有患者甲状腺功能亢进治疗中,出现以下甲状腺毒症症状时需转诊治疗,以防甲状腺危象发生。

(1)患者常有疲乏无力、多汗、不耐热、低热、体重下降等高代谢症群。

(2)多言好动、紧张失眠、焦虑烦躁、易激动、注意力不集中等,出现幻觉,甚至躁狂症状;查体:伸舌或双手向前平举时有细颤,腱反射活跃,深反射恢复期时间缩短。出现上述精神神经系统症状和体征。

(3)持续性的心悸和心动过速,睡眠和休息时有所降低,但仍高于正常;房性期前收缩、阵发性或持续性心房颤动、室性或交界性期前收缩、收缩压升高、舒张压下降和脉压增大等心血管系统表现。

(4)其他甲状腺功能亢进表现控制不满意,比如消化系统、肌肉骨骼系统、生殖系统系统等。

3. 其他原因引起的甲亢 体检或超声发现甲状腺结节或肿瘤,怀疑结节性甲状腺肿伴甲亢、毒性甲状腺腺瘤或甲状腺癌伴甲亢等时,需转诊治疗。

4. 甲状腺功能亢进的典型病例易于诊断,但不典型的病例易被误诊或漏诊。遇有不明原因的体重下降、低热、腹泻、手抖、心动过速、心房纤颤、肌无力、月经紊乱、闭经等因考虑甲状腺功能亢进,需要转诊治疗;对疗效不满意的糖尿病、结核病、心力衰竭、冠心病、肝病等,要除外有无甲状腺功能亢进的可能,需要转诊治疗。

(二) 注意事项

1. 意识障碍患者保持呼吸道通畅和吸氧 保持意识障碍或昏迷患者呼吸道通畅和吸氧的处理原则,参见本章第一节"糖尿病酮症酸中毒"。

2. 疑似甲状腺危象的患者的处理 按照上述紧急处理的原则给予相应处理。

3. 疑似甲状腺危象患者,不能够口服药物的患者时,有条件可留置胃管、留置尿管、建立静脉通路、监测生命体征、尿量等,也可经胃管给予口服药物治疗。

4. 向家属解释转院的必要性。

5. 转运时携带患者的医疗记录和检查资料,根据转运设备的条件决定是否携带需要的抢救器材和药品。

第五节 低钾血症

一、定 义

低钾血症(hypokalemia)指血清钾低于 3.5mmol/L。低钾血症常分两种情况:一是体内钾总量减少;二是体内钾总量正常,但是,钾在细胞内外重新分布,导致细胞外钾减少所致。发病原因,可能有钾摄入不足和(或)排出过多。钾是机体最重要的阳离子之一,正常人体内总钾量约为 50mmol/kg,其中 98% 位于细胞内,2% 位于细胞外。钾的生理功能:维持细胞静息电位及维持神经、肌肉细胞正常。

二、主要临床表现

临床表现与血钾降低的程度、速度及伴随的酸碱平衡紊乱和其他电解质水平相关,血钾越低,降低速度越快,对机体影响越大,临床表现越明显,碱中毒和高钙血症可促发或加重症状。低钾血症可引起多个系统和脏器功能障碍。

1. 中枢神经系统 依赖于血钾水平不同而不同,可能表现有:精神萎靡、神志淡漠、易倦息,严重者反应迟钝、定向力减低、嗜睡甚至昏迷。

2. 心血管系统 各种类型的心律失常是主要症状:窦性心动过速、房性或室性期前收缩,严重者可致室上性心动过速或室性心动过速甚至室颤。可能出现对洋地黄毒性的耐受性下降。低钾血症的特征性心电图改变为早期 T 波低平,继而明显 U 波出现和 QT 间期延长,进一步表现为 S-T 段下移,QRS 波群增宽,P-R 间期延长。

3. 肌肉 低血钾对骨骼肌、平滑肌及横纹肌均有影响。轻者出现肌无力、疼痛和痉挛,腹胀、便秘、尿潴留等胃肠道和泌尿道平滑肌功能紊乱,严重时导致麻痹、横纹肌溶解和呼吸衰竭以及麻痹性肠梗阻。

4. 肾脏　长期低钾可引起低钾性肾病,肾小管功能受损,患者出现多尿和低比重尿,患者可因反复发作的慢性间质性肾炎导致慢性肾衰竭。低钾血症时,引起代谢性碱中毒。

三、识别与鉴别诊断

(一) 识别

低钾血症的诊断:测定血清钾水平即可诊断,但必须进一步明确低钾血症的程度,有无合并因素加重低钾的危险性及病因诊断。轻度低钾血症:血钾 3.0~3.5mmol/L 之间;中度低钾血症:血钾 2.5~3.0mmol/L 之间;重度低钾血症:血钾<2.5mmol/L。如果患者有引起低钾血症的病因,并有乏力,麻痹和心律失常等表现时,应行心电图检测及测定血钾。

(二) 鉴别诊断

1. 神经精神症状鉴别　精神萎靡、神志淡漠、易倦怠、迟钝、定向力减低、嗜睡甚至昏迷的中枢神经系统症状的患者,宜检查电解质水平,以便鉴别诊断。

2. 心律失常鉴别　各种类型的心律失常患者,包括窦性心动过速、房性或室性期前收缩、室上性心动过速或室性心动过速甚至室颤的患者,注意检查电解质水平,以便鉴别诊断。

3. 其他症状鉴别　腹胀、便秘、尿潴留、麻痹性肠梗阻、多尿和低比重尿的患者应注意检查血电解质水平,以便鉴别是否存在低钾血症。

四、紧 急 处 理

积极补充血钾、纠正电解质酸碱平衡紊乱以及对于意识障碍的患者保持呼吸道通畅和防止误吸、呼吸肌麻痹患者给予人工通气、心律失常患者给予抗心律失常等是紧急处理的关键;同时去除导致低钾血症的病因和诱因是必要的。血钾 3.0mmol/L 或出现以下危险因素的患者需紧急处理:①心脏疾病的患者:如急性心肌梗死、室性心律失常和有应用洋地黄药物的心脏疾病等;②出现呼吸肌麻痹患者;③糖尿病酮症酸中毒患者;④肝性脑病患者;⑤使用胰岛素和 β_2 受体激动剂等患者;⑥严重低镁血症患者。对这些患者,应立即补钾,使血清钾浓度维持在 4.0mmol/L 或以上,逐步补充体内总钾含量,并积极去除导致钾缺失的原因。血清钾离子进入细胞内需要 15 小时,低钾血症短时纠正后有再次降低的可能,故须严密监测钾浓度。

(一) 补钾途径及浓度

轻度低钾血症患者:首选口服补钾,通常口服 40~60mmol 钾盐可使血钾浓度升高 1.0~1.5mmol/L。中度低钾血症和重度低钾血症患者:需静脉补钾,一般静脉补钾浓度为 20~40mmol/L,相当于 15%氯化钾 10ml~20ml/L 或者 1.5~3.0g/L;静脉补钾时,如果有体液限制可以增加钾浓度,钾浓度可以提高到 40~60mmol/L 或者更高,高浓度时需要注意周围静脉局部疼痛等不良反应,必要时经中心静脉使用输液泵或微量泵入,静脉补钾最好选用不含或低葡萄糖溶液稀释;也可以口服和静脉同时补钾。如果静脉补钾超过 10mmol/h 需要心电监护。

(二) 补钾种类

1. 补钾药物　氯化钾、枸橼酸钾、谷氨酸钾和门冬氨酸钾镁。需注意以下几点:①氯化钾可口服和静脉用药,但胃肠道副作用大,还可引起血氯升高加重酸中毒,不宜用于肾小管酸中毒等伴有高氯血症患者;②枸橼酸钾的枸橼酸根经肝脏代谢后生成碳酸根,在肝功能明显受损时不宜使用;③谷氨酸钾适用于肝衰竭者;④门冬氨酸钾镁可以促进钾离子进入细胞内,有利于纠正细胞内低钾,尤其适用伴低镁血症患者。

2. 补钾食物 进食含钾多的食物,如香蕉、橘子、西瓜,多进食此类食物是纠正轻度低钾血症患者的方法,也可以在口服或者静脉补钾药物时同时应用。

(三)纠正水、电解质和酸碱平衡紊乱

1. 补镁 合并低镁血症时在补钾同时应补充镁,可给予氯化镁或乳酸美;因为硫酸根增加肾脏排钾,故低钾血症时不宜应用硫酸镁补镁。

2. 积极纠正碱中毒

五、转诊及注意事项

(一)指征

1. 存在上述临床表现,怀疑低钾血症,无条件检测血清钾浓度时需要转诊治疗;转诊治疗紧急程度根据患者的临床表现不同而不同,程度较轻时,建议转诊检查诊断治疗;存在上述需紧急处理的6点危险因素时需要紧急转诊,有条件可联系上级医院接诊。

2. 轻度低钾血症并临床表现轻微患者,有明确病因时可给予饮食和口服补钾,经治疗后低钾血症未纠正或临床表现无好转时,建议转诊治疗。

3. 中度低钾血症患者,饮食正常,给予口服补钾的同时,建议转诊静脉补钾,并进一步查找低钾血症病因;有条件的社区可以静脉补钾,周围静脉浓度为 20~40mmol/L,相当于 1.5~3.0g/L,同时需进一步查找低钾血症病因,原因不明患者需要转诊进一步诊治。虽中度低钾血症但存在上述需紧急处理的6点危险因素时,需要紧急转诊,有条件可联系上级医院接诊。

4. 重度低钾血症,给予口服补钾的同时,有条件的社区立即给予静脉补钾,周围静脉浓度为 40mmol/L,相当于 3.0g/L,并紧急转诊治疗,有条件可联系上级医院接诊。

5. 反复出现低钾血症宜转诊查找引起低钾血症的病因。

6. 对于心功能不全、肾功能不全等补液量受限制的低钾血症患者,可转诊治疗。

(二)注意事项

1. 紧急转诊时清醒患者可给予口服补钾,不适合或不耐受口服补钾患者有条件的社区可以静脉补钾,周围静脉浓度为 20~40mmol/L,相当于 1.5~3.0g/L。

2. 补钾速度为 10mmol/h,不超过 20mmol/h,若静脉补钾超过 10mmol/h 需要心电监护。

3. 由于葡萄糖可以刺激胰岛素释放进而加重低钾血症,因此氯化钾最好溶于生理盐水中输注。

4. 意识障碍患者注意保持呼吸道通畅、防止误吸等,并监测生命体征,严重的昏迷患者需按照糖尿病酮症酸中毒章节的昏迷、保持呼吸道通畅和吸氧原则处理。

5. 向家属解释转院的必要性。

6. 转运时携带患者的医疗记录和检查资料,根据转运设备的条件决定是否携带需要的抢救器材和药品。

第六节 高钾血症

一、定 义

血钾浓度>5.5mmol/L 为高钾血症(hyperkalemia),体内钾总含量升高时为钾过多。发病原因:第一是钾过多,包括外源性钾摄入过多和内源性钾生成过多;第二是钾排除减少,包括肾小球滤过率降低和肾小球分泌钾减少;第三是钾在细胞内外重新分布,包括呼吸性和代谢性酸中毒、细胞损伤和应用高渗药物都可能导致高钾血症。

二、主要临床表现

高钾血症对机体的影响,主要在骨骼肌和心肌。

1. 骨骼肌　当血清钾处于 5.5~7.0mmol/L 时表现为骨骼肌兴奋性增高,出现手足感觉异常,肌肉轻度震颤;随着血清钾浓度升高,达到 7~9mmol/L 时表现为骨骼肌兴奋性降低,出现肌无力、腱反射减弱或消失、麻痹,从四肢向躯干发展,也可累及呼吸肌。

2. 心脏　高血钾使心肌细胞的去极化过程加快,心肌传导性和收缩性下降,引起严重的心脏病变。高钾血症可能导致各种类型的心律失常:窦性心动过缓、传导阻滞、室性心动过速、心室颤动等,甚至出现心脏骤停。心电图典型表现为:T 波高尖、P 波低平、QRS 波增宽。

3. 内分泌系统和酸碱平衡紊乱　高钾血症引起胰岛素分泌增加;在肾衰竭时,尤其在容量负荷过高和低血管紧张素 Ⅱ 并存情况下,高钾血症引起醛固酮分泌和释放增加。高钾血症引起代谢性酸中毒。

三、识别与鉴别诊断

(一)识别

存在高钾血症的病因和相关临床表现时,应及时检测心电图,有条件时检测血清钾,以便明确有无高钾血症。

(二)鉴别诊断

1. 假性高钾血症　送检标本溶血、血小板增多症、白血病等可出现假性高钾血症,需注意鉴别。

2. 高钾血症病因鉴别　引起高钾血症的病因分为肾源性和非肾源性,查找病史有无糖尿病、高血压、有无肾炎、梗阻性肾病、输入大量库存血、过度治疗低钾血症、挤压综合征、横纹肌溶解、服用受体阻滞剂等病史,评估与检测肾脏功能、酸碱平衡紊乱等有助于鉴别肾源性和非肾源性。

四、紧急处理

紧急处理包括去除病因、对抗钾离子的心肌损害、促进钾离子向细胞内转移和促进钾排泄。首先,评估高钾血症是否需要紧急处理,紧急处理指征为出现下列情况之一时:①血清钾浓度>6.5mmol/L;②或虽然血钾不太高,但心电图有典型高钾表现;③高钾导致神经肌肉症状。其次,血钾为 5.0~5.5mmol/L 需密切观察,特别是肾衰竭、老年、糖尿病及应用血管紧张素转换酶抑制剂等药物的患者。

1. 去除原发病因　应寻找高钾血症的病因,如停止补钾、停用引起高钾的食物和药物、去除坏死组织和体内积血等。

2. 葡萄糖酸钙　对于应用洋地黄治疗的患者,在心电图监测下,给予 10% 葡萄糖酸钙静注(10~20 分钟内),可直接对抗高钾对细胞膜极化状态的影响,稳定心肌激动电位,对抗钾离子心肌损害作用,但不会降低钾离子浓度,可维持 30~60 分钟,可重复一次。

3. 胰岛素　根据患者血糖水平,给予短效胰岛素加入 5%~10% 的葡萄糖 500ml 中静脉滴注,可促使细胞对钾的摄取,同时注射葡萄糖可防止低血糖,注意监测血糖浓度。

4. 碳酸氢钠　合并代谢性酸中毒患者,给予 5% 碳酸氢钠 125~250ml 缓慢滴注对抗高钾对细胞膜的作用,并促使钾进入细胞内。常见于慢性肾衰竭。注意监测酸碱平衡和输注碳酸氢钠对心脏的影响。

5. β_2 受体激动剂　可应用受体激动剂如硫酸沙丁胺醇(舒喘灵)雾化吸入能够促使钾离子向细胞内转移。

6. 利尿剂　如伴有容量负荷增加或者补充液体时,给予袢利尿剂,呋塞米 20~40mg 静注,注意监测血压,防止低血压的发生。

7. 阳离子交换树脂　阳离子交换树脂如聚磺苯乙烯或聚苯乙烯磺酸钙,可以口服或作为灌肠剂,能有效结合肠液中的钾离子。

8. 透析　透析是治疗高钾血症最有效的手段。可采用血液透析或腹膜透析。

9. 扩容　在伴有容量不足时可给予等渗盐溶液扩容,增加尿量和钾离子排泄。

五、转诊及注意事项

(一)指征

1. 在心脏和(或)肾脏疾病时,服用影响肾素-血管紧张素-醛固酮轴的药物如螺内酯、血管紧张素受体阻滞剂、血管紧张素转化酶抑制剂(ACEI),尤其是联合使用这些药物时,应注意定期复查血清钾,如果社区无条件复查时,需要转诊复查。

2. 当血钾为 5.0~5.5mmol/L 需密切观察,尤其对肾衰竭、老年、糖尿病及应用 ACEI 等药物的患者,必要时转诊治疗。

3. 高钾血症的心电图变化是需要紧急处理的指征,但是,心电图敏感性低,特别合并有慢性肾病的患者,所以对于严重高钾血症的患者,血清钾 ≥6~6.5mmol/L,不管心电图是否存在高钾血症的表现,均应积极治疗,需要紧急转诊治疗。

4. 严重高钾血症导致神经肌肉症状时,需要紧急转诊治疗,有条件时可联系上级医院接诊。

(二)注意事项

1. 监测血压、脉搏、心率等,持续心电监护监测心电图变化,密切监测四肢肌力变化,有条件可留置尿管观察尿量,检测毛细血管血糖。

2. 按照上述紧急处理原则做相应处理。

3. 向家属解释转院的必要性。

4. 转运时携带患者的医疗记录和检查资料,根据转运设备的条件决定是否携带需要的抢救器材和药品。

5. 心搏骤停患者按照心肺复苏流程给予心肺复苏;对于意识障碍患者,保持意识障碍或昏迷患者呼吸道通畅和吸氧的处理原则,参见本章第一节"糖尿病酮症酸中毒"。

(王春梅)

第七章

免疫系统重症

第一节　系统性红斑狼疮

一、定　　义

系统性红斑狼疮(systemic lupus erythematosus,SLE),是一种多系统损害的慢性自身免疫性疾病,血清中具有以抗核抗体为代表的多种自身抗体是本病的特点,好发年龄 20~40 岁,女性多见。该病病因未明,可能与遗传、内分泌、感染、免疫异常和一些环境因素有关。临床主要表现为蝶形红斑、发热、疲乏无力、关节痛,以及多系统损害和体重下降,可引起各系统的急、慢性炎症及组织坏死,如狼疮肾炎、溶血性贫血、淋巴细胞减少症和血小板减少症等。

二、主要临床表现

1. 全身症状　如发热、乏力、体重下降等。
2. 皮肤和黏膜损害　一般分为特异性和非特异性两类。①特异性皮损:有蝶形红斑、皮肤红斑狼疮、盘状红斑;②非特异性皮损:光过敏、脱发、口腔溃疡、皮肤血管炎(紫癜)、色素沉着或脱失、网状青斑、雷诺现象、荨麻疹样皮疹等。
3. 骨骼肌肉　表现有关节痛、关节炎、关节畸形(10%X 线有破坏)及肌痛、肌无力、无血管性骨坏死、骨质疏松。
4. 心脏受累　可有心包炎,心肌炎,冠状动脉炎少见。主要表现为胸痛、心电图异常和心肌酶升高。
5. 呼吸系统受累　胸膜炎、胸腔积液、肺间质病变、肺栓塞、肺出血和肺动脉高压均可发生。
6. 肾脏受累　表现为肾炎或肾病综合征。早期肾功能可正常,后期可出现尿毒症。
7. 神经系统受累　可有抽搐、精神异常、器质性脑综合征包括器质性遗忘/认知功能不良,痴呆和意识改变,其他可有无菌性脑膜炎,脑血管意外,横贯性脊髓炎和狼疮样硬化,以及外周神经病变。
8. 血液系统受累　可有贫血、白细胞计数减少、血小板减少、淋巴结肿大和脾大。
9. 消化系统受累　可有食欲缺乏、恶心、呕吐、腹泻、腹水、肝大、肝功异常及胰腺炎等。
10. 其他　可以合并甲状腺功能亢进或低下、干燥综合征等疾病。
11. 狼疮危象　当出现神经精神症状,皮疹皮损加重,血管炎、关节炎、肌炎、尿路系统、血液系统等改变加重时考虑狼疮危象即急性危及生命的重症 SLE。

三、识别与鉴别诊断

SLE 的诊断主要依靠临床表现、自身抗体检测等实验室检查、组织病理学和影像学检查。

（一）识别

1. 主要临床表现　蝶形红斑、发热、疲乏无力、关节痛等。

2. 辅助检查

血常规检查：其他疾病不能解释的白细胞计数减少、血小板降低，也可伴有贫血。

尿液分析：出现蛋白尿、血尿、细胞和颗粒管型。

红细胞沉降率（血沉）：在 SLE 活动期增快。

生物化学检查：可发现肝、肾异常。

自身抗体：是确诊 SLE 的金指标，主要有抗核抗体（ANA）、抗双链脱氧核糖核酸（抗dsDNA抗体）抗体、抗 Sm 抗体、抗磷脂抗体等阳性。

皮肤活检和肾活检对于诊断 SLE 也有很大的帮助。

3. 临床诊断标准　采用新的分类标准，2009 年系统性红斑狼疮国际临床协助组（Systemic Lupus International Collaborating Clinics，SLICC）优于 1997 年美国风湿病学会（American College of Rheumatology，ACR）。见表 7-1。

表 7-1　2009 年 SLICC 关于 SLE 的分类标准

临床标准	免疫学标准
1. 急性或亚急性皮肤型狼疮	1. ANA 阳性
2. 慢性皮肤型狼疮	2. 抗 ds-DNA 抗体阳性（ELISA 方法需要 2 次阳性）
3. 口鼻部溃疡	3. 抗 Sm 抗体阳性
4. 脱发	4. 抗磷脂抗体阳性　狼疮抗凝物阳性或梅毒血清学实验假阳性或高水平阳性的抗心磷脂抗体或 β_2 糖蛋白 I 阳性
5. 关节炎	5. 补体降低　C3、C4 或 CH50
6. 浆膜炎、胸膜炎和心包炎	6. 直接抗人球蛋白试验（Coombs 试验）阳性（无溶血性贫血）
7. 肾脏病变　24 小时尿蛋白>0.5g 或有红细胞管型	
8. 神经病变　癫痫、精神病、多发性单神经炎、脊髓炎、外周或颅神经病变、急性精神混乱状态	
9. 溶血性贫血	
10. 至少一次白血病减少（<$4×10^9$/L）或淋巴细胞减少（<$1×10^9$/L）	
11. 至少一次血小板减少（<$100×10^9$/L）	

确诊标准:满足上述 4 项标准,包括至少 1 项临床标准和 1 项免疫学标准;或肾活检证实狼疮肾炎,同时 ANA 阳性或抗 ds-DNA 抗体阳性。

（二）鉴别诊断

有发热、皮疹的应与皮肌炎、成人斯蒂尔病（AOSD）、系统性血管炎、感染性疾病及肿瘤性疾病等相鉴别;以关节炎为主的应与类风湿关节炎、急性风湿热等相鉴别;以肾脏受累为主的应与原发性肾小球疾病相鉴别。

四、紧急处理及转诊

（一）转诊

1. 确诊 SLE 患者出现急症时,需要紧急转诊。这些急症包括:SLE 脑病、激素脑病、合并严重感染。其中严重感染是最常见的死因及病情恶化的主要因素,肺炎、肾盂肾炎及败血症是最常见的并发症,需要积极控制感染和治疗并发症。易感染的原因与长期接受免疫抑制剂、尿毒症及疾病本身免疫功能低下有关。当出现神经精神症状,皮疹皮损加重,血管炎、关节炎、肌炎、尿路系统、血液系统等改变时考虑疾病活动需要积极处理和转诊。当以上症状严重时考虑狼疮危象即急性危及生命的重症 SLE,需要维持生命体征及时转诊。

2. 无 SLE 患者出现如下情况建议尽快到综合医院进行筛查:长期发热,特别是伴有关节痛、皮疹等的发热患者;青年、中年女性面部皮疹,光过敏;原因不明的关节痛;出现多系统功能障碍等。

（二）处理

SLE 通常不会在社区卫生服务中心确诊或初始治疗。全科医生的主要职责是按照专科医生的意见对 SLE 患者进行维护性治疗以及病情观察。SLE 患者的治疗包括:

1. 药物治疗 ①非甾体类抗炎药（NSAIDS）和②糖皮质激素为主要治疗;③抗疟药:氯喹或羟基氯喹,对皮疹、低热、关节炎、胸膜炎和心包炎及合并干燥综合征者有效;④免疫抑制剂:环磷酰胺（CTX）、硫唑嘌呤、甲氨蝶呤（MTX）、环孢素 A（CSA）、长春新碱等。

2. 其他治疗 大剂量免疫球蛋白冲击,血浆置换,适用于重症患者,常规治疗不能控制或不能耐受,或有禁忌证者。

3. 狼疮肾炎的治疗 ①糖皮质激素;②免疫抑制剂;③血浆置换与免疫吸附;④大剂量免疫球蛋白冲击治疗适用于活动性狼疮肾炎（LN）,免疫功能低下合并感染者;⑤其他如抗凝剂等。肾功能不全者可行透析治疗。

五、转诊及注意事项

转运中密切监测体温、呼吸、心率、血压、尿量、肤色等生命体征。注意降温和予以必要的生命支持治疗。

六、系统性红斑狼疮患者管理的注意事项

SLE 患者的日常治疗包括心理及精神支持、避免日晒或紫外线照射。避免使用诱发 SLE 加重的药物,常见有:青霉素类、头孢菌素类、磺胺类、雌激素、普鲁卡因胺、苯妥英钠等。

第二节　大 动 脉 炎

一、定　　义

大动脉炎(takayasu arteritis,TA)是指主动脉及其主要分支的慢性非特异性炎性疾病,可引起不同部位动脉狭窄、闭塞,少数可导致动脉扩张或动脉瘤。其中以头臂血管、肾动脉、胸腹主动脉及肠系膜上动脉为好发部位,常呈多发性,因病变部位不同而临床表现各异。本病多发于30岁以内的年轻女性,病因未明,被认为是自身免疫性疾病。

二、临 床 表 现

可有全身不适、易疲劳、发热、食欲不振、多汗、体重下降等全身症状和血管狭窄或闭塞后组织或器官缺血症状。常见类型有:①头臂动脉型(主动脉弓综合征);②胸腹主动脉型;③主肾动脉型;④肺动脉冠状动脉型;⑤广泛型。出现相应血管狭窄或闭塞的症状体征。

颈动脉、椎动脉狭窄和闭塞,可有不同程度的脑缺血以及头晕、头痛、记忆力减退、视力减退等症状;脑缺血严重者可有反复晕厥,抽搐,失语,偏瘫或昏迷。累及肢体动脉引起上、下肢缺血可出现单侧或双侧肢体无力、发凉、酸痛、麻木甚至肌肉萎缩,间歇性跛行等。相应动脉搏动减弱或消失(无脉征)和收缩期血管杂音,血压不对称。患者上下肢血压相差>20mmHg时提示主动脉有狭窄。主动脉、肾动脉狭窄时高血压为重要的临床表现,尤以舒张压升高明显。大部分患者可于脐上部位闻及高调的收缩期杂音。冠状动脉受累者少见,一旦受累,有心肌缺血或心肌梗死的表现,后果严重。

三、识别与鉴别诊断

(一)识别

1. 临床诊断　40岁以下女性,具有下列表现一项以上者,应怀疑本病。①单侧或双侧肢体出现缺血症状,动脉搏动减弱或消失,血压降低或测不出;②脑动脉缺血症状,颈动脉搏动减弱或消失,颈部血管杂音;③近期出现的高血压或顽固性高血压,伴有上腹部二级以上高调血管杂音;④不明原因低热,背部脊柱两侧或胸骨旁、脐旁等部位或肾区可闻及血管杂音,脉搏有异常改变;⑤无脉及有眼底病变。

2. 辅助检查　血沉、C反应蛋白、抗"O"、白细胞、球蛋白会升高,但特异性差。抗内皮细胞抗体(AECA)及抗主动脉抗体阳性对诊断有一定帮助。胸部X线会发现主动脉扩张膨隆等。眼底检查可见缺血的眼底改变如视网膜脉络膜炎,网膜、玻璃体积血,甚至视盘周围动静脉花冠状吻合。超声可探及主动脉及分支狭窄、闭塞、扩张等改变。血管CTA、MRA、血管造影可确定血管病变的部位程度。

3. 诊断标准　见表7-2和表7-3。

表7-2　1990年美国风湿病学会(ACR)关于大动脉炎的诊断标准

诊断条目	内容
1. 发病年龄	出现大动脉炎相关症状的年龄<40岁
2. 四肢跛行	活动四肢特别是上肢时肌肉疲乏和不适感加重

续表

诊断条目	内容
3. 肱动脉搏动减弱	一侧或双侧肱动脉搏动减弱
4. 血压差异>10mmHg	双侧上臂收缩压相差>10mmHg
5. 锁骨下动脉或主动脉杂音	一侧或双侧锁骨下动脉或腹主动脉听诊有血管杂音
6. 动脉血管异常	除外动脉硬化和纤维肌营养不良所致的主动脉、主动脉主要分支或上下肢近心端的大动脉的节段性狭窄或闭塞

注:符合上述 6 项中的 3 项者可诊断本病。其敏感性和特异性分别是 90.5%和 97.8%

表 7-3　2006 年欧洲抗风湿病联盟(EULAR)和儿科风湿病学会(PRCS)关于大动脉炎的诊断标准

诊断条目	内容
必要标准	常规血管造影,计算机断层扫描血管造影(CTA)或磁共振血管造影(MRA)证实的主动脉或其主要分支血管异常
其他标准	1. 动脉搏动减弱或四肢跛行
	2. 四肢血压差别超出正常标准(>10mmHg)
	3. 主动脉或其主要分支的血管杂音
	4. 收缩压、舒张压>95 百分位数
	5. 急性时超反应产物升高(ESR 或 CRP)

注:在必要标准前提下满足其他标准中至少 1 条可诊断本病

(二)鉴别诊断

红细胞沉降率和 C 反应蛋白,是反映病变活动的一项重要指标。血沉增快多提示疾病活动期。

影像学表现:①眼底检查:眼底的改变为一种特异性改变;②超声:可探查主动脉及其分支有无狭窄或闭塞,了解肢体血流情况;③CTA 检查:可明确主动脉及各分支受累情况,是确诊的无创检查方法;④血管造影:作为确诊和治疗的有创检查方法。冠状动脉造影可明确冠状动脉狭窄的部位和程度。

本病与先天性主动脉狭窄,肾动脉纤维肌性结构不良,动脉粥样硬化、血栓闭塞性脉管炎(Buerger 病)及白塞病等相鉴别

四、紧急处理和转诊注意事项

大动脉炎通常不会在社区卫生服务中心确诊或初始治疗。全科医生的主要职责是按照专科医生的意见对大动脉炎患者进行维护性治疗以及病情观察。

当大动脉炎出现相应器官缺血加重时需要进一步诊断和治疗。出现并发症如脑出血、心力衰竭、心肌梗死,主动脉瓣关闭不全、肾功能衰竭、失明等时需要紧急处理和及时转诊,脑出血是最常见的死亡原因,其次为心力衰竭和肾衰。注意对这些并发症的救治。

对活动期的患者应积极转诊。活动期患者可用泼尼松 1mg/(kg·d),病情好转后递减至病情稳定,5~10mg/d 维持。单用激素疗效欠佳者可以合用免疫抑制剂。

对疑似大动脉炎患者应转诊到综合医院确诊。

五、大动脉炎患者的管理注意事项

大动脉炎是一种全身性疾病，应该以内科治疗为基础。20%有自限性。激素为主要治疗药物。尤其对早期或活动期患者效果较好。控制感染和并发症的治疗，阻止病情发展。激素联合免疫抑制剂可改善预后，免疫抑制剂有甲氨蝶呤（MTX），环磷酰胺（CTX），硫唑嘌呤，雷公藤总苷等；扩血管药物改善脑和肢体血运；抗血小板药物拜阿司匹林和抗高血压等药物治疗。

（陈凤英）

第八章

血液系统重症

第一节 重型贫血

一、定 义

重型贫血(severe anemia)即根据贫血严重度划分标准,指人体外周血血红蛋白浓度低于60g/L。

二、主要临床表现

贫血的临床表现与以下五个因素有关:病因、携氧能力下降程度、血容量下降程度、发生贫血的速度以及各系统对贫血的代偿和耐受能力。

1. 神经系统 眩晕、晕厥、头痛、耳鸣、眼花、萎靡、失眠、多梦、记忆力减退、注意力不集中。
2. 皮肤黏膜 苍白多见,粗糙、无光泽,溃疡也可见,溶血性贫血可出现黄疸,某些造血系统肿瘤性疾病可并发皮肤绿色瘤等。
3. 呼吸系统 胸闷气短、端坐呼吸,合并感染时出现咳嗽、咳痰等。
4. 循环系统 心悸,病情较久者,可出现心律失常、心脏结构异常甚至心功能不全。
5. 消化系统 消化不良、腹胀、食欲下降、大便异常。
6. 泌尿系统 少尿、无尿,肾功能不全,甚至肾衰竭。
7. 血液系统 肝脾、淋巴结肿大。

三、识别与鉴别诊断

(一)识别

1. 病史 应详细询问原发疾病的症状、出血史、既往史、服药史、家族史、月经/生育史、饮食营养史、化学或放射物质接触史等。
2. 体征 检查内容包括生命体征、皮肤黏膜、巩膜、眼底、皮疹、舌苔、舌乳头、淋巴结、匙状甲、肝脾触诊、胸骨压痛、皮下肿物、神经系统等。
3. 实验室检查 血液学检查包括血常规、网织红细胞、外周血涂片,非血液学检查包括尿常规、粪便常规+大便潜血试验、血生化、血型、心电图等。条件允许的社区,必要时可完善骨髓检查。
4. 识别社区临床工作中,一般根据病史、体格检查、血常规结果即可作出重型贫血的诊断。

（二）鉴别诊断

临床上，引起贫血的原因众多。鉴别也较复杂，下面就常见的几种贫血进行鉴别。

1. 缺铁性贫血   多因机体对铁的需求与供给失衡，导致体内贮存铁耗尽，继之红细胞内铁缺乏所致。临床中最常见的小细胞低色素性贫血，外周血涂片见红细胞体积小，中央淡染区扩大，铁代谢异常。根除病因，补足铁后贫血明显改善。另外，血清铁蛋白浓度可较准确地反映体内铁储存量。如高度怀疑缺铁性贫血，而条件不允许，可试行补铁治疗，需特别注意部分患者因对铁吸收不良及合并慢性疾病的患者，对铁剂治疗无反应。

2. 巨幼细胞性贫血   叶酸或维生素 B_{12} 缺乏或影响核苷酸代谢的药物导致细胞核脱氧核糖核酸合成障碍所致。恶性贫血、胃大部切除术后及克隆恩病易发生维生素 B_{12} 缺乏，孕妇、营养不良、酒精中毒及苯妥英钠治疗后易发生叶酸缺乏，如有以上病史应考虑巨细胞性贫血可能。血常规多提示大细胞性贫血，血涂片见红细胞大小不等、中央淡染区消失。叶酸或维生素 B_{12} 治疗一周左右网织红细胞上升，考虑叶酸或维生素 B_{12} 缺乏，继续补充后贫血症状改善，血象恢复正常。

3. 溶血性贫血   由于红细胞遭到破坏，寿命缩短，超过骨髓造血的代偿能力所致。急性失血多表现为正细胞性贫血，勿遗漏腹膜后出血、妇科黄体破裂、宫外孕等隐匿性病因。溶血性贫血诊断一般依靠溶血相关症状如黄疸、体征、家族史及有价值的辅助检查包括血清间接胆红素、结合珠蛋白水平等即可诊断。溶血性贫血病因诊断多需要特异性检查，需转诊上级医院进一步明确。

4. 再生障碍性贫血   主要表现为骨髓造血功能低下，全血细胞减少和贫血、出血、感染综合征，血常规、骨髓检查/活检及免疫机制检查有助于诊断，免疫抑制剂治疗有效。血常规表现全血细胞减少，正细胞正色素性贫血，网织红细胞百分数多在 0.005 以下，且绝对值 $<15 \times 10^9/L$。骨髓象示多部位骨髓增生重度减低，粒、红系及巨核细胞明显减少且形态大致正常，淋巴细胞及非造血细胞比例明显增高，骨髓小粒皆空虚。骨髓活检提示造血组织均匀减少。CD4+/CD8+降低，Th1/Th2 升高，血清 IL-2、IFN-γ、TNF 水平增高；骨髓细胞染色体核型正常，骨髓铁染色贮铁增多，中性粒细胞碱性磷酸酶染色强阳性；溶血检查均阴性。

5. 白血病   是一种克隆性起源的多能干细胞或早期的祖细胞突变引起的造血系统恶性肿瘤。多由于白细胞系列细胞异常肿瘤性增殖在体内各组织、器官广泛浸润，外周血白细胞存在质和量的异常，红细胞和血小板数减少，导致贫血、出血、感染和浸润等。血常规、骨髓常规及活检有助于诊断。对症治疗效果不佳，化学治疗、免疫抑制剂、骨髓移植等治疗有效。

6. 其他贫血   如造血组织以外的恶性肿瘤晚期引起的贫血，多因放化疗引起骨髓移植、癌骨髓转移、患者免疫力低下继发感染、营养不良等综合因素所致。除贫血表现外，可有原发疾病的表现及晚期恶病质等表现，不同系统肿瘤特异性体征及辅助检查有助于诊断。

四、紧急处理

重型贫血可引起休克、重要脏器功能衰竭。因此，在监测生命体征、维持水电解质紊乱、监测心电图等的同时，积极对症治疗。

1. 输血有条件者配型输血，需注意的是再生障碍性贫血引起的重型贫血，输血时应防止输血过多。

2. 保护重要脏器功能如心、脑、肾等。

3. 控制出血用促凝血药（止血药），如酚磺乙胺（止血敏）等；抗纤溶药，如氨基己酸（泌尿生殖系统出血患者禁用）；女性子宫出血可肌注丙酸睾酮；血小板减少引起的严重出血输浓缩血小板。

4. 预防感染如再生障碍性贫血表现为感染性发热，应尽早作细菌培养和药敏试验，并用广谱抗生素治疗；细菌培养和药敏试验结果回报后改换敏感窄谱的抗生素。

5. 其他如病情危急，社区无法处理，应紧急转诊。

五、转诊及注意事项

（一）指征

1. 急性发生的失血性贫血。

2. 短期内发生的中重度贫血，病因不明者。

3. 重度贫血影响心肺等重要脏器功能者。

4. 继发性贫血，原发病未能控制者。

5. 需要特殊治疗的贫血主要有以下 3 种：①大量输血后继发血色病；②贫血合并心、肾衰竭；③怀疑贫血为肿瘤导致，需要特殊治疗。

6. 未能明确诊断者。

（二）注意事项

1. 突发心搏骤停，立即行心肺复苏；联系上级医院，准备接诊。

2. 生命体征不平稳者，如意识障碍、低血压、高血压、心律失常等，参照相关章节给予吸氧、开放气道及静脉通路等处理，并监测生命体征，同时呼叫"120"；联系上级医院，准备接诊。

3. 生命体征平稳患者，可自行到上一级医院就诊。

六、重症贫血管理注意事项

对社区就诊的重症贫血患者，要积极寻找病因，如条件不允许，及时转诊后定期追踪患者病情，根据病因对患者进行日常管理宣教。对于查不到病因及慢性病需长期服药的患者需告知药物的副作用及长期使用的注意事项。

（任菁菁　邱　艳）

第二节　过敏性紫癜

一、定　　义

过敏性紫癜（anaphylactic purpura）又称亨-舒综合征（henoch-schonlein syndrome, henoch-schonlein purpura, HSP），是以小血管炎为主要病变的系统性血管炎，也是儿童时期最常见的血管炎之一。临床特点为血小板不减少性紫癜，常伴关节肿痛、腹痛、便血、血尿和蛋白尿，可发生于所有年龄段儿童，最小病例报道为 6 个月患儿，但多见于 2~6 岁，75%患者小于 8 岁，90%患者小于 10 岁。男孩多于女孩，一年四季均有发病，以春秋二季居多。

二、主要临床表现

多为急性起病，首发症状以皮肤紫癜为主，少数病例以腹痛、关节炎或肾脏症状首先出现。起病前1~3周常有上呼吸道感染史,可伴有低热、食欲不振、乏力等全身症状。

1. 皮肤紫癜　是 HSP 诊断的必需条件。反复出现皮肤紫癜为本病特征,多见于四肢和臀部,对称分布,伸侧较多,分批出现,面部及躯干较少。初起呈紫红色斑丘疹,高出皮面,压之不褪色,数日后转为暗紫色,最终呈棕褐色而消退。少数重症患儿紫癜可融合成大疱伴出血性坏死,也可出现针尖样出血点。部分病例可伴有荨麻疹和血管神经水肿。皮肤紫癜一般在4~6周后消退,部分患儿间隔数周、数月后又复发。

2. 胃肠道症状　约见于 2/3 的病例。由血管炎引起的肠壁水肿、出血、坏死或穿孔是产生肠道症状及严重并发症的主要原因。一般以阵发性剧烈腹痛为主,常位于脐周或下腹部。部分患儿可有黑便或血便,偶见并发肠套叠、肠梗阻或肠穿孔者。

3. 关节症状　约 1/3 的病例可出现膝、踝、肘、腕等大关节肿痛,活动受限。关节腔有浆液性积液,但一般无出血,可在数日内消失,不留后遗症。

4. 肾脏症状　30%~60% 的病例有肾脏受损的临床表现。肾脏症状轻重不一、发生时间不一,且与肾外症状的严重度无一致性关系。多数患儿出现血尿、蛋白尿和管型尿,伴血压增高和水肿,称为紫癜性肾炎;少数呈肾病综合征表现。大多能完全恢复,少数发展为慢性肾炎,死于慢性肾衰竭。

5. 其他表现　偶可发生身体其他部位出血、心肌炎、心包炎、喉头水肿等。

三、识别与鉴别诊断

(一)识别

1. 病史　询问起病前有无诱因(尤其是有无呼吸道感染病史)、皮疹演变情况、皮疹特点、伴随症状(尤其是有无消化道、肾脏受累表现)、既往有无类似表现等。

2. 体征　生命体征、精神状态、皮肤紫癜分布情况、皮疹是否突出平面、压之是否褪色、有无其他部位出血点、腹部体征、关节有无红肿、有无腰部叩击痛等。

3. 辅助检查　无特异性诊断试验,以下诊断有助于了解病程和并发症:周围血象:白细胞正常或增加,中性粒细胞和嗜酸性粒细胞可增高;除非严重出血,一般无贫血。血小板计数正常甚至升高,出血和凝血时间正常;尿常规:可有红细胞、蛋白、管型,重症有肉眼血尿;大便隐血试验阳性;血沉轻度增快;腹部超声波检查有利于早期诊断肠套叠;CT 检查多在腹部 X 线及 B 超检查有疑问时适用。对怀疑有肠套叠的 HSP 患者中,慎用钡剂或空气灌肠检查,以免加重炎症,导致肠穿孔;头颅 MRI 对有中枢神经系统症状的患儿可予确诊,肾脏症状较重或迁延者可行肾穿刺以了解病情,给予相应治疗。

4. 诊断　2006 年欧洲抗风湿病联盟(EULAR)和欧洲儿科风湿病学会(PReS)制定了儿童血管炎新的分类。HSP 诊断标准:可触及皮疹(必要条件)伴以下任何 1 条:①弥散性腹痛;②任何部位活检示 IgA 沉积;③关节炎/关节痛;④肾脏受损表现[血尿和(或)蛋白尿]。

结合病史、体征及辅助检查,典型病例诊断不难。但皮疹并不是所有患儿的主诉,有30%~43% 的患儿以关节痛或腹痛起病,可长达 14 天无皮疹,若临床表现不典型,必要时可行皮肤等部位活检以明确诊断。

(二)鉴别诊断

若临床表现不典型,需与特发性血小板减少性紫癜、风湿性关节炎、败血症、其他肾脏疾病和外科急腹症等鉴别。

1. 特发性血小板减少性紫癜　根据皮疹形态、分布及血小板数量一般不难鉴别。血管神经性水肿常见于过敏性紫癜而不见于血小板减少性紫癜。

2. 败血症　脑膜炎双球菌血症、亚急性细菌性心内膜炎以及其他败血症均可出现紫癜,需鉴别,其所致紫癜是由于血栓形成,中心有坏死。但患儿多急骤起病,病情危重,血培养常阳性。

3. 肾脏症状表现突出时,应与急性肾小球肾炎鉴别,慢性肾脏损害的患儿,需询问既往是否患过过敏性紫癜。

4. 外科急腹症　在皮疹出现以前,如有急性腹痛者,应注意与外科急腹症鉴别。出现血便时,需与肠套叠或梅克尔憩室相鉴别。过敏性紫癜以腹痛为最早期表现,主要症状者大多见于年长儿。对于儿童时期出现急性腹痛者,应考虑过敏性紫癜的可能,需对皮肤、肾脏、关节作全面检查。

四、紧 急 处 理

HSP 是自限性疾病,多数在 8 周内可以痊愈。皮疹通常是自限性的,且无长期性损害,很少需要治疗,不推荐糖皮质激素用于皮疹的治疗,但有报道糖皮质激素用于皮肤疱疹和坏死性皮疹治疗有效。

1. 一般治疗卧床休息,积极寻找和去除致病因素,如控制感染、补充维生素等。主要是对症治疗,如有荨麻疹或血管神经性水肿时,应用抗组胺药物和钙剂。非甾体类抗炎药可用来缓解患儿关节痛。消化道出血时应禁食,可静脉滴注西咪替丁,每日 $20\sim40mg/kg$,必要时输血。

2. 糖皮质激素和免疫抑制剂　胃肠道症状是 HSP 最常见症状,糖皮质激素应用可缩短腹痛病程。建议对有腹痛症状者推荐采用口服泼尼松治疗,$1\sim2mg/(kg\cdot d)$(儿童最大剂量 60mg/d)$1\sim2$ 周,后 $1\sim2$ 周减量。胃肠症状较重者不能口服患儿,推荐静脉使用糖皮质激素:一般剂量为氢化可的松琥珀酸钠 $5\sim10mg/(kg\cdot次)$,根据病情可间断 $4\sim8$ 小时重复使用,或甲泼尼龙 $5\sim10mg/(kg\cdot d)$[病情严重者如肠系膜血管炎大量出血者给予冲击治疗剂量可达 $15\sim30mg/(kg\cdot d)$,最大剂量小于 1000mg/d,连用 3 天,必要时 $1\sim2$ 周后重复冲击 3 天]或地塞米松 $0.3mg/(kg\cdot d)$,严重症状控制后应改为口服糖皮质激素,并逐渐减量,总疗程推荐 $2\sim4$ 周,注意疗程不宜过长。

血管神经性水肿、关节炎及急性器官血管炎患者,也推荐采用静脉一般剂量糖皮质激素治疗,严重器官血管炎给予冲击治疗剂量。但糖皮质激素在阻止肾炎发生中的作用研究结论不一致。

激素依赖 HSP 患者可应用环孢素 A 治疗。但目前环孢素 A 在 HSP 中的治疗有效性尚有争论。其他免疫抑制剂如硫唑嘌呤、咪唑立宾、他克莫司等文献报道常用于严重紫癜性肾炎的治疗,对肾脏外症状的有效性尚不确定。国内使用雷公藤制剂治疗反复发作 HSP,发现可减少紫癜发作、改善胃肠道症状及预防肾损害的作用,但由于缺乏证据较高的研究,确切疗效仍有待于进一步证实,还应注意儿童使用的安全性。

3. 肝素、双嘧达莫、阿司匹林治疗相关临床研究较少,不作常规推荐。

4. 中成药　如贞芪扶正冲剂、复方丹参片、银杏叶片,口服 $3\sim6$ 个月,可补肾益气,活血化瘀。

五、转诊及注意事项

(一) 指征
出现下列任意一种情况时,均需考虑转诊。

1. 皮肤疱疹和坏死性皮疹。

2. 消化道和肾脏受累时。

3. 血管神经性水肿、关节炎、神经系统受累及其他急性器官血管炎。

4. 妊娠状态。

5. 不能确诊时。

（二）注意事项

1. 出现消化道大出血　注意密切观察出血量、神志精神状态、生命体征、皮温、尿量等，防止窒息，积极补充血容量。同时呼叫"120"转诊；联系上级医院，准备接诊。

2. 突发心搏骤停，即行心肺复苏，同时呼叫"120"转诊；联系上级医院，准备接诊。

3. 生命体征平稳患者，可自行到上级医院就诊，但应告知注意事项。

六、过敏性紫癜患者管理注意事项

目前认为上呼吸道感染是 HSP 发生的触发因素，另有文献报道某些药物（如抗生素）也可能诱发 HSP，所以尽量避免感染、关注药物不良反应。积极控制口腔、耳鼻喉感染，对于反复出现扁桃体感染者进行扁桃体切除术，对皮疹反复发作及紫癜性肾炎的治疗亦有效。建议对尿液分析正常患儿至少随访半年，随访半年后尿液检查无异常者少见长期肾损害发生，6 个月后尿液检查仍异常者需继续随访 3~5 年。

（任菁菁　秦红莉）

第九章

神经系统重症

第一节　急性脑血管病

急性脑血管病是指各种原因导致急性起病的引起脑血管循环障碍的疾病。临床起病急,病情重,致死率和致残率较高,需快速识别和处理,以挽救生命,减少致残率。本章主要介绍社区常见的短暂性脑缺血发作、脑梗死、脑出血、蛛网膜下腔出血等疾病。

一、短暂性脑缺血发作

（一）定义

短暂性脑缺血发作(transient ischemic attack,TIA)是指颅内动脉病变引起的一过性或短暂性血液供应不足,临床表现为局灶性脑或视网膜功能障碍,一般持续10~15分钟,多在1小时内恢复,不超过24小时,每次发作时的表现基本相似。不遗留神经功能缺损症状和体征。但TIA可反复发作,是卒中发生的前兆。

（二）主要临床表现

TIA的临床表现多取决于受累血管的分布,包括颈内动脉系统和椎-基底动脉系统。

1. 颈内动脉系统TIA　多表现为单眼(病变侧)或大脑半球(病变对侧)受损的症状。病变侧单眼一过性黑矇或失明,特别是突发无痛性黑矇并在5~10分钟缓解,多提示颈内系统TIA。病变对侧大脑半球可有发作性肢体瘫痪(单瘫、偏瘫)、面瘫、偏身感觉障碍,或者出现发作性失语、失读、认知行为改变、Horner征等。

2. 椎-基底动脉系统TIA　通常表现为眩晕、恶心、呕吐,也可出现共济失调、平衡障碍、构音障碍和吞咽困难、交叉性运动和(或)感觉障碍、异常的眼球运动、复视、视力障碍或视野缺损、跌倒发作,甚至意识障碍等。

（三）识别与鉴别诊断

1. 识别

(1)病史:详细询问有无典型的发作性局灶性神经功能缺损的病史,其重点包括:临床症状特点为突发、短暂、刻板,多为10~15分钟,常在24小时内恢复;发作时有局灶性神经功能缺损,缓解后无神经系统体征;一般不伴头痛等颅高压表现。

(2)体征:进行神经系统查体,检查有无局灶性神经系统缺损体征。注意体温、呼吸、脉搏、血压等生命体征。

(3)识别:TIA识别主要依据病史。对于中老年人,有明确的发作性局灶性神经功能缺损的表现(椎-基底动脉系统),持续时间短、24小时可恢复,发作间期查体无神经系统阳性体征,应高度考虑此诊断。

2. 鉴别诊断　TIA 因其发作性的特点,要与神经系统发作性疾病相鉴别,主要依靠详细明确的病史鉴别。

(1)晕厥:临床意识丧失常见的病因,一过性全脑广泛供血不足导致的短暂的意识丧失。典型的症状是发作前多有面色苍白、头晕、恶心、上腹部不适等前驱症状。发作时突然倒地,恢复迅速,一般几秒钟至几分钟,不遗留后遗症。应与椎-基底动脉系统 TIA 引起的跌倒发作相鉴别,后者也可出现双下肢无力而倒地,但整个过程意识清楚。晕厥多有情绪紧张、疼痛等诱因,也为鉴别点。

(2)癫痫的部分性发作:不是癫痫大发作,而仅表现局部口角、肢体抽动或者麻木或针刺感等,临床症状鉴别点主要是局部抽动、一般持续时间较 TIA 更短。如怀疑时,可建议转诊上级医院明确诊断。如问诊时发现既往有癫痫发作需重点鉴别。

(3)梅尼埃病:椎-基底动脉系统 TIA 出现的眩晕应与此相鉴别。以发作性眩晕为主要临床表现,多伴耳鸣、面色苍白、大汗、恶心、呕吐等症状,查体可有听力减退、眼球震颤等。但一般发作时间长,可大于 24 小时,多有复发性。详细询问病史,依据发作时间、特点等可鉴别。

(4)低血压、低血糖、慢性硬膜下血肿等造成的意识障碍,也应与后循环 TIA 造成的意识障碍相鉴别,故临床接诊 TIA 的患者需注意生命体征,及时监测血压、血糖,询问有无外伤史等可鉴别。

(四) 紧急处理

TIA 是内科急症,临床一经识别,应尽早评估和干预。其治疗原则为尽快终止或减少 TIA 的发生频率,预防和阻止卒中的发生。

1. 多数 TIA 患者就诊时临床症状已消失,患者本身不重视,医生需及时提醒患者及家属其危险性,并安抚好患者,稳定患者情绪,与家属快速充分沟通,开启绿色通道,准备尽早转诊。

2. 注意监测生命体征,评估患者风险,给予吸氧,进行双上肢血压、随机血糖、心电图等检查,严密监测血压变化。

3. 如椎-基底动脉系统的 TIA,需注意意识状态、呕吐、跌倒发作等情况。建议患者取出义齿,平卧位,头偏向一侧,防止误吸和跌倒等意外的发生。

(五) 转诊

1. 指征

(1)如临床判断患者有发作性偏瘫、失语、眩晕等局灶性神经系统缺损症状时,需考虑 TIA 的可能,应尽早转诊至上级医院完善脑影像学检查和颅内外血管检查明确诊断并进行评估和治疗。

(2)如上述临床发作性症状发作时间大于 30 分,需尽快联系上级医院,汇报病情,呼叫"120"或"999"急救系统进行转诊,同时完善溶栓前病情评估。

(3)如上述临床发作性症状频繁、症状逐渐加重等,需警惕脑梗死的发生,立即联系"120"或"999"急救系统进行转诊,同时与上级医院及时充分沟通。

注意:虽然临床常用的 $ABCD_2$ 评分可对 TIA 进行危险分层(多认为>3 分,发生卒中的风险较高),但易遗漏大血管狭窄或合并房颤的患者,故建议只要临床怀疑 TIA 的患者,均应尽早转诊至上级医院进行专业的评估,及时诊治,防止卒中的发生。

2. 转诊注意事项

（1）转诊及时，当机立断，充分及时和上级医院沟通病情，保证转诊迅速畅通。

（2）转诊前，需注意意识状态、血压、心率等生命体征，观察发作频率、临床症状等情况。有条件的医院可给予吸氧、多功能监护等。

（3）对于有眩晕、呕吐、平衡障碍、吞咽障碍的患者建议搬运途中尽量减少病人晃动，病人应取平卧位，头偏向一侧，注意避免误吸，保持呼吸道通畅，确保无意外发生。

二、脑　梗　死

（一）定义

脑梗死（cerebral infarction），又称缺血性卒中，是指由于脑供血障碍造成缺血、缺氧而导致脑组织局灶性缺血性坏死或软化。脑梗死是卒中最常见的类型，约占 70% ~ 80%。

脑梗死是一个统称，包括由动脉粥样硬化、动脉炎、心源性栓塞、血压动力学异常等多种病因造成的局部脑组织坏死，引起相应的神经系统症状和体征。临床以动脉粥样硬化性血栓性脑梗死最为多见。

（二）主要临床表现

脑梗死的临床主要表现为持续的、不可逆的局灶性神经功能缺损的症状和体征，具体取决于梗死灶的大小、部位。大致可分为颈内动脉系统和椎-基底动脉系统的脑梗死。

1. 颈内动脉系统（前循环）脑梗死　可出现的临床症状：对侧肢体偏瘫、单瘫，对侧面、舌瘫，偏身感觉障碍，同向性偏盲等；病灶侧单眼一过性失明，Horner 征等；可伴有双眼向病灶侧凝视，优势半球可伴有失语、失写、失读、失算等，非优势半球可伴体象障碍、失用、失认等。

若梗死面积大，患者可出现不同程度的意识障碍、脑水肿等表现，严重可出现脑疝。少见双侧大脑前动脉均闭塞时出现双下肢瘫痪、尿失禁、强握等。

2. 椎-基底动脉系统（后循环）脑梗死　后循环脑梗死临床症状变异大，常见的表现有眩晕、呕吐、眼震、复视，共济失调，吞咽困难、声音嘶哑、饮水呛咳；同侧面神经、展神经、动眼神经麻痹，对侧交叉瘫和（或）感觉障碍或不自主运动；对侧视野同向性偏盲、象限盲、甚至全盲，可伴有视幻觉等；病灶同侧 Horner 征等；基底动脉主干闭塞病情迅速可出现昏迷、四肢瘫、延髓性麻痹、中枢性高热及呼吸、循环障碍等。

（三）识别与鉴别诊断

1. 识别

（1）病史：多在安静状态或睡眠中发病，临床症状为持续性偏瘫、失语等神经功能缺损症状，一般无意识障碍，但当发生脑干梗死或大面积脑梗死时可伴意识障碍。

（2）体征：进行神经系统查体，可见局灶性神经系统缺损体征。注意体温、呼吸、脉搏、血压等生命体征。

（3）识别：中老年患者多见，急性起病，多在安静状态下起病，症状在数小时或数天内可达高峰，临床表现为局灶性神经功能缺损的症状和体征，梗死范围与某一脑动脉的供应区域一致。

此类患者多有高血压、糖尿病等动脉粥样硬化的高危因素，发病前可有反复的 TIA 发作（心源性栓塞患者症状可在几秒钟至几分钟达到高峰，多有房颤等心脏病史和栓子来源）。结合典型的病史、体征可初步识别。

2. 鉴别诊断　脑梗死需与其他急性脑血管病或颅内病变相鉴别。

（1）脑出血：中老年伴有高血压病、动脉硬化病史的患者多见，急性起病，多在活动、情绪激动时发作，临床也表现为偏瘫、失语等局灶性神经系统缺损症状和体征，常伴头痛、恶心、呕吐等颅高压的表现及意识障碍。与一般脑梗死的鉴别主要表现在有无颅高压、意识障碍等表现。但是对于大面积脑梗死，也可出现类似脑出血的表现，需高度警惕。

（2）硬膜下血肿：多有外伤史，临床可表现为进行性肢体瘫痪、感觉障碍、失语等症状，可伴或不伴意识障碍、头痛、恶心、呕吐等颅高压表现。鉴别点为外伤史，起病较卒中慢。

（3）脑肿瘤：部分脑肿瘤可急性发作，引起局灶性神经功能缺损症状，易与脑梗死相混淆。

（四）紧急处理

脑梗死的治疗原则是尽早改善脑梗死区域的血液循环，减少缺血半暗带损伤，包括尽量解除血栓和增加侧支循环。因此，社区在接诊后的关键是迅速识别疑似脑梗死的患者并尽快送到医院，目的是为溶栓、机械取栓等血管内治疗的患者争取时间。

1. 临床疑似脑梗死就需立即转诊到上级医院，越快越好，建议 4.5 小时内，最长不超过 6 小时。

2. 问诊宜迅速准确，内容包括发病时间、现病史、既往史、近期用药史等。其中发病时间至关重要，应在医疗文书中明确记载。

3. 依患者病情，采取坐位或卧位，平卧时头需偏向一侧，保持气道通畅。

4. 密切监测生命体征，特别是血压、心率、指脉氧。发病 24 小时内对于血压极高的情况，急性期降压必须慎重，若血压收缩压>200mmHg，和（或）舒张压>110mmHg，或伴有严重的心功能不全、主动脉夹层、高血压脑病等可在严密监测的情况下缓慢降压。发病 24 小时至 7 天持续的高血压，可控制在收缩压≤185mmHg 或舒张压≤110mmHg 为安全。对于血压低的情况，建议积极寻找病因，可给予扩容措施。指脉氧低于 92%，应及时吸氧。

5. 监测心脏情况，描记心电图，并进行动态心电监测，及时发现有无脑卒中合并的急性心肌缺血、心肌梗死等。

6. 测血糖，明确目前有无低血糖情况。对于存在低血糖的患者，可依据低血糖的处理流程及时处理。

7. 建立静脉通路，给予 0.9%生理盐水静点，保持液路通畅。注意控制液体速度，防止心衰和大量输液。

8. 一般急性期不给予甘露醇、甘油果糖等治疗；除非临床已出现严重的脑水肿、颅内压明显增高时，可给予 20%甘露醇 125～250ml 静点，呋塞米 10～20mg 静推，甘油果糖 250～500ml 静点等降颅压。

（五）转诊

1. 指征

（1）如临床出现偏瘫、失语、眩晕等局灶性神经系统缺损症状，且持续不缓解时，需考虑脑卒中的可能，应尽早转诊至上级医院完善脑影像学检查和颅内外血管检查明确诊断并治疗。

（2）如上述临床症状发病时间小于 4.5 小时或 6 小时，需立即呼叫"120"或"999"急救系统进行转诊，同时联系上级医院，开通绿色通道，做好溶栓、动脉取栓等救治准备。

（3）如上述临床症状同时伴头痛、恶心、呕吐等颅高压表现或眩晕、平衡障碍、双眼凝视等后循环梗死的表现,应警惕脑疝的发生,在积极抢救的前提下,立即呼叫"120"或"999"急救系统进行转诊,同时与上级医院汇报病情,做好救治准备。

2. 转诊注意事项

（1）脑梗死的治疗时间窗很短,临床疑似急需立刻转诊,争分夺秒。

（2）转诊前应评估患者风险,多功能监护,监测生命体征。给予吸氧,保证呼吸道通畅,开通静脉通路。与患者及家属及时告知病情及预后,同时与上级医院及时汇报。

（3）转诊途中,建议平卧位需继续保持呼吸道通畅,头偏向一侧;密切注意意识状态、瞳孔有无变化,监测血压、心电、指脉氧等情况,必要时吸氧;保持液路通畅。

（4）如出现呼吸、心搏骤停,立即进行抢救,心肺复苏,气管插管等,不可延误。

（六）社区识别脑梗死的方法:

1. 在社区脑梗死的及早识别至关重要,若患者突然出现以下任一症状时应考虑脑梗死的可能:①一侧肢体(伴或不伴面部)无力或麻木;②一侧面部麻木或口角歪斜;③说话不清或理解语言困难;④双眼向一侧凝视;⑤一侧或双眼视力丧失或模糊;⑥眩晕伴呕吐;⑦既往少见的严重头痛、呕吐;⑧意识障碍或抽搐。

2. 急性脑卒中快速识别方法,"FAST"方法:

F(face):面部表情僵硬、麻木,一侧无力,或视觉出现障碍;

A(arm):肢体无力、肢体麻木、走路困难;

S(speech):口齿不清、词不达意;

T(time):时间是至关重要的。如果有上述三项中任何症状,请立即拨打急救电话"120",把握好最佳治疗时机。

脑卒中需尽早就医,将最大程度减少脑卒中所带来的伤害。

三、脑　出　血

（一）定义

脑出血(intracerebral hemorrhage,ICH)是指非外伤性脑实质内出血,占全部脑卒中的20%~30%,但致死率高于脑梗死。最常见的病因有高血压、动静脉畸形破裂、脑动脉瘤破裂、脑肿瘤等。

（二）主要临床表现

脑出血多在活动中或情绪激动时突然起病,表现为头痛、呕吐、不同程度的意识障碍,及局灶性神经功能缺损的症状和体征。其临床表现轻重差异很大,主要取决于出血部位和出血量的大小。依据症状、体征及时识别脑出血征象是对全科医生的考验。

1. **症状**　突发的头痛、恶心、呕吐等颅高压表现,多伴意识障碍,如嗜睡、昏迷等(出血量大或脑干出血则意识障碍多发,但出血量较小时或老年人可不敏感,需警惕);同时可有对侧肢体瘫痪、感觉异常、偏盲、复视、言语不能或含糊不清、大小便失禁、颈项强直等症状,多数患者血压升高,部分患者有癫痫发作、精神症状。

2. **体征**　常见的临床体征有偏瘫、失语、吞咽困难、构音障碍、偏身感觉障碍、偏盲、眼球凝视麻痹、尿便障碍、精神障碍等,及不同程度的意识障碍、病理反射阳性、脑膜刺激征阳性等。昏迷患者可有双侧瞳孔不等大或针尖样变化,多提示病情危重,死亡率高。少数患者无明显神经系统定位体征。

（三）识别与鉴别诊断

1. 识别

（1）病史：多在情绪激动或活动时发病，临床症状为持续性偏瘫、失语等局灶性神经功能缺损症状，多伴颅高压表现及不同程度的意识障碍。多有高血压病的既往史。

（2）体征：进行神经系统全面查体，可见局灶性神经系统缺损体征。注意神志、瞳孔、体温、呼吸、脉搏、血压等生命体征。

（3）识别：中老年患者，多在情绪激动或活动时发病，迅速出现偏瘫、失语等局灶性神经功能缺损症状、体征，可伴有头痛、呕吐等颅高压症状及意识障碍，应高度怀疑脑出血。

2. 鉴别诊断　脑出血需与其他急性脑血管病相鉴别。

（1）脑梗死：临床急性起病，表现为偏瘫、失语、偏身感觉障碍、共济失调等局灶性神经系统缺损症状和体征，但多在静态下起病，少有头痛、呕吐、昏迷等表现。但是极少数也在动态下起病，大面积脑梗死也可出现颅高压表现及意识障碍，故临床鉴别困难。需立即转诊，注意维持生命体征平稳。

（2）蛛网膜下腔出血：也多在活动状态下急性起病，有头痛、恶心、呕吐症状，脑膜刺激征明显，可伴有意识障碍。但发病人群以青壮年居多，较脑出血的头痛更加剧烈，脑膜刺激征更加明显。

（3）中枢神经系统感染：多有发热、头痛、恶心、呕吐等表现，伴或不伴偏瘫、失语等局灶性体征，发病前可有上呼吸道感染等病史。脑出血与之相比较发病更急，且发热或感染症状多在发病之后。

（4）对于突然昏迷且病史不明确者，需与酒精中毒、一氧化碳中毒、镇静催眠药物中毒、低血糖、肝性脑病等疾病相鉴别。注意问病史时鉴别。

（四）紧急处理

脑出血发病急，病情重，需及时安全转诊至上级医院，进一步诊治。其治疗原则主要是减轻脑水肿、调节血压、防止再出血，挽救生命。

1. 临床考虑脑出血的可能性，建议呼叫"120"或"999"急救系统尽快转诊，同时与上级医院及时沟通。

2. 需患者安静卧床，尽量减少搬动，头歪向一侧，及时清除口腔分泌物，取下义齿，松解衣领，保证呼吸道通畅；安抚患者，避免情绪激动使血压升高。

3. 监测血压、心电、指脉氧等生命体征。有缺氧现象或意识障碍，可给予吸氧。及时建立静脉通路或骨通路，保证液路通畅。

4. 脑出血患者多伴血压升高，需慎重平稳降压。①收缩压>200mmHg 或平均动脉压>150mmHg，需积极持续静脉降压，建议使用静脉泵，药物首选乌拉地尔、尼卡地平注射液等药物，密切监测血压；②收缩压>180mmHg 或平均动脉压>130mmHg，在降颅压的同时可使用静脉药物平稳降血压；③血压 170~200/100~110mmHg 时观察有无颅高压表现，可暂不降压，先应用脱水药物，密切观察，必要时再降压；④收缩压<165mmHg，舒张压<95mmHg，不需降压。降压需综合患者情况评定，依据临床表现调节降压速度，目前降压目标多选择 160/90mmHg 或平均动脉压 110mmHg。一定要密切监测血压变化，不可过快过低，以免导致脑灌注不足。

5. 密切观察患者的意识、精神状态、瞳孔大小及反射、呼吸、心跳等情况。瞳孔不等大时需警惕脑疝发生。若患者存在脑疝危险或脑疝时，及时给予 20%甘露醇快速静点；临床不建议应用激素降颅压。若患者出现过度的烦躁不安时，一定先查看有无尿潴留，综合分析原因，病情允许时可酌情选用小剂量镇静止痛药物。

6. 测血糖，明确目前有无低血糖或高血糖造成的昏迷。对于存在低血糖、高血糖的患者，依据相应疾病的紧急处理流程处理。

（五）转诊

1. 指征

（1）如临床出现偏瘫、失语等局灶性神经系统缺损症状，伴头痛、呕吐等颅高压症状，高度怀疑脑出血，应积极救治，联系"120"或"999"急救系统，尽早转诊至上级医院完善脑影像学检查明确诊断并及时寻找病因诊治。

（2）如已出现昏睡、昏迷等意识障碍，需密切观察瞳孔、呼吸等状况，及时抢救，立即呼叫"120"或"999"急救系统迅速转诊，同时及时联系上级医院，汇报病情，准备接诊。

2. 转诊注意事项

（1）脑出血病情进展迅速，致死率和致残率高，一经临床疑诊，需积极救治，及时联系上级医院，尽早转诊。并向家属及时告知病情和预后，并进行有效沟通。

（2）转诊前应评估患者风险，依据病情给予吸氧，保持液路通畅。密切观察患者的呼吸、心跳、意识等情况，监测血压、心电、指脉氧等情况。

（3）转诊途中，尽量减少患者头部的晃动，可轻轻托住头部和上半身；仍取平卧位，头偏向一侧，保持呼吸道通畅。如患者存在一侧肢体明显瘫痪，应取侧卧位，瘫痪侧肢体在上，避免挤压。

（4）如出现癫痫发作，依据癫痫紧急处理流程进行。如突然出现呼吸、心搏骤停等不可预测事件，立即给予气管插管、心肺复苏等抢救。

（六）社区识别脑出血的方法

1. 就诊患者如出现下列表现之一，均要考虑有脑出血的可能性 ①突发的头痛、恶心、呕吐；②口眼歪斜、口角流涎；③说话不清、吐字困难或听不懂别人的话；④眩晕、站立不稳；⑤眼部不适、视物模糊、眼球活动障碍、偏盲、瞳孔不等大；⑥一侧肢体无力或麻木、走路不稳或跌倒；⑦意识障碍或抽搐等。

2. 急性卒中的快速识别方法，FAST方法，参照"脑梗死"部分。

四、蛛网膜下腔出血

（一）定义

蛛网膜下腔出血（subarachnoid hemorrhage，SAH）包括原发性和继发性SAH。原发性SAH指脑底部或脑表面的病变血管破裂，血液直接流入蛛网膜下腔引起的一种临床综合征。继发性SAH指脑实质出血、脑室出血、硬膜外或硬膜下血管破裂，血肿穿破脑组织流入蛛网膜下腔。

（二）主要临床表现

SAH典型的临床表现为突发的剧烈头痛、呕吐和脑膜刺激征，伴或不伴意识障碍、局灶性神经功能缺损体征。

但临床上个体的表现差异很大，轻者可没有明显的临床症状、体征，重者可突然昏迷甚至死亡。典型的表现是突发异常剧烈全头痛，不能缓解或呈进行性加重，其始发部位与动脉瘤破裂部位有关。部分患者可出现精神症状，如谵妄、躁动、幻觉、表情淡漠、畏光等；还可表现动眼神经麻痹、失语、轻偏瘫、感觉异常、癫痫等。

临床可见颈强、Kerning 征、Brudzinski 征等脑膜刺激征阳性表现,以颈强直最多见。部分患者有玻璃体下片状出血、视盘水肿、视网膜出血、眼球活动障碍等;少数可见动眼神经麻痹、轻偏瘫等局灶性神经功能缺损体征。需注意,颈强直多在发病后数小时出现,部分患者玻璃体下片状出现在发病 1 小时内,可提示。

部分老年人可能出现头痛、脑膜刺激征等症状不典型,但精神症状突出,需高度注意防止疏漏。

(三)识别与鉴别诊断

1. 识别

(1)病史:青壮年多见,发病前多有情绪激动、剧烈运动等诱因,表现为突发剧烈的头痛、呕吐,可伴或不伴意识障碍、偏瘫、失语等表现。

(2)体征:进行神经系统查体,明确的脑膜刺激征。

(3)识别:突发的剧烈持续性头痛、呕吐、脑膜刺激征阳性,可伴或不伴意识障碍、局灶性神经系统体征,可高度怀疑 SAH。

2. 鉴别诊断　SAH 出血需与脑出血、脑膜炎等引起脑膜刺激征阳性的疾病相鉴别。

(1)脑出血:脑实质出血表现为偏瘫、失语、偏身感觉障碍等局灶性神经系统缺损症状和体征更明显。SAH 与之鉴别要点:SAH 头痛更剧烈,且脑膜刺激征多为阳性。如果脑出血破入脑室,与 SAH 鉴别困难,但处理原则一致,快速识别,迅速安全转诊。

(2)脑膜炎:病毒性、细菌性等多种病原体引起的脑膜炎均可出现头痛、呕吐、脑膜刺激征。但是其发病一般较 SAH 相对较缓,发病时即有发热、感染的征象。依据起病的疾病,有无感染征象等可初步鉴别。

(四)紧急处理

作为脑血管病的急症之一,社区紧急处理的重点是迅速识别和紧急安全转运。

1. 临床考虑有 SAH 的可能性,需立即呼叫"120"或"999"急救系统转诊,不可延误。

2. 社区紧急处理应立即让患者安静休息,绝对卧床,避免用力和情绪激动。给予密切监护,监测生命体征及神经系统体征变化,吸氧。

3. 注意保持呼吸道通畅　卧位时,头偏向一侧,防止呕吐、意识障碍造成的窒息,保持气道通畅。切忌头低脚高位。

4. 对于存在严重的烦躁、头痛、呕吐的患者,可给予镇静止痛止吐等药物对症处理,如地西泮镇静、甲氧氯普胺止吐、甘露醇降颅压、尼莫地平泵入、止痛药物等。考虑存在严重的颅高压,可给予甘露醇静点降颅压。

5. 密切监测血压、心电等,维持血压保证脑灌注且不可过高。一般不随意降压,建议保持收缩压不高于 160mmHg。如去除疼痛等诱因后收缩压 > 180mmHg 或平均动脉压 > 120mmHg 时,可在密切监测血压的情况下静脉应用短效降压药物,首选如尼卡地平、拉贝洛尔等。建议使用静脉泵,一定要密切监测血压变化,不可过快过低,以免导致脑灌注不足。注意心电监测密切监测有无出现心脏疾病。

6. 若存在痫性发作时,可给予地西泮、卡马西平或丙戊酸钠等药物短期应用,具体可参照癫痫紧急救治。

7. 建立静脉通路,保持液路通畅,维持生命体征平稳,尽快安全转运。

（五）转诊

1. 指征　临床突发持续剧烈的头痛、呕吐、脑膜刺激征阳性,需高度怀疑 SAH,应立即救治,呼叫"120"或"999"急救系统迅速转诊,同时及时联系上级医院,汇报病情,准备接诊。

2. 转诊注意事项

（1）SAH 死亡率高,总体预后差,发病后再出血风险高,一经临床疑诊,需立即联系转诊。

（2）转诊前应评估患者风险,密切观察患者的意识、呼吸、心率、指脉氧、血压等情况,给予吸氧,建立静脉通路,保持血压稳定。

（3）注意体位,平卧位时头必须要偏离一侧,头部可稍高 10°~15°左右,不可头低脚高。尽量减少头部晃动,避免用力、情绪激动等。

（4）转运途中密切观察神经系统体征的变化,对于转运途突发事件,如出现呼吸、心搏骤停等不可预测事件,立即给予气管插管、心肺复苏等抢救;癫痫发作,可给予地西泮、卡马西平或丙戊酸钠等药物短期应用。

第二节　中枢神经系统感染

一、定　　义

中枢神经系统感染(central nervous system infection)是各种病原微生物侵犯中枢神经系统的实质、被膜及血管等引起的急、慢性炎症(或非炎症)性疾病。这些病原微生物有细菌、病毒、真菌、寄生虫等。

依据病原微生物侵犯中枢神经系统感染部位的不同可分为:①脑炎(encephalitis)、脊髓炎或脑脊髓炎;②脑膜炎(meningitis)、脊膜炎或脑脊膜炎;③脑膜脑炎。临床上常见的是病毒性脑炎、化脓性脑膜炎和结核性脑膜炎。其由于病原体及侵犯的部位的不同,临床表现、脑脊液检查、影像学检查均有不同点,种类繁多,其临床表现有许多共同点,单纯依据临床表现难以鉴别,因此,作为社区医生可将他们作为一大类疾病识别,并尽快转诊至上级医院完善影像学检查、脑脊液病原学检查明确诊断并进一步治疗。

二、主要临床表现

可发生于任何年龄,一般急性或亚急性起病,因中枢神经系统受累部位、程度不同,表现多样,轻重不一。但多有发热、全身不适、头痛、肌痛等前驱表现,临床表现为头痛、呕吐、不同程度的意识障碍、精神症状、轻偏瘫、失语、共济失调、脑膜刺激征等,部分患者可有痫性发作;如脑神经受损,还可有视力减退、复视、面神经麻痹等。

值得注意的是,病毒性脑炎部分患者有口唇疱疹史;流行性脑脊髓膜炎(化脓性脑膜炎常见的一种类型)菌血症时躯干、下肢、黏膜、结膜等可见弥散性红色斑丘疹,后可迅速转变成皮肤瘀点;结核性脑膜炎多有低热、盗汗、食欲减退、周身乏力等结合中毒症状。这些表现可为初步鉴别感染类型提供依据。

三、识别与鉴别诊断

（一）识别

1. 病史　①发热、全身不适等感染的前驱症状;②头痛、呕吐、不同程度的意识障碍等颅内压增高表现;③脑膜刺激征阳性(但部分老年人、新生儿、昏迷患者或单纯脑炎患者可不明显);④轻偏瘫、失语、共济失调、复视、动眼神经麻痹等局灶性神经功能受损的症状;⑤其他特殊的临床体征(如疱疹、皮疹等)。

2. 体征　进行神经系统查体,可见颅高压表现、脑膜刺激征及局灶性神经系统缺损体征。

3. 识别　对于发热伴神经系统异常症状、体征的患者,均应考虑存在中枢神经系统感染的可能。但临床确诊必须要有病原学证据。

(二)鉴别诊断

中枢神经系统感染可与其他引起颅高压、脑膜刺激征的颅内病变相鉴别。

1. 蛛网膜下腔出血(SAH)　临床均可出现有头痛、恶心、呕吐症状,脑膜刺激征明显,可伴或不伴意识障碍、局灶性体征。但相比较 SAH 起病更急骤,头痛更剧烈,且多在活动状态下起病。

2. 脑肿瘤　部分脑肿瘤可出现逐渐加重的头痛,伴有痫性发作,急性局灶性脑损伤。但少有发热、感染等症状,可通过临床鉴别。

四、紧 急 处 理

中枢神经系统感染的治疗原则是消灭或抑制病原体,早期诊断和治疗是降低本病死亡率的关键。

1. 临床只要考虑有中枢神经系统感染的可能,就应尽早转诊到上级医院,争取寻找病原学证据。

2. 密切监测生命体征,特别是体温,及意识状态、瞳孔等神经系统症状、体征。高热者可给予物理降温,防止惊厥。及时建立静脉液体通路或骨通路,昏迷患者需保持呼吸道通畅,维持水、电解质平衡。

3. 若存在癫痫发作,可给予卡马西平、苯妥英钠等药物治疗,但需严格掌握适应证。

4. 如临床表现颅内压增高,可及时给予脱水降颅压治疗,20%甘露醇 125～250ml 静点,密切观察。

五、转诊及注意事项

(一)指征

1. 发病前有上呼吸道感染或疱疹等病史,临床表现为发热、头痛、呕吐等表现,需高度怀疑中枢神经系统感染,应尽早转诊至上级医院诊治。

2. 上述临床症状同时出现昏睡、昏迷等意识障碍,应密切观察瞳孔、呼吸等情况,在积极抢救的同时,立即呼叫"120"或"999"急救系统进行转诊,同时与上级医院汇报病情,做好救治准备。

(二)转诊注意事项

1. 转诊前应评估患者风险,密切观察患者的意识、呼吸、心率、指脉氧、血压等情况,维持血压平稳,建立静脉通路,给予吸氧。

2. 建议平卧位,头偏向一侧,保持呼吸道通畅;监测体温、血压、心电、指脉氧等情况,观察生命体征、意识、瞳孔等表现,必要时吸氧;保持液路通畅。

3. 患者多有发热,需做好物理降温,若伴寒战,需及时对症处理,安抚好患者。

4. 如合并呼吸、心搏骤停等意外事件,需紧急实施 CPR 等处理进行救治。

5. 若患者转运途中出现癫痫发作,注意保证患者安全,避免舌咬伤、自伤或伤害他人,保证声明体征平稳。详细可参照本章第三节中癫痫的处理。

第三节 癫 痫

一、癫 痫

(一)定义

癫痫(epilepsy)是多种原因导致的脑部神经元高度同步化异常放电所致的临床综合征。脑部神经元异常放电是癫痫发作的根本原因。癫痫不是独立的一个疾病,而是指一组疾病或综合征。临床依据病因的不同可分为症状性癫痫(继发性癫痫)、特发性癫痫和隐源性癫痫。临床上每次发作或每种发作过程称为痫性发作。

(二)主要临床表现

癫痫由于异常放电神经元的位置、波及范围等的不同,临床发作的表现各不相同,但均具有发作性、短暂性、重复性和刻板性的特征。

1. 全身性发作 典型的全身强直-阵挛发作,主要表现为突然意识丧失、双侧强直后出现阵挛,常伴有眼球上翻、凝视、舌咬伤、尖叫、面色青紫、口吐白沫或血沫、尿失禁等,后期可有牙关禁闭。大约持续数十秒或数分钟后呼吸、瞳孔、肌张力、意识逐渐恢复,醒后患者常有头痛、全身酸痛、嗜睡、意识模糊等不适。

失神发作,多见于儿童期起病,特征表现是突发短暂的意识丧失和症状进行的动作中断,双眼茫然凝视,呼之不应,可伴简单的擦鼻、咀嚼等动作,一般不会跌倒。发作后立即清醒,无明显不适,每日可发作数次至数百次。

2. 部分性发作 可表现为一侧眼睑、口角、手、面部或肢体等身体的某一局部不自主抽动;一侧肢体、口角、舌、手、足趾等麻木、针刺感;视觉性、听觉性感觉异常发作;面色苍白、面部及全身潮红、多汗、立毛、烦渴、欲排尿感等;遗忘症、错觉等精神症状性发作;可有意识障碍,发作时对外界刺激没有反应。

部分性发作可泛化为全身性强直阵挛发作。

(三)识别与鉴别诊断

1. 识别

(1)症状:详细询问发作性症状是否为癫痫发作;病史及发作时的表现如意识障碍、肢体抽搐、舌咬伤、尿失禁是临床识别的重要点。

(2)体征:进行神经系统查体,检查有无局灶性神经系统缺损体征。注意意识、瞳孔、血压等全身一般情况。

(3)识别:患者、家属或看护人员提供的病史是癫痫诊断的基础。对于短暂发作的肢体抽搐、意识障碍等运动、感觉、意识、行为和自主神经等障碍的患者,需高度警惕是否癫痫。后可转诊至上级医院结合脑电图、脑影像学检查等明确是否癫痫、癫痫的类型、病因。

2. 鉴别诊断 癫痫需与神经系统发作性疾病、引起意识障碍的相关疾病相鉴别。

(1)短暂性脑缺血发作(TIA):多见于中老年人,常有高血压病、糖尿病、动脉硬化等既往史,一般表现为偏瘫、偏身感觉障碍等局灶性神经系统缺损体征,也可有肢体抖动,症状持续 15 分钟至数小时。癫痫可见于任何年龄,青少年多见,临床多有肢体抽搐、感觉异常等表现,时间较 TIA 短,多为数分钟,极少超过半小时。

（2）晕厥:临床表现为短暂的意识丧失和跌倒,但发病前常有精神紧张、剧痛等诱因,主要表现为意识丧失,无明显抽搐,肌张力不高。与痫性发作相比,持续时间多,一般小于 15 秒,多伴面色苍白、大汗等,少有舌咬伤及尿失禁。跌倒时也较痫性发作缓慢。

（3）低血糖:严重的低血糖(<2mmol/L)时可发生意识丧失,局部癫痫样抽动、四肢强直发作等表现,常见于长期服用降糖药的 2 型糖尿病患者或者胰岛素瘤患者。依据病史及查随机血糖可鉴别。

（四）紧急处理

癫痫的治疗目标是完全控制发作,使患者获得较高的生活质量或回归社会。癫痫急救主要原则是防止损伤、防止窒息、及时终止临床发作。

1. 多数的癫痫发作有自限性,多数患者不需要特殊处理。建议转诊上级医院明确发作的病因,给予正规及时治疗。

2. 对于就诊患者出现突发意识丧失,考虑癫痫发作的可能,特别是全身强直-阵挛性发作时需及时给予急救,并迅速拨打"120",联系转诊。可扶助患者缓慢卧倒,置于安全环境,尽量不随意搬动病人的身体,防止损伤。

3. 保持呼吸道通畅　侧卧位或平卧位,头偏向一侧,解开患者的衣扣、衣领,及时取出义齿,清理呼吸道分泌物,及时吸痰,防止窒息。如发生气道梗阻需给予气管插管等急救。

4. 保护患者,防止伤人和自伤　立即给患者应用牙垫或包裹好纱布的压舌板等,避免舌咬伤;对于肢体抽搐发作的患者,需适当的扶住患者肢体,在关节部位垫上软垫防止发作时擦伤,避免拉扯搬动患者的肢体,防止出现人为的意外损伤。

5. 需密切观察患者的意识、瞳孔及呼吸等生命体征情况,持续低流量吸氧,若需要,建立静脉通路,0.9%生理盐水维持液路。

6. 严重抽搐或频繁抽搐的患者可给予地西泮 10mg 缓慢静推(每分钟不超过 2mg)。如发作持续超过 5 分钟,可按癫痫持续状态处理。需注意地西泮可能会抑制呼吸,故需密切观察呼吸情况,若出现呼吸抑制,需立即停止,必要时给予呼吸兴奋剂及抢救。

7. 条件许可监测随机血糖,以鉴别低血糖等。

8. 癫痫的患者及家属多有严重的恐惧、自卑感等心理障碍,需尽量保护患者隐私,安抚疏导患者,尽快安全转诊。

（五）转诊

1. 指征

（1）临床出现发作性肢体抽搐、意识丧失等症状,需考虑是否癫痫发作,积极救治,联系"120"或"999"急救系统,尽早转诊至上级医院尽早确诊、规范化治疗。

（2）对于意识丧失、双侧强直后阵挛等表现全身强直-阵挛性发作,及时抢救,立即拨打"120"或"999"急救系统,尽可能终止癫痫发作,或评估可安全转运时方可实施转诊程序。

2. 转诊注意事项

（1）转诊前评估患者风险,密切观察意识状态、瞳孔大小、生命体征,一定要保证呼吸道通畅,确保生命安全,如发现异常及时应急处理,呼吸障碍可给予气管插管等急救措施。尽快安全转诊。

（2）医护人员应在患者身旁,保证各种管道通畅,无脱出、受压、扭曲等。如有肢体抽搐、强直等,需给予及时保护,不可强拉,防止伤人和自伤。对于途中再次癫痫发作的患者,及时给予牙垫等。

（3）监测血压、心电、指脉氧等情况,可给予持续低流量吸氧,及时建立静脉通路。

二、癫痫持续状态

（一）定义

癫痫持续状态(status epilepticus,SE)传统的定义是指:癫痫连续发作之间意识未完全恢复又频繁再发,或癫痫发作持续30分以上未自行停止。

目前多采用2011年国际抗癫痫联盟提出的SE的定义:一次癫痫发作(包括各种类型癫痫发作)持续时间大大超过了该型癫痫发作大多数患者发作的时间,或反复发作,在发作间期中枢神经系统的功能不能恢复到正常基线。但"大多数患者发作的时间"具体多长,临床实际操作困难,现多倾向于"连续发作超过5分钟就是癫痫持续状态"。

普通癫痫可自行停下来,而癫痫持续状态是指发作持续很长时间,这种持续的癫痫发作常导致脑部神经元的死亡,遗留严重的神经功能障碍甚至导致死亡。

（二）主要临床表现

包括全面性发作持续状态和部分性发作持续状态,即癫痫全身性发作和部分性发作的表现形式相似,但持续时间更长,不再赘述。其中,全面性强直-阵挛发作持续状态是临床最常见、最危险的癫痫状态。

全面性强直-阵挛发作持续状态表现为:强直-阵挛发作反复发生,意识障碍(昏迷)伴高热、休克、代谢性酸中毒、低血糖、电解质紊乱(低血钾、低血钙)和肌红蛋白尿等,可发生脑、心肝肺等多脏器功能衰竭,自主神经和生命体征改变。

（三）识别

癫痫发作持续时间超过5分钟,或者反复发作,发作间期意识不清楚的,均需考虑癫痫持续状态的可能。

（四）紧急处理

SE的处理原则:①及时终止临床发作,减少对脑部的损伤;②维持生命体征平稳,进行呼吸、循环功能支持及水电解质平衡;③尽可能寻找病因、诱因并根除;④处理并发症。

1. SE需迅速判断,并在紧急救治的同时联系"120"急救,尽快安全转诊。

2. 密切观察生命体征,保持生命体征平稳,首先保持呼吸道通畅,将患者缓慢放倒,仰卧,头颈半伸位,转向一侧,尽快清除口腔分泌物、吸痰等,保持气道通畅。必要时给予气管插管或切开。吸氧。

3. 保护患者,防止伤人和自伤。

4. 建立静脉通道,应用0.9%生理盐水维持液路。

5. 尽可能检查心电、血压、血氧、呼吸、体温等,若体温过高可给予物理降温;SE早期可能出现血压高,但考虑多与肢体抽搐等有关,谨慎降压,若出现高血压脑病可依据相应流程处理。

6. 监测随机血糖,以鉴别低血糖等。若确实存在,可立即给予50%葡萄糖注射液静脉注射,或依据低血糖处理原则进行。

7. SE常合并脑水肿,可给予20%甘露醇125～250ml快速静点,并观察病情变化。

8. 在不耽误转诊的情况下可急查血生化、血气分析,若存在电解质紊乱如低钠、低钙,可给予纠正;但对于酸中毒,因随着癫痫发作的停止可自行恢复,因此除非重症患者应用碳酸氢钠,否则不宜过早使用。

9. 能静脉给药的,成人给予地西泮 10~20mg 缓慢静推,如有效可应用 60~100mg 地西泮溶于 5% 葡萄糖生理盐水中,于 12 小时内缓慢静点,或者直接以 4mg/h 泵入。或者在地西泮 10~20mg 缓慢静推后,再给予苯妥英钠 0.3~0.6g 加入 0.9% 生理盐水 500ml 中静点,速度不超过 50mg/min。需注意药物副作用,如血压低、心律不齐时慎用苯妥英钠。而地西泮主要呼吸抑制,需备用呼吸兴奋剂、气管插管等抢救措施。

10. 未能及时建立液路的可给予咪达唑仑 10mg 肌内注射,或者地西泮 10~20mg 直肠给药。如未终止,15 分钟后可重复一次。若仍为终止,则需静脉给药。

11. 尽可能的获取病史,寻求可能的病因、诱因,如是否有过癫痫并突然停药、是否存在中枢神经系统感染的可能、是否有酒精滥用等。并与转诊机构积极沟通。

（五）转诊

1. 指征　临床癫痫发作持续时间超过 5 分钟,或者反复发作,发作间期意识不清楚的,需考虑癫痫持续状态的可能,立即紧急救治,并联系"120"或"999"急救系统,尽可能终止癫痫发作,或评估可安全转运时方转入上级医院进一步诊治。

2. 转诊注意事项

（1）SE 是内科急症,病情重,需及时转诊。

（2）转诊前评估患者风险,密切观察意识、瞳孔、结膜有无水肿、呼吸等基本生命体征,持续吸氧,保持呼吸道通畅,对患者做好保护,注意避免气道梗阻、舌咬伤、肢体抽搐等造成的损伤。必要时,及时行气管插管等急救措施。尽快安全转诊。

（3）继续密切监测患者的血压、心电、指脉氧、体温等情况,保持静脉液路通畅。

（4）如转运途中 SE 不缓解或存在高热、脑水肿等并发症,则依据上述 SE 紧急处理进行。如突然出现呼吸、心搏骤停等不可预测事件,立即给予气管插管、心肺复苏等抢救,依据相应处理流程进行,不可延误。

（5）保证生命体征平稳,尽快安全转运上级医院诊治。

（王　仲　赵　翠）

第十章

儿科常见重症

第一节　新生儿窒息

一、定　义

新生儿窒息(neonatal asphyxia)是指由于产前、产时或产后的各种病因,使胎儿发生宫内窘迫或娩出过程中发生呼吸、循环障碍,造成生后 1 分钟内仅有心跳而无自主呼吸或未建立有效的呼吸运动而产生的缺氧状态,导致低氧血症、代谢性酸中毒及全身多脏器损伤。

二、主要临床表现

1. 胎儿宫内窒息　早期胎心率≥160 次/分;晚期则胎心率≤100 次/分,胎动<20 次/12 小时,甚至消失;羊水胎粪污染。

2. 生后窒息　Apgar 评分是国际公认的评价新生儿窒息最简易、最实用的方法。评价时间:出生后 1 分钟、5 分钟和 10 分钟进行;对需要复苏的新生儿,15 分钟和 20 分钟仍需评分。评价标准:Apgar 评分 8~10 分为正常,4~7 分为轻度窒息;0~3 分为重度窒息。评价意义:1 分钟评分反映窒息严重程度,是复苏的依据;5 分钟及 10 分钟评分反映窒息复苏效果,并有助于判断预后;评价应迅速、准确、客观(表 10-1)。

表 10-1　新生儿 Apgar 评分标准

体征	0分	1分	2分
皮肤颜色	青紫或苍白	躯干红,四肢紫	全身红
心率(次/分)	无	<100	≥100
弹足底或插鼻管后反应	无反应	有皱眉动作	哭,喷嚏
肌张力	松弛	四肢略屈曲	四肢活动
呼吸	无	慢,不规则	正常,哭声响

3. 多系统受损表现　①缺血缺氧性脑病和颅内出血;②肺炎、胎粪吸入综合征、肺出血、呼吸窘迫综合征;③缺氧缺血性心肌病、持续肺动脉高压、心律失常、心力衰竭;④肾功能不全、衰竭、急性肾小管坏死及肾静脉血栓形成;⑤低血糖或高血糖、低钙血症、低钠血症、代谢性酸中毒;⑥应激性溃疡、急性坏死性小肠结肠炎、重度黄疸;⑦血小板减少。

三、识别与鉴别诊断

（一）识别

1. 病史   详细询问导致胎儿或新生儿缺氧的各种因素，如孕妇疾病、胎盘异常、脐带异常、胎儿异常、分娩因素等。

2. 体征   皮肤颜色、心率、弹足底或插鼻管后反应、肌张力、呼吸等五个方面。

3. 辅助检查   动脉血气分析、血糖、电解质、血尿素氮和肌酐等生化指标；如孕妇有引起胎儿窘迫的因素，胎儿出生前后心率变慢（特别是≤100次/分）、皮肤颜色苍白或青紫、弹足底或插鼻管后无反应或较弱、肌张力松弛、无呼吸或慢而不规则等症状，即可识别。

（二）鉴别诊断

1. 湿肺（wet lung，WT）   多见于足月剖宫产儿，为自限性疾病。常于生后数小时内出现呼吸增快（>60次/分），但吃奶佳，哭声响亮、反应好。重者可有发绀、呻吟、拒乳等。两肺可闻及中大湿啰音，呼吸音减低，肺部X线显示肺纹理增粗，有小片状颗粒或结节状阴影，以肺泡、间质、叶间胸膜或胸腔积液为特征，严重时合并胸腔积液。多数于2~3天内症状缓解消失。

2. 新生儿肺透明膜病（hyaline membrane disease，HMD）   又称新生儿呼吸窘迫综合征，主要见于早产儿，指出生后不久（一般6小时内）即出现进行性加重的呼吸窘迫，表现为呼吸急促（>60次/分），鼻翼扇动，呼气呻吟、吸气性三凹征和青紫，严重者出现呼吸衰竭；肺部X线显示：两肺呈普遍性透过度降低，可见弥散性均匀一致的细颗粒网状影，即毛玻璃样改变；支气管充气征、白肺。

3. 胎粪吸入综合征（meconium aspiration syndrome，MAS）   或称胎粪吸入性肺炎，由于在宫内或产时吸入混有胎粪的羊水所致。以生后出现呼吸窘迫为主要表现，多见于足月儿或过期产儿。肺部X线显示两肺过度增强伴有节段性或小叶性肺不张，也可仅有弥散性浸润影或并发纵隔气肿、气胸等。

四、紧急处理

争分夺秒进行复苏：

1. 复苏方案   采用国际公认的 ABCDE 复苏方案，即 A（airway）：清理呼吸道；B（breathing）：建立呼吸；C（circulation）：维持正常循环；D（drugs）：药物治疗；E（evaluation and environment）：评估。其中 A 是根本，B 是关键，评估贯穿于整个复苏过程中。执行 ABCD 每一步骤前后均应对评价指标即呼吸、心率和血氧饱和度进行评估。应遵循评估-决策-措施-再评估-再决策-再措施，如此循环往复，直到完成复苏。严格按照 A-B-C-D 的步骤进行复苏，顺序不能颠倒。

2. 药物治疗 D（drugs）   肾上腺素指征：心搏停止或在30秒的正压通气和胸外按压后，心率持续<60次/分。剂量：1:10 000肾上腺素0.1~0.3mg/kg，静推（或气管内注入0.5~1ml/kg），必要时3~5分钟后重复一次。扩容剂：有低血容量或休克的新生儿对其他复苏措施无反应时，考虑扩充血容量，推荐使用生理盐水。大量失血则要输入与患儿同型血或O型红细胞悬液，首剂量为10ml/kg，经外周静脉或脐静脉推入（>10分钟），进一步评估和观察反应后可重复注入一次。

五、转诊及注意事项

1. 指征　任何怀疑有胎儿窘迫和窒息可能性的患者,都应当在保证安全的情况下及时转至有资质的助产医疗机构。

2. 注意事项　复苏后立即对心脑、肺、肾及胃肠等器官功能进行监测。转运中需注意保温、监护生命体征和生命特征支持,以必要的治疗。

第二节　急性感染性喉炎

一、定　义

急性感染性喉炎(acute infectious laryngitis)指喉部黏膜急性弥散性炎症。以犬吠样咳嗽、声嘶、喉鸣、吸气性呼吸困难为临床特征。多发生于冬春季节,常见于婴幼儿。

二、主要临床表现

起病急,症状重。可有发热,犬吠样咳嗽、声音嘶哑、吸气性喉鸣和三凹征是本病四大特征。严重者可出现发绀、面色苍白、烦躁不安、心率增快。咽部充血明显,间接喉镜检查喉部及声带有不同程度充血和水肿。患儿白天症状较轻,夜间入睡后症状加重,喉梗阻者若不及时抢救,可窒息死亡。喉梗阻按吸气性呼吸困难的轻重分为四度:

Ⅰ度:患儿仅于活动后出现吸气性喉鸣及呼吸困难,肺部呼吸音、心率无改变;

Ⅱ度:患儿于安静时亦出现喉鸣及吸气性呼吸困难,肺部可闻及喉传导音或管状呼吸音,心率增快;

Ⅲ度:除上述喉梗阻症状外,患儿因缺氧而出现烦躁不安,口唇及指(趾)发绀,双眼圆睁,惊恐不安,头面部出汗,肺部呼吸音明显降低,心音低钝,心率加快;

Ⅳ度:患儿渐呈衰竭,昏睡状态,由于无力呼吸,三凹征可不明显,面色苍白发灰,肺部听诊呼吸音几乎消失,仅有气管传导音,心音低钝,心律不齐。

三、识别与鉴别诊断

(一) 识别

1. 病史　多发于冬春季节,多见于婴幼儿,急性起病、症状重。

2. 体征　可有发热、犬吠样咳嗽、声音嘶哑、吸气性喉鸣和三凹征等四大症状和体征。严重时可出现发绀、烦躁不安、面色苍白、心率加快等。

3. 辅助检查　血常规、病毒分离和血清学检查、C反应蛋白(CRP)和前降钙素原(PCT)有助于鉴别细菌感染。间接喉镜检查喉部及声带情况;出现上述症状,特别是有明显的犬吠样咳嗽及声音嘶哑、喉喘鸣及吸气性呼吸困难应高度怀疑急性喉炎的可能性。

(二) 鉴别诊断

1. 白喉(diphtheria)　为白喉杆菌引起的急性呼吸道传染病,多见于1~5岁小儿,起病较缓,以发热、憋气,声音嘶哑,犬吠样咳嗽,咽部、扁桃体及其周围组织出现白色伪膜为特征。重者全身中毒症状明显,可并发心肌炎和周围神经麻痹,部分患儿可见"三凹征"。喉镜检查可见喉部红肿和假膜。鼻咽拭子或患处取材培养证实为白喉杆菌,毒力试验阳性可鉴别。

2. 急性会厌炎(acute epiglottitis) 又称声门上喉炎或会厌前咽峡炎,急性起病,表现为发热、寒战、头痛、乏力、食欲减退等全身中毒症状。局部症状包括咽喉疼痛、吞咽困难、发音含糊,很少有声音嘶哑。呼吸困难表现特殊体位,一般为小儿前倾体位呼吸即身体前倾,头部及鼻伸向前上方,如同闻气味一般。重症者可出现精神萎靡、四肢厥冷、面色苍白、血压下降,甚至休克。少数病情凶险,迅速窒息死亡。

四、紧急处理

1. 保持呼吸道通畅,吸氧;此时祛痰不会有效,更不主张使用吗啡。
2. 立即安排急救车转诊指上级医院急诊科。
3. 糖皮质激素 Ⅱ度以上喉梗阻应给予布地奈德悬液雾化吸入,或静点地塞米松、氢化可的松或甲基泼尼松龙。
4. 控制感染 病毒感染给予利巴韦林等抗病毒治疗,考虑细菌性感染及时给予抗菌药物,如青霉素、大环内酯类或头孢菌素类等。
5. 环甲膜穿刺 经上述处理仍有严重缺氧或Ⅲ度以上梗阻者,特别是患者出现严重低氧,甚至意识障碍,可考虑行环甲膜穿刺。

五、转诊及注意事项

1. 指征 ①在保持气道通畅,给予镇静、吸氧、抗感染对症治疗效果不佳者;②任何Ⅱ度以上喉梗阻者。
2. 注意事项 转诊中注意监测生命体征;Ⅱ度以上喉梗阻者及时给予静点糖皮质激素;气管切开者应注意保护切口。

第三节 支气管哮喘

一、定 义

支气管哮喘(bronchial asthma),是儿童时期最常见的慢性呼吸道炎症性疾病,由多种炎性细胞参与。易感者对激发因子具有气道高反应性,引起气道缩窄,常出现广泛多变的可逆性气流受阻,引起反复发作的喘息、呼吸困难、胸闷和(或)咳嗽等症状,常在夜间和(或)清晨发作或加剧,多数患儿可经治疗或自行缓解。

二、主要临床表现

常表现为阵发性发作的咳嗽和喘息,以夜间和(或)清晨为重。常在接触冷空气、烟雾、粉尘等刺激性气体或可疑过敏原后发作,发作前可伴流涕、打喷嚏和胸闷,发作时出现气急甚至呼吸困难,呼气相延长伴哮鸣音。严重病例呈端坐呼吸、恐惧不安、大汗淋漓、面色发灰。

体格检查可见桶状胸、三凹征,肺部满布哮鸣音,严重者气道广泛堵塞,哮鸣音反而消失,称为"闭锁肺",为哮喘最危险的体征。肺部湿啰音时隐时现,在剧烈咳嗽或体位变化时可消失,提示湿性啰音的产生是位于气道内分泌物所致。

另外应注意询问有无过敏性鼻炎、鼻窦炎和湿疹等病史。

哮喘危重状态:当哮喘发作在合理应用常规缓解药物治疗后,仍有严重或进行性呼吸困难者,称为哮喘危重状态。表现为哮喘急性发作,咳嗽、喘息、呼吸困难、大汗淋漓和烦躁不安,甚至表现为端坐呼吸、言语不连贯、严重发绀、意识障碍及心肺功能不全的征象。

三、识别与鉴别诊断

(一) 识别

1. 病史　询问有无过敏性鼻炎、鼻窦炎和湿疹的病史;患儿常有反复发作的咳嗽和喘息病史,以夜间和清晨为重。发作前可有流涕、打喷嚏和胸闷症状,发作时呼吸困难,呼气相延长伴有哮鸣音。严重者呈端坐呼吸、大汗淋漓、面色青灰。

2. 体征　可见桶状胸、三凹征,肺部满布哮鸣音;肺部湿啰音时显时隐,咳嗽后或体位变化时可消失。

3. 辅助检查

(1)肺功能检查:用于 5 岁以上患儿的检查,如第一秒用力呼气量(FEV_1)≥70% 疑似哮喘患儿,选择支气管激发试验、舒张试验有助于确诊哮喘。呼气峰值流量(PEFR)测定是诊断哮喘和评价严重程度的重要指标。

(2)胸部 X 线检查:急性期正常或呈间质性改变,可见两肺透亮度增加,呈过度充气状态,可有肺气肿或肺不张。同时排除肺炎、气胸或纵隔气肿、支气管异物、肺结核等。肺部CT:可显示叶支气管、肺实质炎性或其他占位性病变。

(3)呼出气一氧化氮(eNO)浓度测定:也可作为哮喘时气道炎症的无创性标志物。诱导痰液嗜酸性粒细胞和 eNo 检查有助于制定最佳诊疗方案。

(4)变应原(即过敏原)测试:可通过变应原皮试或血清特异性 IgE 测定证实哮喘患者的变态反应状态,以帮助了解导致个体哮喘发生和加重的危险因素,协助确定特异性免疫治疗方案。

(5)血常规:哮喘患儿红细胞、血红蛋白、白细胞总数及中性粒细胞一般正常,若合并细菌感染白细胞上升。根据反复咳喘病史,发作时双肺可闻及散在或弥散性以呼气相为主的哮鸣音、呼气相延长等,结合相关实验室检查可识别诊断。

(二) 鉴别诊断

1. 心源性哮喘　见于先天性心血管疾病患儿急性左心衰竭时,发作时症状与哮喘类似。可伴咳粉红色泡沫样痰。胸部 X 线检查和心脏超声检查可见心脏增大、左心室射血分数降低等。

2. 气道异物　好发于幼儿及学龄前期,有异物吸入史。气管或主支气管内异物吸入时,患儿可刺激性咳嗽,伴呼吸困难、喘息等。但对支气管扩张剂的反应差,肺部 CT、支气管镜检查等可鉴别。

3. 毛细支气管炎　又称喘憋性肺炎,是以呼吸道合胞病毒感染为代表的呼吸道急性炎症,以 6 个月以内小婴儿多发,常于冬春季流行。临床以喘息、气促和三凹征为特点,肺部哮鸣音较为突出,严重者可出现面色苍白、口周发绀,全身中毒症状较轻,胸部 X 线检查及鼻咽部分泌物病原学检查可鉴别。

4. 支气管淋巴结核　由肿大的淋巴结压迫支气管或因结核病变腐蚀和侵入支气管壁导致部分或完全阻塞,出现阵发性痉挛性咳嗽伴喘息,常伴有疲乏、低热、盗汗、体重减轻等结核中毒症状。根据结核病接触史、结核菌素试验和胸部 X 线改变可鉴别。

四、紧急处理

哮喘持续状态以及伴有各种危重情况的哮喘患者都应当在保证安全下及时转诊。在急救车到达之前,全科医师应当为患者进行如下处理:

1. 氧疗　面罩或鼻导管湿化氧气吸入,初始氧浓度以 40% 为宜,流量为 4～5L/min,使经皮血氧饱和度(SPO_2)≥93%,或有条件进行血气检查时,保持 PaO_2 在70～90mmHg。

2. 补液、纠正电解质失衡和酸碱紊乱　开始给予 1/3 张含钠液,最初 2 小时内给 5～10ml/(kg·h),以后用 1/5～1/4 张含钠液维持,见尿补钾,根据年龄及脱水程度,一般 50～120ml/(kg·d)。纠正酸中毒:5% 碳酸氢钠 2～3ml/kg 稀释成 1.4% 的等渗溶液缓慢输入。有条件测血气值时,所需补充碱性溶液量(mmol)= 剩余碱(-BE)×0.3×体重(kg),因 5% 碳酸氢钠 1ml 即 0.6mmol,故所需 5% 碳酸氢钠量(ml)=(-BE)×0.5×体重(kg)。将碳酸氢钠稀释成 1.4% 的溶液输入;先给计算量的 1/2,复查血气后调整剂量。纠正酸中毒后应注意补钾、补钙。

3. 支气管舒张剂　吸入 β_2 受体激动剂、静脉滴注氨茶碱。①β_2 受体激动剂:沙丁胺醇2.5～5.0mg/次,或特布他林 5～10mg/次,雾化吸入,第 1 小时可每 20 分钟吸入 1 次,以后2～4小时可重复吸入。②氨茶碱:4～5mg/(kg·次),20～30 分钟内静脉滴注,继用维持量0.9～1.0mg/(kg·h)静脉点滴,3 小时为度。如不用维持量,则可于 6 小时后按开始剂量重复静脉滴注一次。如在 6 小时内曾用过氨茶碱,其开始剂量应减半。注意不良反应。③肾上腺素皮下 1:1000 肾上腺素 0.01ml/(kg·次),最大量不超过 0.3ml。必要时,可每 20 分钟使用 1 次,不能超过 3 次。

4. 糖皮质激素　较重病例给予短程治疗,泼尼松 1～2mg/(kg·d),分 2～3 次口服;严重发作病例,氢化可的松 5～10mg/(kg·次),静脉滴注,症状缓解可停药或改口服。

5. 镇静剂　10% 水合氯醛 0.3～0.5ml/(kg·次),灌肠。

6. 抗感染治疗　给予抗病毒或抗菌药物治疗。

7. 辅助机械通气指征　严重哮喘患者可在转诊前考虑使用无创呼吸支持疗法。①持续严重的呼吸困难;②呼吸音减低到几乎听不到哮鸣音及呼吸音;③因过度通气和呼吸肌疲劳而使胸廓运动受限;④意识障碍、烦躁或精神抑制,甚至昏迷;⑤吸入 40% 氧气,发绀无改善,甚至呈进行性加重;⑥$PaCO_2$≥65mmHg(8.6kPa)。

五、转诊及注意事项

1. 指征　①哮喘急性发作;②难以纠正水电解质紊乱和酸碱失衡;③吸入支气管扩张剂无明显缓解;④严重缺氧;⑤出现其他基层无法处置的情形。

2. 注意事项　①急性发作者应及时给予吸入 β_2 受体激动剂者,或给予口服泼尼松并及时转诊;②对难以纠正的酸碱失衡给予糖皮质激素治疗,同时积极转诊;③严重缺氧患儿,应在辅助呼吸下积极转诊。

第四节　儿童疝气

一、定义

儿童疝气(childhood hernia)即儿童腹股沟斜疝(inguinal hernia in children)俗称"脱肠"，是小儿最常见的外科疾病之一，因患儿在胚胎时期，腹膜鞘状突关闭不完全，导致腹腔内小肠、网膜、卵巢、输卵管等进入鞘状突，从腹股沟内环处穿出腹壁，斜行经腹股沟管从外环穿出至皮下进入阴囊，即形成腹股沟疝，也称斜疝。疝气发生率约为1%~4%，早产儿则更高。男性是女性的10倍，因右侧睾丸下降较左侧晚，故右侧较左侧多2~3倍。单侧较双侧多见。绝大多数的疝气初期为可复性疝，当在强力活动或排便等腹内压骤增时，可因疝内容物较大或较多而不能还纳入腹腔，称嵌顿疝。

二、主要临床表现

当在强力活动或排便等腹内压骤增时，可因疝内容物较大或较多时不能还纳入腹腔。如无肠梗阻症状，肿物无压痛，有弹性，且有咳嗽冲动感的特点。见于腹水、腹胀同时合并疝气者，此类型为简单不可复性疝。嵌顿疝则表现为疝块突然增大，患儿出现哭闹、烦躁不安，常伴剧烈疼痛、发热、恶心、呕吐、腹胀、排便不畅等机械性肠梗阻症状。肿物疼痛并有触痛，硬而无咳嗽时冲动感。嵌顿的疝容物如为大网膜，局部疼痛常较轻微。嵌顿时间久者疝局部皮肤有红、肿、热、痛。若长时间不能还纳，则可能出现肠管坏死等严重并发症，不及时处理有可能危及生命。

三、识别与鉴别诊断

(一)识别

1. 病史　哭闹、咳嗽或用力时患侧腹股沟部较对侧饱满，精索较健侧粗，阴囊较对侧大。并有膨胀性冲击感，平卧后即逐渐缩小至完全消失。

2. 体征　复位时可听见气过水声，复位后，将指端压置于外环，令患儿咳嗽，即有冲动感觉，指端离开后，肿物常重复出现。

3. 辅助检查

(1)疝造影术：取一定剂量的泛影葡胺，经下腹注入腹腔内，嘱患儿头高脚低俯卧位，15分钟后摄片，造影剂进入疝囊显影即可确诊。

(2)腹股沟肿物X线：X线显示肿物处透明者为含气的囊可以诊断为疝。

(二)鉴别诊断

1. 精索鞘膜积液(funicular hydrocele)　腹膜鞘状突在睾丸上极闭塞，仅精索部与腹腔相通，液体积聚于睾丸以上的精索部位。肿块呈圆形或椭圆形位于腹股沟管内或阴囊上方能随精索移动，透光试验阳性，睾丸可触及。女性鞘膜积液位于腹股沟管内或大阴唇部。积液形成的包块晨起或平卧休息后可缩小或消失，活动和玩耍后增大。

2. 睾丸鞘膜积液(hydrocele testis)　整个腹膜鞘状突全程未闭，液体经精索鞘膜进入睾丸固有鞘膜腔肿块位于阴囊内，呈囊性，用手挤压后缓慢变小睾丸被包在鞘膜囊之中，肿块透光试验阳性。

3. 隐睾(cryptorchidism) 睾丸位于腹股沟管内或阴囊上部,为实质性肿块,但较小,挤压胀痛。患侧阴囊发育较小,空虚、瘪缩,阴囊内触不到睾丸。轻挤时有下腹部胀痛。因常合并有鞘状突闭锁不全,故兼有隐睾、斜疝或鞘膜积液体征。

4. 腹股沟淋巴结炎(inguinal lymphadenitis) 患儿既往无腹股沟区包块史,伴有腹股沟区疼痛、发热,但无肠梗阻的症状和体征。肿块位于外环的外侧,边界清楚,与腹股沟管关系不密切,局部皮肤有红肿、温度升高和压痛等炎症改变。B超检查有助于与嵌顿疝或绞窄疝鉴别。

5. 睾丸肿瘤(orchioncus) 多为无痛性实质性肿块,阴囊有沉重下坠感,不能还纳入腹腔内。部分患儿有性早熟现象。血清甲胎蛋白测定等对诊断有帮助。

6. 子宫圆韧带囊肿(cyst of ligmentum teres uteri) 也可促进腹股沟疝的发生,鉴别比较困难。

四、紧 急 处 理

(一)手法复位

1. 使用原则 应结合病史、局部和全身情况确定。如疝块张力不高,阴囊无水肿、发红,全身情况尚好虽嵌顿时间超过12小时,仍可试行手法复位;新生儿嵌顿疝并非手法复位之禁忌,是否手法复位,需依据局部和全身情况而定。如无绞窄坏死征象,可在基础麻醉下试行手法复位,若能成功可择期手术。

2. 操作步骤 ①复位前先给予适当镇静及解痉;②垫高患儿臀部并呈屈髋屈膝位,尽量使腹肌松弛;③患儿安静或睡眠后,术者用左手拇指及食指在外环处轻柔按摩,以减轻局部水肿、缓解痉挛和使腹壁肌肉松弛;然后用左手拇指和食指固定"疝蒂",以防疝内容物在复位时滑入腹壁组织间隙;④用右手五指握住并托起疝块,手指并拢紧压疝块底部,向腹股沟管方向均匀持续地加压推挤。当患儿哭闹腹内压增加时,右手应持续用力以保持复位压力不减,在患儿换气、腹压降低的短暂时间内适当增加推挤力,以促使疝内容物复位。复位瞬间,术者能清楚地感觉到疝块滑入腹腔而消失,可听到肠管还纳腹腔的"咕噜"声。

3. 注意事项 ①严格适应证和禁忌证,如已发生肠坏死者禁用手法复位;②切忌手法粗暴,以防暴力挤压导致肠管破裂形成弥散性腹膜炎;③防止手法不当导致假性复位或腹壁间疝;④复位后应密切观察病情及腹部的变化如出现弥散性腹膜炎、迟发性肠管破裂应急诊手术。

(二)手法复位后若出现发热、腹痛加重、腹膜刺激症状等弥散性腹膜炎表现,或出现便血或出现气腹,应急症剖腹手术。

(三)无张力疝修补术:痛苦小,具有很好的无张力效果,只要适合治疗,就可以做到治愈后不复发,注意掌握好适应证。

(四)腹股沟疝修补术:通过5mm微创介入,一次性治疗。它具有安全、无痛、不复发等特点,此技术在局麻下即可开展。

五、转诊及注意事项

1. 指征 ①可复性疝反复发作,且疝出肿块较大;②疝气发生时间较久,手法还纳效果欠佳;③发生嵌顿性疝气。

2. 注意事项 早发现、早诊断,遇不可复疝气应在保证生命体征平稳的情况下尽快转诊。慎重使用手法复位。

第五节　肠　套　叠

一、定　义

肠套叠(intussusception)是指某部分肠管及其肠系膜套入邻近肠管中所致的一种肠梗阻,是婴幼儿时期常见的急腹症之一,是 3 个月至 6 岁引起肠梗阻的最常见原因。60%的患儿在 1 岁以内,但新生儿罕见。男孩:女孩＝4:1,常伴发于胃肠炎和上呼吸道感染感染。

二、主要临床表现

(一)婴儿肠套叠

1. 阵发性腹痛　表现为规律发作,突然出现剧烈的阵发性绞痛,患儿哭闹不安、屈腿缩腹、伴有手足乱动、拒食、面色苍白,持续数分钟或更长时间后腹痛缓解,安静或入睡,间歇10~20分钟伴肠蠕动出现又反复发作。合并肠坏死和腹膜炎后可表现为萎靡不振、反应低下。部分体质较弱的患儿或并发肠炎、痢疾等疾病时,哭闹不明显,仅表现为烦躁不安。

2. 反射性呕吐　为早期症状,初为奶汁及乳块或食物残渣,后转为胆汁样物。晚期可吐粪便样带臭味的肠内容物,提示病情严重有肠管梗阻。

3. 腊肠样包块　多数可在右上腹季肋下触及伴轻微触痛的肿块,呈腊肠样、光滑有弹性,稍可移动。右下腹可有空虚感,肿块可沿结肠移动,有时在横结肠或左侧中下腹触及马蹄形肿块,严重者在肛门指诊时在直肠内触到子宫颈样肿物,个别病例可见套入部由肛门脱出。80%可触及肿块,晚期腹胀严重或腹肌紧张时不易触及。

4. 果酱样血便　80%以上的患儿以便血为首发症状,疾病初期大便可正常,6~12 小时后排黏液或胶冻样果酱色血便。也有在发病后 3~4 小时即可出现,数小时可重复排出。

5. 肛门指诊　60%的患儿直肠指检时手套上染有血迹。

6. 全身状况　早期一般情况尚好,除面色苍白、烦躁不安外,体温正常,无全身中毒症状。晚期可有脱水、电解质紊乱、精神萎靡、嗜睡、反应迟钝。并发生肠坏死或腹膜炎时,全身情况恶化,可出现昏迷、中毒性休克等症状。

(二)儿童肠套叠

为慢性肠套叠,起病缓慢,临床表现不典型,多为不完全性肠梗阻,肠坏死发生时间相对较晚。患儿也有阵发性腹痛,但发作间歇期较婴儿为长,呕吐较少见。40%左右肠套叠发生出血,但血便出现较晚,或仅在肛门指检时发现血迹。多于右上腹触及较粗大的腊肠型包块,且较固定。很少有严重脱水及休克表现。

三、识别与鉴别诊断

(一)识别

1. 病史　常见于健康肥胖的婴儿,突然出现阵发性有规律哭闹、拒食、异常痛苦的表现。反复呕吐,可伴有果酱样血便等。

2. 体征　典型病例于哭闹间歇期可在右上腹触及腊肠样包块,有弹性,可伴轻压痛。右下腹有空虚感。肛门指诊可发现血便。

3. 辅助检查

(1)腹部超声检查:为首选检查方法,在套叠横断面上显示为典型"同心圆"或"靶环"征,纵切面上呈"套筒"征。

(2)钡剂灌肠:套叠部位充盈缺损和钡剂前端的杯口影,钡剂进入鞘部与套入部之间呈现线条状或弹簧状阴影,用于慢性肠套叠疑难病例。根据患儿阵发性哭闹、呕吐、果酱样血便及腹部触到腊肠样包块即可识别诊断。

(二)鉴别诊断

1. 细菌性痢疾 夏季多发,常有不洁饮食史。早期可出现高热等感染中毒症状,大便呈黏液脓血便,伴里急后重。便常规可见大量脓细胞,细菌培养阳性,即可确诊;腹部触不到腊肠样包块,B超无肠套叠典型影像。偶有细菌性痢疾时,因肠蠕动紊乱,可引起肠套叠。两种疾病可同时存在或肠套叠继发与细菌性痢疾。

2. 急性坏死性小肠炎 以腹泻为主,大便呈洗肉水样或红色果酱样有特殊腥臭气味;高热、呕吐频繁、明显腹胀,严重者吐咖啡样物;全身情况较肠套叠恶化很快,严重脱水,皮肤花纹和昏迷等休克症状。

3. 过敏性紫癜 腹型紫癜有阵发性腹痛及呕吐、便血,呈暗红色,有时因肠管水肿出血增厚,可在右下腹触及肿块。多数患儿同时伴有双下肢出血性皮疹、膝关节和踝关节肿痛等,部分病例有血尿或蛋白尿。大约25%腹型紫癜因肠功能紊乱和肠壁水肿可伴发肠套叠,此时应做B超或空气灌肠检查协助诊断。

4. 梅克尔憩室出血 憩室溃疡出血突然发生,便血量大,严重者可出现休克;常为无痛性或仅有轻微腹痛。梅克尔憩室可引起肠套叠,与原发性肠套叠很难鉴别,多在手术中发现。

5. 蛔虫性肠梗阻 幼儿及儿童多见,阵发性腹痛,可有呕吐、便蛔虫史;腹部包块多在脐周呈条索或面粉团样,压之可变形;临床很少有便血;患儿在发病前多有驱虫不当史;腹部超声显示肠腔内蛔虫影像。

6. 直肠脱垂 少数晚期肠套叠,其套入部可由肛门脱出。直肠脱垂无急腹症症状,多发生在用力排便和增加腹压时。直肠脱垂时可见肠黏膜一致延续到肛门周围皮肤,而肠套叠时,在肛门与脱出肠管之间有一条沟,手指通过此沟可伸入直肠内。

四、紧 急 处 理

(一)非手术疗法

包括空气压力灌肠法、钡灌肠水压复位法和B型超声波监视下水压灌肠三种疗法,主要适用于病程在48小时,全身情况良好,无明显脱水及电解质紊乱,无明显腹胀和腹膜炎表现者。复位压力一般控制在60~100mmHg,3个月以下婴儿肠套叠和诊断性灌肠压力一般不超过80mmHg。

1. 空气灌肠 灌肠前先做腹部正侧位全面透视检查,观察肠内气体及分布情况。注气后可见在套叠顶端有致密软组织肿块,呈半圆形向结肠内突出,气栓前端形成明显杯口影,有时可见部分气体进入鞘部形成不同程度钳状阴影。一边诊断同时进行灌肠复位治疗。

2. B超监视下水压灌肠 经肛门插入Foley管并将气囊充气20~40ml。将T形管一端接Foley管,侧管接血压计监测注水压力,另一端为注水口,注入37~40℃等渗盐水匀速推入肠内,可见靶环状块影退回至回盲部,B超下可见"同心圆"或"套筒征"消失,回盲瓣呈"蟹爪样"运动,小肠进水,呈蜂窝状扩张,诊断治疗同时完成。

（二）手术疗法

套叠超过 48~72 小时,或时间虽然不长但病情严重疑有肠坏死或穿孔者,以及小肠型肠套叠均需手术治疗。

五、转诊及注意事项

（一）指征

全身中毒症状明显或中毒性休克者,病程超过 48 小时,全身情况差,尤其 3 个月以下婴儿;高度腹胀、腹膜刺激征阳性、X 线提示有多数液平面者;套叠头部达到脾曲,肿物硬而张力大者;多次复发疑有器质性病变者;小肠型肠套叠应当转诊至有资质医院急诊科。病情平稳的患者也应当尽快转至综合医院儿科或外科进行评估处理。

（二）注意事项

1. 全身中毒症状明显者,如严重脱水、高热、嗜睡、昏迷等,应给予补液、退热支持等对症治疗,维持生命体征平稳积极转诊。

2. 中毒性休克患儿应积极抗休克治疗后转诊。

3. 严格掌握非手术疗法禁忌证。

第六节　维生素 D 缺乏性手足搐搦症

一、定　　义

维生素 D 缺乏性手足搐搦症(tetany of vitamin D deficiency)是维生素 D 缺乏性佝偻病的伴发症状之一,由于维生素 D 缺乏,导致血清钙降低,神经肌肉兴奋性增强,出现惊厥和手足搐搦。多见于 6 个月以内的小婴儿,故又名婴儿手足搐搦症。

二、主要临床表现

惊厥、喉痉挛和手足搐搦,伴有佝偻病活动早期表现,如睡眠不安、多汗、夜惊、易激惹等神经精神症状。

（一）显性症状

1. 惊厥　是婴儿期最常见的症状,特点是无发热及其他原因而突然发生惊厥,表现为手足节律性抽动、眼球上翻、面肌痉挛、意识丧失、大小便失禁,可伴口周发绀。发作时间数秒至半小时不等。小婴儿面肌抽动即是本病最初症状,且多见于左右两侧,偶或偏重于一侧。发作停止后常因精神萎靡而入睡,醒后活泼如常,发作次数无规律性,可一日数次或数日一次,多数患儿有反复惊厥史。

2. 手足搐搦　手足搐搦为本病特殊症状,见于较大婴幼儿和儿童,6 个月以内小婴儿很少发生此症状。表现为突发手足痉挛,腕部弯曲状,手指伸直,大拇指内收贴近掌心,强直痉挛,状似"助产士"的手。踝关节伸直,足趾向下弯曲,状似"芭蕾舞"的足。

3. 喉痉挛　多见于 2 岁前婴幼儿,喉部肌肉及声门突发痉挛,导致呼吸困难,因吸气相延长而发生哮吼,有时可突发窒息而死亡。

（二）隐匿体征

1. 面神经征（佛斯特征,Chvostek sign） 以指尖或小锤骤击耳前第七对脑神经穿出处（颧弓与口角间的面颊部），可使面肌收缩,阳性表现为口角和眼睑的抽动。

2. 腓反射（peroneal sign） 以小锤骤击膝外侧的腓神经处（腓骨小头之上）,阳性表现为足部向外侧收缩。

3. 人工手痉挛征（陶瑟征,Trousseausign） 用血压计袖带包裹上臂,打气使血压维持在收缩压与舒张压之间,桡侧脉搏暂停,若为阳性则在5分钟内见该侧手痉挛。

三、识别与鉴别诊断

（一）识别

1. 病史 有维生素D缺乏的病史,如日照不足、摄入不足、生长过快、疾病因素以及药物因素等。

2. 体征 枕秃、方颅、串珠肋等佝偻病体征,面神经征、腓反射、陶瑟征等阳性。

3. 辅助检查

（1）血清钙测定:总血钙常低于1.75mmol/L,离子钙低于1.0mmol/L;钙剂试验性治疗也有助于诊断。

（2）血清钠、镁、血糖测定:均未见异常。

（3）血清维生素D测定:25(OH)D_3≤25nmol/L,或在正常值低限。（正常血清25(OH)D_3为27.5nmol/L~170nmol/L）

4. 识别 根据维生素D缺乏的病史,佝偻病及惊厥等相应临床表现可进行识别诊断。

（二）鉴别诊断

1. 低血糖症 发生于清晨空腹,有进食不足或腹泻病史,口服或静脉注射葡萄糖液后立即恢复,血糖低于2.2mmol/L。

2. 低镁血症 见于早产儿或小样儿,常伴触觉、听觉过敏,引起面肌颤动、手足徐动、心动过速等,血镁低于0.74mmol/L(1.78mg/dl)。经补钙无效,但注射或口服镁剂后即可控制症状。

3. 婴儿痉挛症 为癫痫的一种表现。起病于1岁以内,呈突然发作,头及躯干上肢均屈曲,手握拳,下肢弯曲至腹部,呈点头哈腰状抽搐和意识障碍,发作数秒至数十秒自停,伴智能异常,脑电图有特征性的高幅异常节律波出现。

4. 原发性甲状旁腺功能减退 表现为间歇性惊厥或手足搐搦,间隔几天或数周发作1次,血磷升高超过3.2mmol/L(10mg/dl),血钙降至1.75mmol/L(7mg/dl)以下,碱性磷酸酶正常或稍低,颅骨X线可见基底核钙化灶。

5. 急性喉炎 多伴有上呼吸道感染症状,也可突然发作,声音嘶哑伴犬吠样咳嗽及吸气性呼吸困难,但无低钙症状,钙剂治疗无效。

6. 低钠血症和高钠血症 婴幼儿腹泻伴脱水和酸中毒时,当治疗脱水时补钠不足,或因水分摄入过多,而出现低钠血症,患儿可出现嗜睡、呕吐、惊厥等症状。在纠正酸中毒时虽未发生碱中毒,血钙也无明显降低,但当血钠上升,血钾下降时,出现高钠血症,也可发生手足搐搦症状。

四、紧急处理

1. 吸氧 惊厥期应立即吸氧,喉痉挛者须立即将舌头拉出口外,并进行口对口人工呼吸或加压给氧,必要时气管插管以保证呼吸道通畅。

2. 控制惊厥　苯巴比妥钠:8mg/kg,肌注;或 10%水合氯醛,40~50mg/(kg·次),保留灌肠;或地西泮:0.1~0.3mg/(kg·次),肌内或缓慢静脉注射。同时,进行针刺疗法,常用穴位为人中、合谷、少商、印堂等。

3. 补充钙剂　10%葡萄糖酸钙 0.5~1ml/kg,最大量不超过 10ml,加入等体积 10%葡萄糖溶液,静脉输注。或 10%葡萄糖酸钙 5~10ml,加入 10%葡萄糖溶液 5~20ml 中,静脉缓慢注射或滴注。一般新生儿用 5%葡萄糖溶液,每次 10ml;较大婴儿可用 10%葡萄糖溶液,每次 10ml,1~3 次/日。必要时连用 2~3 日,若痉挛停止即改成口服钙剂。不可皮下或肌内注射钙剂以免造成局部坏死。

4. 维生素 D 治疗　口服或肌注维生素 D10 万 IU,最大量不超过 20 万 IU,促进钙的吸收。但避免因剂量太大而致维生素 D 中毒。

五、转诊及注意事项

(一)指征

1. 血清维生素 D 明显降低,钙剂治疗无效。

2. 惊厥持续状态。

(二)注意事项

惊厥持续状态者,在给予积极镇静止痉、吸氧等对症治疗的基础上,尽快转诊。转诊中密切注意生命体征。

第七节　热 性 惊 厥

一、定　　义

惊厥(convulsion)表现为强直或阵挛等骨骼肌运动性发作,常伴意识障碍。热性惊厥(febrile seizure,FS):是婴幼儿时期最常见的惊厥原因,是指体温 38 或以上时突然出现的惊厥,主要发生于 6 个月~3 岁,偶见 4~5 岁,5 岁以后较少见。以急性病毒性上呼吸道感染引起的高热为多见,男孩稍多于女孩。排除了中枢神经系统感染以及引发惊厥的器质性和代谢性疾病,既往没有无热惊厥史。

二、主要临床表现

根据临床特点可以分为单纯性热性惊厥和复杂性热性惊厥两种;

1. 单纯型热性惊厥　占热性惊厥的 70%,起病年龄多为 6 个月至 5 岁,呈全身性发作,持续时间短暂,数秒至 10 分钟,可伴有发作后短暂嗜睡,发作后患儿除原发疾病表现外,一切恢复如常,不留任何神经系统异常体征;24 小时内或同一热性病程中仅发作 1 次,偶有 2 次。

2. 复杂型高热惊厥　占热性惊厥的 30%,小儿时期各年龄段均可发生,多呈局灶性或全身性发作,持续时间长,超过 10 分钟,24 小时内可反复多次,神经系统检查可有异常,常见有惊厥持续状态。

三、识别与鉴别诊断

(一)识别

根据病史、体征和辅助检查识别

1. 血常规　70%以上与上呼吸道感染有关,且以病毒感染多见,细菌感染率较低。
2. 脑电图　除外癫痫。
3. 头颅 CT 或 MRI　除外颅内占位性病变。

(二)鉴别诊断

1. 颅内感染性疾病　如细菌、病毒、寄生虫、真菌引起的脑膜炎或脑炎。常表现为反复而严重的惊厥发作,大多出现在疾病初期或极期。伴不同程度的意识障碍和颅内压增高表现。脑脊液检查对诊断和鉴别诊断有较大帮助;

2. 感染中毒性脑病　大多并发于败血症、重症肺炎、细菌性痢疾,通常于疾病极期出现反复惊厥、意识障碍与高颅压症状,脑脊液检查,除压力增高外,常规、生化均正常。

四、紧 急 处 理

1. 一般治疗　保持呼吸道通畅、吸氧、监测生命体征、建立静脉通路。
2. 对症治疗　药物退热和物理降温,维持内环境稳定。
3. 控制发作　惊厥持续超过 5 分钟进行止惊药物治疗。地西泮:0.3~0.5mg/kg,(最大剂量≤10mg,婴幼儿≤2mg),缓慢静注(1~2mg/min,新生儿 0.2mg/min)必要时间隔 15~20 分钟后重复注射一次;或 10%水合氯醛 0.5ml/kg 保留灌肠,若惊厥未能控制,则按癫痫持续状态处理(见本章第八节)。

五、转诊及注意事项

1. 指征　①首次热性惊厥;②惊厥反复发作;③复杂性高热惊厥。
2. 注意事项　反复发作的惊厥,应积极退热、镇静、吸氧、开放静脉通路、密切监测生命体征,并及时转诊。

第八节　癫痫持续状态

一、定　　义

癫痫持续状态(status epilepticus,SE)是指一次癫痫发作持续 30 分钟以上,或连续多次发作,发作间歇期意识不恢复超过 30 分钟者。各种癫痫发作均可发生持续状态,临床以强直-阵挛持续状态最常见。重者可有脑水肿和高颅压,若不及时治疗,可造成不可逆的缺血缺氧性脑损伤,遗留后遗症,重者可因生命功能衰竭而死亡。

二、主要临床表现

因癫痫类型的不同而有所差异。

1. 强直-阵挛性发作,也称大发作持续状态,是最严重的发作。发作时症状渐加重,开始为全身骨骼肌伸肌或屈肌强直性收缩伴意识丧失、呼吸暂停与发绀,继而出现全身短促、反复的剧烈屈曲性抽动。发作后昏睡,醒后可有头痛、疲乏等。发作可伴高热、心动过速、呼吸急促等。部分患儿可出现瞳孔散大,对光反射消失,病理反射征阳性。

2. 简单部分性运动发作　常见于新生儿和小婴儿,表现为躯体某部位肌肉抽动,如面、颈或四肢某部分的抽搐;或表现为头、眼持续性同向偏斜的旋转性发作;或呈某种特殊姿势发作;惊厥侧肢体可出现偏瘫和病理反射征。发作可先从一侧口角抽动开始,依次波及手、臂、肩等部位,也可开始即出现单侧肢体抽搐,或左右侧交替发作。此型常不伴有意识障碍。

3. 失神发作　多见于有癫痫病史的年长儿,发作时突然意识丧失但不摔倒,活动中断,茫然凝视,持续数秒钟,不超过 30 秒钟,后很快恢复意识,发作后不能回忆,过度换气可诱发。发作可反复出现,多伴持续性意识障碍。

4. 精神运动性发作　多见于复杂部分性发作过程,长时间持续自动症和精神错乱状态。出现视、听、嗅感觉异常等幻觉或错觉,或为精神情感异常,表现为恐惧、暴怒、欣快、陌生感,有时类似于失神发作。

5. 新生儿癫痫发作　表现不典型,常表现为"轻微"的抽动,如手足徐动、眼睑颤动、阵发性呼吸暂停、伸臂(或屈肘)、踢腿(或屈腿)、痉挛持续大约 1~3 秒。

三、识别与鉴别诊断

(一) 识别

根据癫痫发作病史结合临床表现不难识别诊断。

1. 病史　详细询问癫痫发作史,包括起病年龄、起始表现、发作过程、发作后状态、持续时间、意识状态,以及出生史、既往史、家族史等。

2. 体征　应仔细查体,尤其是头面部、皮肤和神经系统的检查。

3. 辅助检查

(1)脑电图:是诊断癫痫最重要的检查,发作时表现为癫痫性放电,出现棘波、慢波、尖波、棘-慢综合波等。

(2)血常规、尿常规、便常规。

(3)血生化检查:除外代谢性疾病。

(4)脑脊液检查:除外中枢神经系统感染性疾病。

(5)影像学检查:头颅 CT、MRI 等,对局灶性发作者明确病因有较大意义。

(二) 鉴别诊断

1. 晕厥　年长儿多见,是暂时脑血流灌注不足导致的一过性意识障碍,常发生在持久站立,体位性低血压,以及剧痛、劳累及阵发性心律不齐等情况。患儿常先有不安、眼前发黑、头晕、苍白、出汗、无力、视物模糊等,继而出现短暂意识丧失,偶有肢体强直或抽动,醒后对意识障碍不能回忆,并有疲乏感。意识丧失和倒地均逐渐发生,少有躯体损伤,脑电图正常,直立倾斜试验呈阳性反应。

2. 癔症　与精神因素有关。发作时并无真正的意识丧失,发作中缓慢倒下,不会有躯体损伤,无大小便失禁或舌咬伤。抽搐动作杂乱无规律,瞳孔无散大,深浅反射存在,无神经系统阳性体征,无面色异常,发作后无嗜睡等。脑电图正常,暗示治疗有效。

3. 抽动障碍　为突发不规则肌群反复的异常收缩,情绪紧张时可加剧发作,睡眠时消失。临床表现为一组肌肉的短暂抽动,如眨眼、头部抽动或耸肩等,或突然爆发出含糊不清的噪音,如清喉、吭吭声等,或腹肌抽动、跳跃等动作。

4. **屏气发作** 为一种异常性格行为问题,多发生于 6~18 个月的婴幼儿,5 岁前会自然消失。主要表现为呼吸暂停,常在情绪急剧变化时发作,如发怒、恐惧、剧痛或剧烈喊叫时出现,常有过度换气,致呼吸中枢抑制,患儿可出现昏迷、意识丧失、口周发绀,躯干四肢强直,甚至抽动。持续 1 分钟左右后呼吸恢复,症状缓解,口唇返红,全身肌肉松弛,清醒,一日可数次发作。脑电图检查正常,无神经系统阳性体征。

四、紧急处理

治疗原则:尽快控制发作;维持生命体征,预防和控制并发症;及时处理脑水肿、酸中毒、呼吸衰竭、低血糖等症状;积极寻找病因并给予适时治疗。

(一)控制惊厥

1. 地西泮(diazepan) 0.3~0.5mg/(kg·次),缓慢静脉推注,速度≤1mg/min(新生儿≤0.2mg/min),最大量不超过 10mg(婴幼儿≤2mg);必要时 0.5~1 小时后可重复 1 次,24 小时内可用 2~4 次或 0.3mg/(kg·h)加生理盐水稀释静点至发作停止。无静注条件者可 0.5mg/(kg·次),保留灌肠,5 分钟起效;

2. 苯巴比妥(phenobarbitalum) 5~8mg/(kg·次),肌注,必要时 8 小时后可重复应用,24 小时内可用 3 剂。以后给 3~5mg/(kg·d)维持量:新生儿 20~40mg/kg,儿童 20mg/kg(最大剂量 300mg)加生理盐水 5~10ml 静脉缓注,速度<50mg/min,婴儿<25mg/min。

3. 丙戊酸(valproic acid) 负荷量 20mg/kg,维持量 10~15mg/kg,每 8 小时一次,口服、鼻饲或直肠给药。

4. 10%水合氯醛,40~50mg/(kg·次),保留灌肠。

(二)保持呼吸道通畅,吸氧,必要时人工机械通气

保护脑和其他重要脏器功能,监测生命体征,纠正电解质紊乱,防治呼吸循环衰竭或高颅压,严格控制入量 1000~1200ml/m²,避免低血糖,应用地塞米松和甘露醇预防和治疗脑水肿。

(三)防止复发

发作停止后,应给予抗癫痫药物以防复发。

五、转诊及注意事项

(一)指征

1. 已确诊的癫痫病者。

2. 惊厥经抗癫痫药物治疗发作不能控制,或反复出现。

3. 惊厥虽已控制,但出现较严重并发症者,且治疗效果欠佳。

(二)注意事项

积极对症支持治疗,控制发作后应在密切监护生命体征的基础上尽快转诊。

(陈凤英 马 超)

第十一章

外 科 重 症

外科疾病,通常是指只有通过手术或者手法整复处理才能获得最好治疗效果的疾病。按照病因不同,可分为损伤、感染、肿瘤、畸形、内分泌功能失调、寄生虫病、其他(包括梗阻、血液循环障碍等),创伤、骨折、大出血、烧伤、急腹症等属于急危重外科疾病。

创伤是指机械性因素作用于人体所造成的组织结构完整性的破坏或功能障碍,常常是突发事件,往往被送到就近的社区卫生服务中心。按照皮肤完整性可分为开放伤、闭合伤。创伤病人除局部疼痛、肿胀、组织损伤、功能障碍等局部表现外,病情严重并发休克、急性呼吸窘迫、急性肾衰竭者还可出现烦躁、淡漠、口干、尿量少、脉搏细速、血压下降等全身表现。接诊时需首先了解患者受伤情况、临床表现及演变、既往健康状况;体格检查要首先对呼吸、脉搏、血压、意识状态等重要生命体征迅速做出评价,对创伤严重程度做出大体判断,随后按照器官系统进行受伤部位检查及详细排查;必要时进行血常规、尿常规、血生化、X线等辅助检查明确诊断。对危及生命的创伤患者要立即采取相应的抢救措施,维持呼吸道通畅,开通静脉通路;疑内脏实质器官损伤出血者,除密切观察生命体征、对症处理外,对有伤口的出血应给予压迫止血,疑似动脉出血时应予以加压包扎、止血带等方法止血,并包扎固定,并采取必要救治措施,迅速转运至上级医院救治。

消化性溃疡、肝硬化合并门脉高压、肿瘤等导致的突发上消化道出血;消化性溃疡合并穿孔、各种原因造成的肠梗阻等急腹症情况,在消化系统相应章节有详细叙述。肝脓肿、严重的皮肤感染(疖、痈、蜂窝织炎、丹毒)等外科感染性疾病早期会有局部疼痛、发热等相应的临床表现,原发感染灶加重的情况下,病情进展可出现脓毒血症、坏疽等,对此类疾病重在早期诊断、去除感染灶、及时有效的抗感染治疗,这里也不赘述。

本章重点介绍骨折特别是脊柱骨折、动脉栓塞和下肢动脉硬化闭塞症的识别与处置。

第一节 骨折概论

骨骼是人体运动系统的重要组成部分,具有支持、保护及运动功能,直接暴力或间接暴力均可造成骨骼损伤,从而影响身体稳定性及运动能力。轻症或有潜在风险的骨折有时难以识别,而骨折早期处理不当可能加重损伤甚至引起致命性损伤,特别是肋骨、骨盆等易于并发其他损伤的骨折,早期识别与处理关系患者的预后及生命安全。此外,引起骨折的外力可能同时导致颅脑、内脏损伤,即使局部无骨折发生,也应对颅脑及胸部、腹部重要脏器进行检查以免遗漏。儿童、老年人等特殊人群因为骨骼特点及慢性病的存在更容易发生骨折,在有外伤或跌倒时应注意鉴别。

一、定　　义

骨折(fracture)即骨的完整性和连续性中断,病因包括创伤和骨骼疾病。根据骨折处皮肤、筋膜或骨膜的完整性,可分为闭合性骨折、开放性骨折;根据骨折的程度和形态,可分为不完全骨折、完全骨折,根据骨折端稳定程度,可分为稳定性骨折、不稳定性骨折。

二、主要临床表现

1. 局部表现　局部疼痛明显,移动患肢时加剧,伴压痛;局部血管破裂出血及软组织损伤导致骨折局部肿胀,可有出血、瘀斑;患肢活动受限,完全性骨折时功能完全丧失;四肢骨折损伤神经、肌腱时疼痛与功能障碍更明显。

2. 全身表现　严重外伤、多发性骨折可引起大量出血,达 2000ml 以上,导致休克,严重的开放性骨折或并发重要脏器损伤时也可导致休克甚至死亡。

三、识别与鉴别诊断

(一) 识别

1. 病史　外伤史。
2. 症状　骨折局部疼痛、肿胀及患肢功能障碍。
3. 特有体征　骨折端移位使患肢畸形,并出现异常活动,两骨折端相互摩擦可产生骨擦音或骨擦感。
4. 体格检查　脑外伤、大量出血、多发性骨折患者需检查意识状态、脉搏、呼吸、血压、体温及末梢血氧饱和度等;意识障碍患者应检查瞳孔大小及对光反射、角膜反射、双侧病理反射等;周围器官、神经损伤时有相应体征。
5. 辅助检查　X 线检查可明确骨折诊断,并了解骨折类型及骨折端移位情况。

(二) 早期并发症

严重创伤时,骨折可伴发重要组织或器官损伤,危及患者生命。

1. 休克　骨折、创伤可引起大出血及颅脑等重要器官损伤导致休克,外伤患者特别是颅脑、多发伤患者应首先检查意识状态、呼吸、心率、血压等,并严密观察生命体征变化及血流动力学是否稳定。
2. 重要内脏器官损伤　肋骨骨折可同时伴发心、肺损伤,下胸壁骨折可伴发肝、脾破裂,骨盆骨折可伴发膀胱、尿道损伤,骶尾骨骨折可伴发直肠损伤等,查体时需进行胸、腹部相关检查,必要时可行 X 线或超声检查,避免漏诊。
3. 周围血管、神经损伤　股骨髁上、胫骨上段等部位骨折可伴发沿骨走行重要血管的损伤,造成大量失血,需要注意检查;神经与骨紧密相邻部位的骨折易伴发周围神经损伤;脊柱骨折和脱位可造成脊髓损伤,严重者可导致截瘫。
4. 脂肪栓塞综合征　骨折后骨髓破坏,脂肪颗粒进入破裂的静脉窦,引起肺、脑脂肪栓塞。表现为发绀、呼吸衰竭、烦躁、嗜睡、昏迷,X 线胸片可见广泛肺实变,严重者可死亡。
5. 骨筋膜室综合征　是由于骨折创伤、出血、组织水肿导致骨筋膜室内压力增高,影响到局部血液循环引起急性缺血而产生的一系列早期综合征。多见于前臂掌侧和小腿,可导致缺血性肌挛缩、坏疽。
6. 肌肉、韧带、关节损伤　骨折可伴发周围软组织损伤,表现为肿胀、疼痛等,可局部给予冷敷减轻出血、水肿,如损伤严重,需转至专科对深部组织进一步检查以免漏诊或延误治疗。

(三) 鉴别诊断

1. 关节脱位 可表现为外伤或牵拉后关节局部疼痛、肿胀、活动障碍,常见于肩关节、肘关节、髋关节,畸形多有特征性,被动活动时有抵抗及弹性固定的感觉,关节盂空虚,可行 X 线检查确定有无脱位及类型,并排除骨折,多行手法复位。

2. 软组织损伤 表现为外伤后局部疼痛、肿胀,皮肤缺损或淤血,神经、肌腱损伤时可有感觉、运动障碍,可行 X 线检查确定有无骨折。

四、紧 急 处 理

1. 呼吸、心搏骤停 立即心肺复苏,保持呼吸道通畅。

2. 首先处理危及生命的损伤 如大出血患者进行止血,呼吸道梗阻患者开通气道,必要时行气管插管或气管切开,张力性气胸时紧急使用粗针头行胸膜腔穿刺减压并外接剪开小口的塑料袋等单向活瓣装置或安置胸腔闭式引流。

3. 抢救休克 检查脉搏、呼吸、血压等生命体征及末梢血氧饱和度,如处于休克状态,立即建立静脉通路,输液、输血。

4. 包扎伤口 伤口出血可加压包扎止血;大血管可使用止血带止血,注意记录时间;开放性气胸用大纱布填塞伤口并固定胸壁;开放性骨折用无菌敷料或清洁布类包扎伤口,暴露在伤口外且已污染的骨折端,如未压迫到重要血管、神经,暂时不要复位,以免污染伤口深处并避免二次损伤的发生。

5. 妥善固定、保护患肢 病情稳定后固定骨折。畸形明显并且有损伤附近重要血管、神经危险的骨折,适当牵引患肢使之变直后再进行固定。可使用夹板、木板、树枝等,上肢骨折可将患肢固定于胸部,下肢骨折可固定于对侧健肢。

6. 离断肢体 干净敷料包裹后,外置冰袋低温保存携带至医院。

7. 迅速转运。

五、转诊及注意事项

(一)指征

1. 生命体征不稳定、全身症状严重的患者。

2. 合并内脏、神经、血管等损伤的患者。

3. 闭合性骨折需手法或切开复位并行外固定或内固定的患者。

4. 开放性骨折、粉碎性骨折、不稳定骨折需专科治疗的患者。

(二)转诊注意事项

1. 患者突发心跳、呼吸骤停时,立即心肺复苏,呼叫"120"转诊,联系上级医院准备接诊。

2. 监测生命体征,出现血流动力学不稳(心率明显增快、血压下降),立即建立静脉通路,进行对症处理,呼叫"120"转诊。

3. 动态观察病情变化,及时发现隐性大出血、脏器损伤等。

4. 骨折部位不易固定或容易引起周围组织损伤的患者,呼叫"120"进行专业转运避免二次损伤。

5. 生命体征平稳并且骨折部位易于固定的患者,止血、固定后建议呼叫"120"转诊。

第二节 脊柱骨折

一、概　述

脊柱骨折(spinal fractures)是一种比较严重的创伤,多见于间接暴力引起。脊柱损伤多发生于脊柱活动相对频繁的节段或生理弧度转换处,严重者会有骨折和移位,造成脊髓或马尾神经损伤,特别是在椎管容积相对较小的下颈椎、胸椎、胸腰椎交界处,椎体移位易导致截瘫发生甚至危及生命。临床根据脊柱稳定性将脊柱骨折分为稳定性骨折与不稳定性骨折。

二、主要临床表现

1. 疼痛　局部疼痛明显。
2. 感觉、运动障碍　因为损伤部位不同,可有四肢或双下肢感觉异常、运动障碍,站立困难。
3. 伴发症状　如有腹膜后血肿,可出现腹痛、腹胀、肠麻痹等症状。

三、识别与鉴别诊断

(一) 识别

1. 病史　有高空坠落、重物撞击、交通事故等外伤史。
2. 临床表现　疼痛,感觉、运动障碍,伴发症状等。
3. 体格检查　强迫体位,局部肿胀、压痛,胸腰段脊柱骨折可见后凸畸形;损伤脊髓、神经根时,损伤平面以下皮肤感觉异常,肢体肌力减弱或消失,生理反射消失,病理反射阳性,大小便功能障碍。
4. 辅助检查　X 线平片可见椎体变扁或呈楔形,骨皮质连续性中断,或有移位,必要时需拍斜位或张口位片。

(二) 鉴别诊断

按照解剖结构和功能可将脊柱分为前、中、后三柱(图 11-1),中柱和后柱共同组成椎管,容纳脊髓和马尾神经,这一区域特别是中柱的损伤常可累及神经系统。不同部位、不同类型损伤临床表现及预后不同。

1. 颈椎骨折

(1) 屈曲型损伤:颈椎在屈曲位时受外力损伤,前柱压缩,后柱牵张损伤,常见类型有:①单纯性压缩性骨折,多见于老年、骨质疏松患者。X 线侧位片可见椎体前缘骨皮质嵌插成角,或椎体上缘中板破裂压缩,还可有不同程度后方韧带结构破裂损伤。②双侧脊椎间关节脱位,颈椎过度屈曲导致后纵韧带断裂,脱位椎体下关节突移位于下位锥体上关节突的前方,多数有脊髓损伤,部分可有小关节突骨折。

(2) 垂直压缩型损伤:颈椎在直立位受垂直外力损伤,无过屈或过伸力量,多见于高空坠物或高台跳水。常见类型有:①第一颈椎双侧性前、后弓骨折(Jefferson 骨折)(图 11-2),X 线平片很难发现骨折线,部分正位片可见 C1 关节突双侧向外移位,侧位片上看到 C1 前后径增宽;②爆裂型骨折,颈椎椎体粉碎性骨折,多见于 C5、C6 椎体,破碎的骨折片突向椎管内导致压迫症状,瘫痪发生率高,同时可合并颅脑损伤。

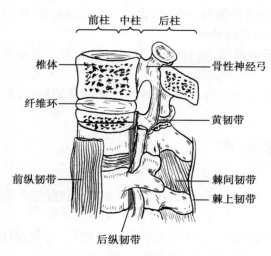

图 11-1 胸腰椎的解剖结构与三柱示意图

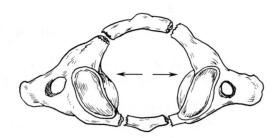

图 11-2 Jefferson 骨折

（3）过伸损伤：①过伸性脱位：面、额部受外力作用头颈部过度仰伸，多见于高处坠落头部着地、高速行车急刹车或撞车时，头过度仰伸，之后又过度屈曲导致颈椎严重损伤，又称"挥鞭损伤"。临床表现除局部疼痛、压痛、活动受限外，还可出现吞咽困难、声嘶、眩晕、复视等。颈椎后移，使脊髓夹于黄韧带和椎间盘之间而造成脊髓中央管周围损伤（图 11-3），部分病例可造成脊髓完全损伤，额面部有外伤痕迹为特征性体征。②损伤性枢椎椎弓骨折：颏部外力使颈椎过度仰伸，致使枢椎的椎弓发生垂直状骨折，多见于被缢死者，又称缢死者骨折。

（4）齿状突骨折：水平方向外力或有多种复合暴力作用于枢椎。可分成三型：I

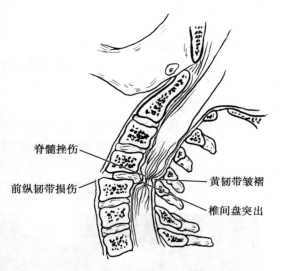

图 11-3 颈椎过伸导致脊髓损伤

型，齿状突尖端撕脱骨折，较为稳定，并发症少，预后较好；II 型，齿状突基部、枢椎体上方横形骨折，较为多见，因血供差，不愈合率较高，多需手术治疗；III 型，枢椎体上部骨折，累及枢椎的上关节突一侧或双侧，骨折稳定性好，血供亦良好，愈合率高，预后较好。

2. 胸腰椎骨折

（1）单纯性楔形压缩性骨折：外力使脊柱向前屈曲所致，椎体前方受压，成楔形变，脊柱仍保持其稳定性。常见于高空坠落时身体猛烈屈曲，从而使椎体前半部分压缩。

（2）稳定性爆裂型骨折：脊柱前柱和中柱损伤，后柱未受影响，脊柱仍可保持其稳定性。常见于高空坠落时脊柱保持正直，胸腰段椎体受力最大而破碎，与椎间盘一起突出于椎管前方，损伤脊髓而产生神经症状。

（3）不稳定性爆裂型骨折：脊柱前、中、后三柱同时损伤，导致脊柱不稳定，会出现创伤后脊柱后突和进行性神经症状。

（4）Chance 骨折：较少见，为椎体、椎弓、棘突水平撕裂性损伤，也可为前后纵韧带-椎间盘-后柱韧带部分损伤，可伴有脊髓损伤，也是不稳定性骨折。

（5）屈曲-牵拉型损伤：前柱部分因压缩力量而损伤，而中、后柱则因牵拉的张力力量而损伤，为潜在性不稳定型骨折。

（6）骨折-脱位：又名移动性损伤。脱位程度重于骨折，易导致较为严重的脊髓损伤，预后差。

四、紧 急 处 理

1. 呼吸、心搏骤停患者立即心肺复苏。

2. 合并休克等严重并发症的患者，严密观察脉搏、呼吸、血压、末梢血氧饱和度等生命体征变化，及时进行抢救。

3. 颈椎骨折患者使用颈托固定，胸腰椎骨折患者应用平板或铲式担架搬运，避免脊柱扭曲弯折，减少不必要的搬动。

五、转诊及注意事项

（一）指征
1. 怀疑脊柱骨折者均需呼叫"120"转诊。

2. 全身症状严重或伴有其他系统合并症者，需要尽快联系有救治能力的医院，立即呼叫"120"转诊。

（二）转诊注意事项
1. 监测生命体征，合并严重并发症者立即抢救，对症处理，呼叫"120"转诊。

2. 搬运时平抬平放或采用滚动法，使患者脊柱处于沿躯体长轴的中立位，颈椎骨折患者有专人固定头部并给予稳定牵引，使用颈托或颈部两侧放置沙袋保护，保持平直状态放于硬板上（图 11-4），避免增加脊柱弯曲引起或加重脊髓损伤（图 11-5）。

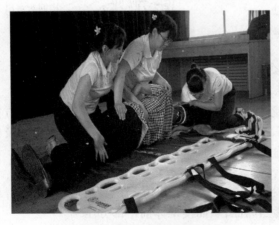

图 11-4　颈椎骨折正确搬运法

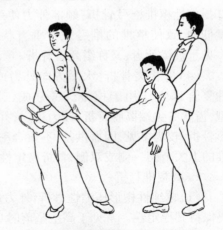

图 11-5　脊柱骨折不正确搬运法

六、注 意 事 项

1. 所有头颈部外伤患者均应该高度怀疑颈椎骨折。

2. 所有多发肋骨骨折、胸部外伤、腹部外伤、骨盆损伤患者均应该高度怀疑胸腰椎骨折。

3. 应仔细询问受伤时间、受伤方式、受伤时姿势、撞击部位、受力方向、是否有昏迷史等并与"120"急救人员做好病情交接；软组织损伤的位置有助于分析损伤类型，特别是头枕部皮肤裂伤或擦伤。

4. 约20%的脊髓损伤患者为65岁以上老年人，最常见原因为摔倒，应加强健康宣教，改善老人居住环境，加强护理，采取必要的防跌倒措施。并且老年人感觉迟钝，骨折后常仅诉腰痛，应注意仔细询问病史并及时行X线检查以免漏诊。

5. 8~10岁儿童的脊柱才可与成人脊柱的生物力学特性相同，10岁以下儿童脊柱损伤常会累及软组织，可造成多类型的神经受累，出现呕吐和眩晕。儿童头部与躯干比例特殊，平卧时头部受力，因此对儿童患者进行固定时，可用薄垫置于躺板上，使患儿胸部抬高，保持中立位。

第三节 动脉栓塞

一、定 义

动脉栓塞（arterial embolism）是指动脉腔被进入血管内的栓子（血栓、空气、脂肪、癌栓及其他异物）堵塞，造成血流阻塞，引起肢体、脏器、组织等急性缺血的临床表现。起病急骤，进展迅速，需积极处理。下肢动脉栓塞较上肢动脉常见，易造成肢体缺血、坏死。

二、主要临床表现

1. 疼痛 多为就诊原因，远侧肢体疼痛，体位改变或活动时加剧，后期疼痛减轻提示组织缺血加重。

2. 苍白 栓塞远侧皮肤苍白，后期青紫。

3. 肢体发冷 栓塞远侧肢体皮肤温度降低。

4. 无脉 与对侧相比，患肢远侧动脉搏动减弱或消失。

5. 感觉障碍 周围神经缺血时远侧皮肤麻木、感觉异常。

6. 运动障碍 神经、肌肉缺血导致肢体运动障碍，严重者出现不可逆的完全性运动障碍。

7. 全身症状 组织缺血坏死，代谢障碍，引起高钾血症、代谢性酸中毒、肌红蛋白血症、肌红蛋白尿，导致急性肾衰竭。原有心脏疾病患者，栓塞后可出现心力衰竭、血压下降、休克。

三、识别与鉴别诊断

（一）识别

1. 病史 常见栓子来源包括：①心脏和血管源性如风心病、冠心病、动脉粥样硬化斑块脱落等；②非心血管源性如肿瘤、羊水、脂肪栓塞等；③外源性如介入治疗导丝断裂、空气等；④来源不明。

2. 临床表现 取决于栓塞部位、侧支循环情况。典型急性动脉栓塞临床表现为"6P"征（疼痛、苍白、肢体发冷、无脉、麻木和感觉异常）及运动障碍。

3. 辅助检查 血管超声可定位动脉栓塞部位，同时可测量血管内径、血流速度。

（二）鉴别诊断

1. 下肢动脉硬化闭塞症 多见于中老年,有吸烟、糖尿病、高血压病、高脂血症等动脉粥样硬化的高危因素,以间歇性跛行起病,随着病情进展逐渐出现静息痛、溃疡或坏死。多存在冠状动脉、颈动脉等其他部位的动脉粥样硬化。

2. 主动脉夹层 累及腹主动脉或者髂动脉时,可出现下肢急性缺血症状,主要临床表现为前胸或胸背部持续性剧痛,血压升高、脉搏速弱,两侧肢体血压明显不等,并出现主动脉瓣关闭不全或心脏压塞体征。超声、CT 可明确诊断。

四、紧 急 处 理

1. 心血管来源的栓塞患者常有房颤、心肌梗死等病史,可发生心力衰竭、休克等,需严密观察脉搏、呼吸、血压、末梢血氧饱和度等生命体征变化,及时进行抢救。

2. 合并酸中毒、高钾血症等严重并发症的患者,立即建立静脉通路,进行对症治疗。

五、转诊及注意事项

（一）指征

1. 新发生的下肢动脉栓塞,需溶栓、介入或手术取栓治疗的患者。

2. 肢体组织广泛坏死,需截肢手术患者。

3. 栓塞导致原有疾病加重或合并严重并发症者。

（二）转诊注意事项

1. 合并酸中毒、高钾血症、急性肾衰竭、心力衰竭的患者需监测生命体征,及时对症处理,呼叫"120"转诊。

2. 密切观察原有疾病病情变化。

3. 注意保护患肢,避免损伤、感染加重。

六、注 意 事 项

1. 房颤、人工瓣膜患者需规范抗凝治疗。

2. 心肌梗死患者及时复查,如有室壁瘤形成,易导致附壁血栓,为高危人群,应早期干预。

3. 对于实施心脏、血管及腔内介入治疗患者,注意抗血小板聚集药物的使用。

第四节 下肢动脉硬化闭塞症

一、定 义

动脉硬化闭塞症(arteriosclerosis obliterans,ASO)是全身性动脉粥样硬化在肢体局部的表现。下肢动脉硬化闭塞症是指由于动脉硬化造成的下肢供血动脉内膜增厚、管腔狭窄或闭塞,病变肢体远端血流量减少或中断,引起间歇性跛行、患肢皮温降低、疼痛乃至发生溃疡或坏死等临床表现的慢性进展性疾病。

二、主要临床表现

1. 早期症状为间歇性跛行,原因是运动时下肢动脉供血不足加重,导致肌群缺血性疼痛,因病变位置不同表现为小腿、大腿或臀部疼痛。

2. 严重下肢缺血时可进一步出现静息痛、溃疡、坏疽。静息痛多发生于肢端,夜间或平卧时明显。

3. 合并急性血栓形成时出现急性下肢缺血,典型症状为"6P"征[疼痛(pain)、苍白(pallor)、肢体发冷(poikilothermia)、无脉(pulselessness)、麻木(paralysis)、感觉异常(paresthesia)]及运动障碍。

三、识别与鉴别诊断

(一)识别

1. 病史 中老年患者,有吸烟史,糖尿病、高血压病、高脂血症、慢性肾功能不全等病史。

2. 症状 出现疼痛(早期为间歇性跛行的疼痛,后为静息痛)、苍白、肢体发冷、无脉、感觉异常、运动障碍"6P"症状及运动障碍。

3. 体格检查 肢端局部皮温下降,下肢动脉搏动减弱或消失,动脉血压下降。

4. 辅助检查 踝肱指数(ABI)即踝部动脉收缩压与上臂收缩压的比值,ABI 0.91~0.99为临界值,ABI≤0.90可诊断为下肢缺血,ABI<0.40为下肢严重缺血。二维超声可测量动脉内中膜厚度、斑块大小及性质,彩色多普勒及频谱多普勒可诊断动脉狭窄或闭塞的部位和程度,提供血流动力学参数。

5. 诊断标准 年龄>40岁;有吸烟、糖尿病、高血压病、高脂血症等高危因素;有下肢动脉硬化闭塞症的临床表现;缺血肢体远端动脉搏动减弱或消失。

6. ASO 的严重程度可按照 Fontaine 法分为四期。

Ⅰ期:无症状,或仅有患肢麻木、发凉,体格检查可有患肢皮温降低、苍白,足背动脉搏动减弱,ABI≤0.90。

Ⅱ期:间歇性跛行,依据最大间歇性跛行距离分为Ⅱa期>200m,Ⅱb期<200m。除患肢皮温降低、苍白更明显外,还伴有皮肤干燥、肌肉萎缩,足背动脉搏动消失。

Ⅲ期:静息痛,疼痛剧烈且持久,夜间明显,可伴有肢体水肿。

Ⅳ期:组织溃疡、坏疽。患肢静息痛、皮温低、苍白、动脉搏动消失,趾端发黑、缺血性溃疡、坏疽。

(二)鉴别诊断

1. 血栓闭塞性脉管炎 多见于青壮年男性,有反复游走性浅静脉炎病史,多累及四肢中、小动静脉,以下肢多见。患肢中、小动脉多节段狭窄或闭塞,静脉受累,病变近、远侧血管壁光滑为典型征象。

2. 多发性大动脉炎 多见于青年女性,累及主动脉及其分支造成动脉狭窄或闭塞。早期或活动期有低热、乏力、肌肉疼痛、结节红斑等症状,伴有红细胞沉降率增高及免疫检测异常。超声多普勒可明确动脉狭窄的部位和程度。

3. 急性下肢动脉栓塞 多有心脏病、肿瘤等病史,栓子脱落至下肢动脉,急性起病,突然出现患肢疼痛、苍白、麻木、发冷、动脉搏动减弱或消失、运动障碍。

4. 糖尿病足 有糖尿病史,与糖尿病多脏器并发症同时存在,末梢神经病变引起感觉减退、缺失,易损伤;周围动脉病变引起间歇性跛行、溃疡;感染加重溃疡。

5. 腰椎间盘突出症 主要表现为腰痛、坐骨神经痛、马尾综合征,腰部活动受限,直腿抬高试验阳性,可出现感觉异常、肌力下降、反射异常等神经系统表现。

6. 腰椎椎管狭窄症 主要表现为间歇性跛行,是多种原因引起的椎管、神经根管、椎间孔狭窄,出现腰痛及神经压迫症状。

四、紧急处理

1. 严密监测体温、脉搏、呼吸、血压等生命体征,保持血流动力学稳定。
2. 原有高血压、糖尿病等疾病患者,动态观察病情变化并进行对症处理。
3. 无菌或清洁敷料保护患肢。

五、转诊及注意事项

(一)指征
1. 需通过介入腔内治疗或开放性旁路手术进行血管重建的患者。
2. 发生坏疽需截肢的患者。
3. 原有疾病加重或合并严重并发症的患者。
(二)转诊注意事项
1. 监测生命体征,及时对症处理。
2. 密切观察原有疾病病情变化。
3. 注意保护患肢,避免损伤、感染加重。

六、注意事项

1. 吸烟与本病发生明显相关,且疾病严重程度与吸烟量呈正相关,应宣传戒烟。
2. 糖尿病、高血压、高脂血症患者严格控制血糖、血压、血脂。
3. 有相关动脉硬化所致器官损害患者,特别是绝经后女性为高危人群,需密切观察,早期干预。

(庞 栋)

第十二章

妇产科常见重症

第一节 妇科重症

一、出血

（一）自然流产

1. 定义　自然流产(spontaneous abortion)是指妊娠不满 28 周,胎儿体重不足 1000g,胚胎或胎儿因某种原因(非人工方法)自动脱离母体并排出,且无生命现象的妊娠终止,不包括人工流产和异位妊娠。

2. 主要临床表现　自然流产的主要症状包括停经后腹痛、阴道出血。根据发展的不同阶段,将自然流产分为四种类型:

(1)先兆流产:多有明确停经史,之后出现阴道出血,量少,之后出现阵发性下腹或腰骶部疼痛或胀痛。查体可见宫口未开,无妊娠组织排出,子宫大小与妊娠时间一致。

(2)难免流产:先兆流产进一步发展,阴道出血增多,腹痛加剧,或出现胎膜破裂,查体见宫口扩张,有时能看到胚胎组织或胎囊堵塞于宫颈口。

(3)不全流产:难免流产进一步发展,妊娠组织不能完全排出,胎盘滞留在宫腔内,或嵌顿在宫颈口,这会影响子宫收缩,进而导致阴道大量出血,甚至出现失血性休克。查体可发现宫颈口扩张,并有妊娠物堵塞,血液自宫颈口持续流出,子宫大小小于停经时间。

(4)完全流产:妊娠组织完全排出,之后出血慢慢停止,腹痛减轻直至消失,查体可见宫口闭合,子宫大小接近正常。

3. 识别与鉴别诊断

(1)识别

1)病史询问患者停经史、是否有早孕反应及出现时间、阴道出血的量和持续时间及与腹痛的关系,有无妊娠物排出,有无反复流产史等。

2)体征体格检查需注意生命体征,有无贫血和感染征象,了解宫颈管是否扩张、是否有妊娠物堵塞或羊膜囊膨出,检查子宫大小与停经时间是否相符。

3)辅助检查:①超声检查:可辅助诊断流产的类型及鉴别诊断。②血清 hCG 检测:动态监测 hCG 的变化,有助于诊断妊娠及判断其预后。妊娠 6~8 周开始,血清 hCG 以每天 66% 的速度递增,若每 48 小时增加仍不足 66%,则提示不良妊娠。③血常规和血沉:判断有无贫血和感染迹象。

4)识别根据患者病史及临床表现,可做出初步诊断,结合辅助检查可进一步确诊。部分自然流产可因妊娠物堵塞宫颈口等原因出现大出血,这对判断患者是否存在失血性休克至关重要。

(2)鉴别诊断

1)异位妊娠:多为下腹一侧出现的撕裂样疼痛,向全腹蔓延,阴道出血与贫血程度不相符,阴道后穹隆穿刺可抽出不凝血,盆腔超声可协助诊断。

2)葡萄胎:同样有停经后阴道出血,部分患者可出现下腹疼痛,多可耐受,查体可见子宫异常增大、变软,早孕反应出现早且重,超声可见宫腔内典型"落雪征"或"蜂窝征",血 hCG 异常升高有助于诊断。

4. 紧急处理

不同类型的流产需做出相应的不同处理。

(1)先兆流产卧床休息,严禁性生活,加强营养。黄体功能不足者可给予黄体酮 10~20mg,1 次/天或 1 次/隔天肌内注射,或口服维生素 E 保胎;或 hCG 3000U 肌注,1 次/2 天。若症状逐渐加重,超声提示胚胎发育异常,hCG 值逐渐下降或持续不升,则考虑流产不可避免,需终止妊娠。

(2)难免流产一旦确诊,应及早辅助患者排出妊娠物。刮出物应仔细检查,并送病理检查。妊娠晚期子宫较大,一旦发生流产易大量出血,可给予缩宫素 10~20U 加入 5% 的葡萄糖溶液 500ml 静点,以促进子宫收缩。必要时行刮宫术。对于阴道出血多的患者,应完善相关检查,必要时给予补液输血、抗休克等治疗,术后复查盆腔超声,排除妊娠物残留,另需预防感染。

(3)不全流产因部分妊娠物残留于宫腔或堵塞宫颈口会影响子宫收缩,易致大出血,所以不全流产一旦确诊,应立即在建立静脉液路、补液、备血等的前提下清宫,并给予预防感染治疗。

(4)完全流产可行超声检查,明确宫腔内有无残留;不合并感染者无须特殊处理。

(5)流产合并感染原则包括迅速控制感染、及早清除宫腔妊娠残留物。较轻的感染或者出血较多的患者,可在静脉抗感染的同时行刮宫术,以迅速止血;较严重的感染但出血较少者,应先给予高效广谱抗生素控制感染,待感染控制之后再行刮宫术,刮宫时可用卵圆钳夹出残留物,切忌刮匙全面搔刮宫腔导致感染扩散。重症感染性流产必要时需切除子宫来去除感染源,需要转诊上级医院治疗。

5. 转诊

(1)指征

1)对于不全流产及难免流产,尤其是妊娠月份较大的难免流产,因易出现大量阴道出血,无条件取得血源及行清宫手术者,需在输液扩容前提下联系上级医院进行转诊。

2)对于流产合并感染患者,需使用抗生素抗感染治疗和手术清除感染源,这样的患者应尽早转诊。对于大量出血及重症感染患者应注意维持生命体征平稳,吸氧、输液、维持电解质及酸碱平衡的情况下,积极联系"120"急救系统进行转诊。

(2)注意事项:转诊时应对患者进行评估,依据病情给予吸氧、开放静脉液路,监测生命体征,并立即联系"120"急救系统,并联系上级医院,准备接诊。对患者病情与家属做好充分沟通。

6. 自然流产患者管理注意事项 对于自然流产患者需注意流产后阴道出血量及持续时间,如出现阴道出血量多于月经量,下腹痛或阴道持续出血,应注意复查盆腔超声及血

hCG 等,排除不全流产、流产后盆腔感染、滋养细胞疾病等。对于有生育要求患者,应对患者进行日常管理宣教,改变生活方式,避免接触可能增加流产风险的相关因素。再次妊娠前需行相关系统检查。

(二)异位妊娠

1. 定义　异位妊娠(ectopic pregnancy)俗称宫外孕(extrauterine pregnancy),是指受精卵种植于子宫体腔以外部位的妊娠。异位妊娠可发生在多种部位,包括附件、腹腔、宫颈、阔韧带、残角子宫等,其中 90% 以上发生在输卵管,而在输卵管妊娠中约 70% 发生在壶腹部,20% 发生在峡部。

2. 主要临床表现

(1)停经:大部分患者会有停经史,但也有近 1/4 的患者停经史不明显,或仅出现月经过期数日。

(2)阴道出血:约 60%~80% 的患者会有阴道出血,输卵管妊娠多为短暂停经后的阴道不规则出血,出血量多少不等,少数患者阴道出血似月经量,并可伴有蜕膜碎片排出。

(3)腹痛:因腹痛而就诊的患者占 95% 以上,妊娠发生于输卵管时,因增大的胚胎而膨胀的输卵管可出现痉挛和逆蠕动,患者可出现下腹一侧隐痛或胀痛;输卵管发生破裂时,患者常突然出现一侧下腹撕裂样剧烈疼痛,可呈阵发性或持续性;Douglas 陷窝因血液积聚而出现肛门坠胀感(里急后重);腹腔大量出血可出现全腹疼痛、恶心、呕吐,血液可刺激横膈而出现肩胛部放射痛(称为 Danforth 征)。发生残角子宫的妊娠,胚胎多在孕早期停止发育,可出现接近于流产的症状,包括停经、不规则阴道出血、下腹胀痛等。

(4)晕厥和休克:由于腹腔的快速大量出血和剧烈疼痛,轻症患者晕厥,重症者导致失血性休克。出血的量和速度与症状出现的早晚及严重程度成正比,但与阴道流血量不成比例。

3. 识别与鉴别诊断

(1)识别

1)病史:询问患者病史应注意询问有无异位妊娠高危因素:既往异位妊娠史、输卵管手术史、盆腔炎性疾病史、IUD(宫内节育器)、口服避孕药、辅助生育技术等。

2)体征:腹部检查:腹腔内少量出血时,患者可有下腹压痛、反跳痛和轻度肌紧张,腹腔内多量出血时可有腹部膨隆,全腹压痛、反跳痛,但以异位妊娠处最为明显,可出现移动性浊音阳性。

妇科检查:阴道检查能够发现阴道少量积血,血量与全身失血量不相符,后穹隆饱满、触痛,宫颈有明显抬举痛,子宫可略微增大、变软,腹腔内出血较多时可出现子宫有漂浮感;子宫后方或患侧附件区可触及压痛性肿块,边界多不清晰。若为宫颈妊娠,则宫颈呈蓝紫色、膨大、变软,出血较多时可见宫颈外口扩张,并可发现妊娠组织,但子宫体大小及硬度正常。

3)辅助检查:①hCG 测定:是早期诊断异位妊娠的重要辅助检查。②孕酮测定:输卵管妊娠的血清孕酮水平多在 10~25ng/ml 间;血清孕酮大于 25ng/ml,异位妊娠可能性小。若低于 5ng/ml 常提示宫内妊娠流产或异位妊娠。③B 型超声:诊断异位妊娠最常用的辅助检查手段为超声检查,相比腹部超声,阴道超声检查准确性更高。④后穹隆穿刺:对于异位妊娠,后穹隆穿刺术是一种快速、简单、较为可信的辅助检查手段,适用于有急性腹痛的异位妊娠、怀疑腹腔出血的患者,后穹隆穿刺术有一定的假阳性或假阴性率,后穹隆穿刺为阴性时,并不能完全否定异位妊娠,而穿刺阳性者也可能为卵巢黄体破裂、卵巢卵泡囊肿破裂等致出血。血常规可辅助判断患者失血程度及感染状况。⑤诊断性刮宫:较少使用,主要用于鉴别超声检查无法确定妊娠部位者及不能存活的宫内妊娠。⑥腹腔镜检查：对部分诊断比较困难的病例，需转诊到上级医院行腹腔镜检查，不仅可及时明确诊断，还可以一并手术治疗。

4）识别：异位妊娠发生于输卵管，在未发生破裂时诊断较困难，需采用辅助检查以确诊；若异位妊娠发生流产或破裂根据病史、症状、体征诊断多无困难。

（2）鉴别诊断

1）流产：表现为停经后阴道出血及下腹痛，阴道出血由少增多，有时可见绒毛排出，阴道出血量一般与失血程度相符，腹痛为下腹中央阵发性疼痛，查体可有子宫增大，子宫体轻压痛，宫口扩张，后穹隆穿刺阴性，超声提示宫内妊娠。

2）卵巢囊肿蒂扭转：表现为下腹一侧突然发生的剧烈疼痛，无停经和阴道出血病史，查体有腹部压痛、反跳痛，宫颈抬举痛，血清、尿 hCG 均阴性，超声可发现附件区肿物。

3）急性阑尾炎：典型表现为转移性右下腹痛，无停经史及阴道出血，体格检查可发现下腹压痛、反跳痛，妇科检查无明显阳性体征，超声可发现阑尾病变。

4）卵巢囊肿破裂：表现下腹一侧突发剧痛，无停经史及阴道出血，查体有腹部压痛、反跳痛，宫颈举痛，后穹隆穿刺可穿出囊液，有时可有血性液，血清、尿 hCG 均阴性，超声可发现附件区肿块。

4. 紧急处理　大量出血时的紧急处理：出血较多致休克时应积极抗休克治疗，主要原则为扩容和处理原发病、制止出血。

（1）一般治疗：采取的体位为头和躯干抬高 20°~30°，下肢抬高 15°~20°，以此增加回心血量；及早建立静脉通路，给予吸氧、保温等治疗。

（2）补充血容量：患者脉率及血压的变化可用来大概估计失血量，根据失血量进行扩容，首先是平衡盐溶液和人工胶体液，其中，快速输入胶体液可更快恢复血容量和维持血流动力学稳定，同时可以较长时间的维持胶体渗透压。

（3）治疗原发病：一旦发现或高度可疑异位妊娠，尤其是出现失血性休克患者，应积极转诊上级医院。

5. 转诊

（1）指征：一旦确诊或可疑异位妊娠，均应积极转往上级医院，对于生命体征平稳，临床症状较轻者，可交代风险后患者自行转诊。

（2）注意事项：对于腹痛明显、怀疑腹腔内出血及存在休克的患者，立即开放静脉液路、吸氧、维持血流动力学稳定、监测生命体征，并立呼叫"120"急救系统，联系上级医院，准备手术治疗。

6. 异位妊娠患者管理注意事项　异位妊娠是妇科常见急腹症之一，凡是有性生活的育龄期妇女，如有不规则阴道出血或下腹痛，尤其有异位妊娠高危因素者，均应首先排除异位妊娠可能。

（三）异常阴道出血

异常阴道出血是指来自生殖道任何部位的出血经阴道排出，表现包括经量异常、经期延长、不规则出血、接触性出血等。依据出血原因，可将异常阴道出血分为：妇科内分泌疾病相关性出血，最常见的是无排卵性功能失调性子宫出血；肿瘤相关性出血，最常见的是子宫肌瘤和宫颈癌；炎症相关性出血；妊娠相关性出血；创伤相关性出血；全身疾病相关性出血（本节仅讲述内分泌疾病相关性出血和肿瘤相关性出血）。

1. 无排卵性功能失调性子宫出血

（1）定义：无排卵性功能失调性子宫出血（anovulatory dysfunctional uterine bleeding）简称"无排卵性功血"，是由于内分泌系统功能出现紊乱造成的不规则性子宫出血。多见于青春期和更年期。青春期功血是指发育不成熟或延迟的下丘脑-垂体-卵巢轴，使卵巢中的卵泡虽有生长发育，但不能排卵而出现的异常子宫出血。更年期功血是由于自然衰老的卵巢缺乏卵泡、功能减退，从而对垂体促性腺激素敏感性降低，进而无法排卵而引起异常阴道出血。

（2）主要临床表现：典型表现为经前闭经，短则数周，长可数月，随后阴道大量出血，常于数日后转变为阴道的淋漓出血，或时多时少、时有时无，出血时间也长短不一，短则几天，长则数十天或数月不止。伴有继发贫血，甚至失血性休克，患者出现头晕心慌，气短乏力，水肿，食欲不振等；或伴有情绪激动，下腹坠胀，乳房胀痛等。因慢性病程，常有贫血、多毛、肥胖、泌乳、不育等伴随症状。

（3）识别及鉴别诊断

1）识别：①病史：患者的年龄、月经婚育史、避孕措施等需详细询问，还要询问有无肝脏疾病、血液系统疾病、甲状腺和肾上腺、垂体疾病等全身性疾病，有无精神因素包括长期精神紧张、精神打击等。详细询问发病及诊疗过程，如发病时间、停经史、目前出血状况、既往治疗经过。②体征：本病无明显异常体征，但应注意排除全身性疾病和生殖器官器质性病变，遂需详细进行全身和妇科检查等。③辅助检查：血常规检查可明确有无贫血及其程度，出凝血时间检查可用以排除出凝血功能障碍性疾病，肝肾功能、甲状腺功能检查有助于排除其他全身性疾病，尿或血 hCG 检测可排除妊娠或妊娠相关性疾病。监测排卵的简易可靠的方法即基础体温测定，若呈单相型，提示无排卵。盆腔超声有助于了解子宫大小、形状、子宫内膜厚度、回声强弱等情况，以了解有无生殖道器质性病变。有条件者还可行诊断性刮宫，诊刮不仅可以止血，还可以获得子宫内膜组织以明确病理诊断。有条件社区进行激素测定，可测定血清孕酮或尿孕二醇。④识别：本病的诊断需除外子宫以外部位的出血、全身或生殖系统器质性疾病和医源性因素引起的出血，再结合临床症状、体征及辅助检查可明确诊断。

2）鉴别诊断：无排卵性异常子宫出血是排除性诊断，鉴别诊断需依靠详细病史、全身和盆腔检查、宫颈刮片、诊刮病理、输卵管造影、子宫内膜活检等手段，除外全身性疾病如甲状腺功能异常、血液病、肝损害、系统性红斑狼疮等；以及生殖系统器质性疾病如：生殖系统炎症、生殖器官肿瘤、异常妊娠、生殖道损伤，另外还有宫内节育器或异物导致的出血、性激素使用不当导致的出血等。

（4）紧急处理：青春期以止血、调整月经周期为原则，促排卵治疗适用于有生育要求者；绝经过渡期治疗原则为止血、调整月经周期、减少月经量、防止子宫内膜恶变。对于异常子宫出血的危急重症，最重要的紧急处理即为止血治疗。

1）刮宫术：刮宫术可迅速有效控制出血，适用于病程长的已婚育龄期妇女及绝经过渡期患者。对未婚和近期已刮宫除外恶变的患者无须反复刮宫。

2）性激素治疗：大量出血的患者需在治疗 8 小时见效，24~48 小时出血基本停止，若 96 小时以上仍出血不止则考虑存在器质性病变。

雌激素促子宫内膜生长止血法：常用药物为苯甲酸雌激素，首次给予 2mg 肌内注射，视情况可 6~8 小时重复一次至止血，每日最多使用 12mg。止血 2~3 天逐步减量，最后 1mg/天维持用药 20 天左右。需注意：此法主要用于阴道出血量较多导致重度及极重度贫血（HGB

低于 60~70g/L)需要迅速止血但不宜刮宫患者。尤其适用于子宫内膜菲薄者。止血的同时应注意纠正贫血。

内膜萎缩止血法:包括合成孕激素和雌、孕激素制剂。合成孕激素制剂常用药物为炔诺酮,5~7.5mg/6h 口服,一般服药 4 次出血停止或明显减少,之后每 3 天递减 1/3 量至 5mg/d 的维持量,连续用药 21 天左右。用药期间积极纠正贫血。雌、孕激素制剂包括各种剂型的口服避孕药,口服 2~3 片/日,服药 1~3 天出血停止或明显减少,出血停止 7 天开始逐渐减至维持量 1 片/天,共用药 21 天左右,在此期间积极纠正贫血,待贫血基本纠正后可停药撤退出血。子宫内膜萎缩法适用于阴道出血量较多导致重度及极重度贫血(HGB 低于 60~70g/L)需要迅速止血但不宜刮宫的患者;可用于任何年龄的妇女;服药时若出现突破性出血,可联合小剂量雌激素,如结合雌激素 0.625mg/d 或戊酸雌二醇 1mg/d。

3)辅助治疗:抗纤溶药物和促凝药物有减少出血量的作用,如氨甲环酸:0.25~0.5g/次,0.75~2.0g/天,静脉注射或静脉滴注。止血的同时需注意纠正贫血、改善凝血功能,严重患者需积极联系血源。对于出血时间长、贫血严重的患者应预防感染。

(5)转诊

1)指征:对于药物治疗疗效不佳或出血严重者应积极转往上级医院考虑手术治疗。对血液系统病所致子宫出血应转诊上级医院进行详细检查以明确类型。

2)注意事项:对于子宫出血的危急重症存在休克的患者,立即开放静脉液路、维持血流动力学稳定、监测生命体征,并立即呼叫"120"急救系统,联系上级医院,准备手术治疗。

(6)无排卵性功能失调性子宫出血患者管理注意事项:无排卵性功能失调性子宫出血患者的诊治应注意患者的年龄、了解有无生育要求,区分青春期和育龄期患者与绝经过渡期患者,掌握各自治疗原则,给予个体化治疗。

2. 子宫肌瘤

(1)定义:子宫肌瘤(uterine myoma)是女性最常见的生殖系统良性肿瘤,由平滑肌和结缔组织组成。多见于 30~50 岁妇女,20 岁以下少见。

(2)主要临床表现:多数患者无明显症状,症状的出现主要由肌瘤的部位、变性与否有关,肌壁间肌瘤和黏膜下肌瘤多表现为月经量增多、月经周期延长,病程长者可继发贫血;巨大子宫肌瘤可触及实性、活动、无压痛、生长缓慢的下腹肿块;肌壁间及黏膜下肌瘤可导致白带增多甚至脓性白带、脓血性阴道溢液;另可见下腹坠胀、腰骶不适,经期加重等。

(3)识别及鉴别诊断

1)识别:①病史:包括详细的年龄、月经史、婚育史等。②体征:子宫肌瘤月经量大的会表现出贫血体征:面色苍白;失血过快过多会出现休克表现:血压下降,心率及呼吸频率增快,伴大汗,脉搏细速,心音低钝,脉细数而弱,尿少或无尿。腹部检查:宫底部的浆膜下肌瘤若体积较大或子宫增大超过 3 个月妊娠大小时,腹部检查可发现耻骨联合上方或下腹正中无压痛的实性包块,若肿块外形不规则则考虑为多发性子宫肌瘤。妇科检查:子宫呈不同程度增大,肌壁间和浆膜下肌瘤可见子宫表面单个或多个的结节状突起,黏膜下肌瘤位于宫腔内,查体子宫可呈均匀性增大,肌瘤脱出子宫颈外者子宫颈处可见粉色、光滑的肿物,而宫颈边界清楚,如肌瘤发生感染则伴有出血、坏死、脓性分泌物等。③辅助检查:B 型超声是子宫肌瘤最常用辅助诊断方法,它可显示子宫大小、形状,肌瘤的部位、数目、大小及是否存在液化、囊变等。诊断性刮宫:可了解宫腔的形态、方向、大小以及宫腔内是否有肿块及其部位。④识别:结合患者临床表现和体格检查不难作出诊断。最常用的辅助检查为 B 型超声。

2)鉴别诊断:①妊娠子宫:询问病史可发现患者有停经和早孕反应的病史,查体可发现子宫变软,大小与停经月份相符,hCG 测定、超声检查均有助于诊断;②卵巢肿瘤:多无月经异常,查体常见子宫一侧的肿物,应注意肿物与子宫的关系,超声检查有助于诊断;③子宫腺肌病:根据月经改变及体格检查不易区分肌壁间子宫肌瘤和局限型子宫腺肌病,但子宫腺肌病有较明确的继发性痛经,且痛经逐渐加重,结合 B 型超声可诊断;④子宫肉瘤:多发生于围绝经期妇女,肉瘤组织生长迅速,常导致腹痛、不规则阴道出血,查体可见腹部肿物,可结合 B 型超声及磁共振检查进行诊断。

(4)紧急处理:对于无症状的子宫肌瘤患者一般无须处理,3~6 个月随访一次即可。对于症状明显的患者,可给予药物治疗减轻症状:雄激素可促进子宫内膜萎缩,并增强子宫收缩从而减少出血。对于症状严重的患者建议转诊上级医院手术治疗。

(5)转诊

1)指征:对于经量增多导致贫血而保守治疗无效;肌瘤导致严重腹痛、性交痛;带蒂肌瘤发生扭转导致急性腹痛;较大肌瘤压迫邻近组织、器官而出现压迫症状者均应转诊上级医院手术治疗。

2)注意事项:对于子宫大出血的危急重症存在休克的患者,立即开放静脉液路、维持血流动力学稳定、监测生命体征,并立即呼叫"120"急救系统,联系上级医院,准备手术治疗。

(6)子宫肌瘤患者管理注意事项:首先要避孕、减少或避免人工流产手术,因为宫腔操作可刺激子宫进而引起子宫肌炎,这可增加子宫肌瘤的患病风险;适当锻炼,增强自身抗病能力;保持心态的平和,避免高脂饮食、肥胖、长期应用含有性激素的药品、保健品以及化妆品等,有助于预防肌瘤的发生。

3. 子宫颈癌

(1)定义:子宫颈癌(cervical cancer)是最常见的妇科恶性肿瘤,50~55 岁为高发年龄段,但近年来发病年龄趋于年轻化。其病因和发病机制尚不明确,但 HPV 感染是较为明确的发病因素,另外局部卫生不良、早婚、多产、宫颈损伤、包皮垢刺激等是宫颈癌发生的危险因素。

(2)主要临床表现:子宫颈癌早期多为接触性出血,后期则出现不规则阴道出血,出血多少因病灶部位、大小、间质内血管侵犯情况而不同,阴道分泌物增多,为白色或血性,可稀薄如水样或米泔状,或有腥臭。由于癌组织的坏死、感染,晚期患者的白带可呈米汤样或脓性伴恶臭,随着癌组织破坏宫旁组织和侵犯盆壁,肿瘤可压迫周围脏器进而导致便秘、尿频、下肢肿痛、肾盂积水及肾功能不全等;晚期可全身衰竭,表现为贫血、恶病质等。

(3)识别与鉴别诊断

1)识别:①病史:需详细了解患者的年龄、婚育史;是否有多个性伴侣、第一次性生活的时间、分娩次数、吸烟与否等。②体征:肉眼无法发现宫颈上皮内病变和早期浸润癌。疾病进一步进展,病变可表现为息肉样、乳头样或菜花样赘生物、质脆易出血,或表现为宫颈质硬、肥大、桶状宫颈等,癌组织坏死脱落可形成空洞或溃疡,继发感染导致恶臭。累及阴道时可见阴道穹隆变浅或消失,阴道壁赘生物,累及宫旁组织时,三合诊检查可触及宫颈组织增厚、缩短、变硬,甚至形成冰冻盆腔。③识别:详细了解病史,应足够重视有接触性出血的患者。辅助检查包括宫颈细胞学检查、HPV 检测、碘试验、阴道镜检查、宫颈及颈管活检等,而病理检查(包括活检、锥切等)是确诊宫颈癌的主要依据,其他辅助检查均无法确诊。

2)鉴别诊断:子宫颈癌应与各种有类似症状或特征的宫颈疾病相鉴别,鉴别主要依据宫颈活检,鉴别疾病包括宫颈良性病变,如宫颈息肉、宫颈结核、宫颈柱状上皮异位等,以及各种宫颈良性肿瘤和转移瘤。

（4）紧急处理:子宫颈癌的治疗应结合患者的年龄和有无生育要求、临床分期、一般情况以及医院的技术水平和设备条件等因素,总体以手术和放疗为主要手段,辅以化疗。

对于阴道出血较多的患者需进行局部止血处理:碘伏消毒创面,清除局部积血,如可见出血动脉,可钳夹止血,注意勿随意清除癌组织以免加重出血。如为创面渗血,可局部消毒后用纱条和止血海绵逐层填塞止血,24小时后取出纱条,必要时再次填塞。对于出血量大而凶猛的患者,需同时给予补液、扩容等抗休克治疗,及全身应用止血、促凝药物,并积极转诊。

（5）转诊

1）指征:对于可疑子宫颈癌或已确诊子宫颈癌应积极转诊上级医院。

2）注意事项:对于阴道大出血的子宫颈癌患者,在局部压迫止血同时,应立即开放静脉液路、维持血流动力学稳定、监测生命体征,并立即呼叫“120”急救系统,联系上级医院。

（6）子宫颈癌患者管理注意事项:普及防癌知识,开展性卫生教育;提高有高危因素及高危人群接受子宫颈癌筛查和预防性传播性疾病的自觉性,有异常症状者及时就医;加强宫颈癌相关知识的宣传工作,加强宫颈癌的筛查,以便及早发现和诊断宫颈癌,尽早进行相关治疗。

二、盆腔炎性疾病

（一）定义

盆腔炎性疾病(pelvic inflammatory diseade, PID)指女性上生殖道的一组感染性疾病,主要包括子宫内膜炎(endometritis)、输卵管炎(salpingitis)、输卵管卵巢脓肿(tubo-ovarian abscess, TOA)、盆腔腹膜炎(peritonitis)。炎症可局限一个部位,也可同时累及几个部位,以输卵管炎、输卵管卵巢炎最常见。盆腔炎性疾病多发生在性活跃期,有月经的妇女。

（二）主要临床表现

因炎症轻重及范围大小不同,临床表现也不相同。最常见的症状为下腹部疼痛、阴道分泌物增多或阴道分泌物性质改变,如有异味等。盆腔炎性腹痛大多为持续性,活动或性交后加重。病情严重的患者可出现发热甚至高热、寒战、头痛、食欲减退等症状。月经期发病还可出现经量增多,经期延长。若合并有腹膜炎,则会出现恶心、呕吐、腹胀、腹泻等消化系统症状。若伴有泌尿系统感染则可有尿急、尿频、尿痛,尿不尽等症状。若有脓肿形成,则可在下腹触及部包块并有局部压迫症状;若包块位于子宫前方则可出现排尿困难、尿频等膀胱刺激症状。若引起膀胱肌炎还可有尿痛等症状;若包块位于子宫后方可有直肠刺激症状;若包块位于腹膜外可有腹泻、里急后重和排便困难等症状。

（三）识别与鉴别诊断

1. 识别

（1）病史:应详细询问患者的年龄、月经及婚育史;如初潮前、绝经后或未婚妇女发生盆腔炎性疾病则要考虑是否为邻近器官的炎症扩散。

（2）体征:轻者妇科检查时仅发现宫颈举痛或宫体压痛或附件区压痛。严重的患者会有体温升高,心率加快,下腹部明显压痛、可伴或不伴反跳痛及肌紧张,更严重者甚至会出现腹胀、肠鸣音减弱、消失。妇科查体:可见脓臭味分泌物,宫颈充血、水肿,宫颈举痛,子宫体大,且有压痛,活动差,双侧附件区压痛明显。若见宫颈口有脓性分泌物流出,应考虑是否为宫颈管黏膜或宫腔急性炎症。假如是单纯输卵管炎,则可触及增粗的输卵管,伴疼痛;若为输卵管积脓或输卵管卵巢脓肿,可触及包块,压痛明显;若为宫旁结缔组织炎时,可触及宫旁一侧或两侧增厚、增粗,压痛明显;若盆腔脓肿形成并且位置较低时,后穹隆或侧穹隆可触及肿块且有波动感。

(3)辅助检查:可行阴道分泌物检查,血常规、尿妊娠试验,有条件的社区还可行 B 型超声检查。

(4)识别:根据患者的病史、症状、体征及实验室检查可做出初步诊断。由于盆腔炎性疾病的临床表现差异较大所以诊断盆腔炎性疾病较困难,导致盆腔炎性疾病后遗症发生的概率较大。2010 年美国疾病控制中心(CDC)推荐的盆腔炎性疾病的诊断标准详见(表 12-1),可以使我们加强对盆腔炎性疾病的认识与诊治,进而对可疑患者进行评估,以达到及时治疗,减少后遗症发生的目的。

如果患者出现下腹部疼痛且患者为性活跃的年轻女性或者具有性传播疾病的高危人群,又可排除其他引起下腹痛的原因以后,符合妇科检查最低标准,即可给予经验性抗生素治疗。

附加标准可增加盆腔炎性疾病诊断的特异性,大多数患者有宫颈脓性分泌物,或阴道分泌物涂片中可见到白细胞,如果宫颈分泌物正常并且镜下见不到白细胞,需谨慎诊断。

如符合特异标准,那么基本可以确诊为盆腔炎性疾病,但由于特异性标准中除 B 型超声检查外,其他检查均为有创检查且费用较高,故仅有一部分患者适合行此检查。

表 12-1　盆腔炎性疾病的诊断标准(美国 CDC 诊断标准,2010 年)

最低标准

　　宫颈举痛或子宫压痛或附件区压痛

附加标准

　　体温超过 38.3℃(口表)

　　宫颈或阴道异常黏液脓性分泌物

　　阴道分泌物生理盐水湿片出现大量白细胞

　　红细胞沉降率升高

　　血 C-反应蛋白升高

　　实验室证实的宫颈淋病奈瑟菌或衣原体阳性

特异标准

　　子宫内膜活检组织学证实子宫内膜炎

　　阴道超声或磁共振检查显示输卵管增粗,输卵管积液,伴或不伴有盆腔积液、输卵管卵巢肿块,或腹腔镜发现盆腔炎性疾病征象

2. 鉴别诊断 诊断盆腔炎性疾病时应除外以下情况：流产、异位妊娠、卵巢囊肿蒂扭转、卵巢囊肿破裂、急性阑尾炎等，详见表 12-2。

表 12-2 盆腔炎性疾病的鉴别诊断

	盆腔炎性疾病	输卵管妊娠	流产	急性阑尾炎	卵巢囊肿扭转或破裂
停经史	无	有或无	有	无	无
病史特点	多有宫腔操作史，经期卫生不良	常有不孕、慢性盆腔炎，体外受精胚胎移植术病史	无	无	常有卵巢囊肿病史
腹痛情况	下腹持续性疼痛，可伴有消化系统和膀胱刺激症状	突发撕裂样疼痛或痉挛性疼痛，由一侧开始向全腹扩散	下腹正中阵法性坠痛	始于上腹部，转至脐周后至右下腹持续性疼痛	突发一侧下腹剧痛伴恶心、呕吐甚至休克。扭转者常有体位改变
阴道流血	有或无	不规则流血，可排除蜕膜组织	不全流产时出血多，排出物有绒毛组织	无	无
休克	严重感染可有感染性休克	失血性休克，可与外出血不成比例	失血性休克，与外出血成比例	无	有或无
体温	升高	正常	正常	升高	正常
腹部检查	下腹压痛、反跳痛，肌紧张	下腹压痛、反跳痛，肌紧张不明显，移动性浊音阳性，可扪及包块	无压痛	麦氏点压痛，肌紧张	下腹压痛、反跳痛，肌紧张，可有移动性浊音阳性或扪及包块
盆腔检查	宫颈举痛、子宫正常大小，触痛附件区压痛，可扪及包块	宫颈举痛、子宫大小与停经时间不符，后穹隆饱满、触痛，附件区压痛，可扪及包块	子宫大小与停经时间相符，子宫及附件无压痛	子宫及附件无异常	可扪及附件包块
阴道后穹隆穿刺	可抽出脓性液体	可抽出陈旧性血液	阴性	阴性	可抽出卵巢囊肿内容物，如：脂肪或巧克力样液体
血 HCG 测定	正常	升高	升高	正常	正常
血常规检查	白细胞计数升高	血红蛋白下降	血红蛋白下降	白细胞计数升高	白细胞计数正常或升高

续表

	盆腔炎性疾病	输卵管妊娠	流产	急性阑尾炎	卵巢囊肿扭转或破裂
超声检查	附件包块、盆腔积液	子宫无增大,宫内无孕囊、附件包块盆腔积液	子宫增大,宫内孕囊	子宫、附件无异常	附件包块、盆腔积液
腹腔镜检查	盆腔积脓,输卵管充血水肿	输卵管增粗或破裂,盆腔积血	子宫增大,输卵管正常	阑尾充血、水肿脓性分泌物	卵巢囊肿扭转或破裂

(四)紧急处理

抗生素治疗是盆腔炎性疾病治疗的主要方法。一旦确诊为盆腔炎性疾病,应根据以往的经验及时应用广谱抗生素治疗。因为盆腔炎性疾病的病原体大多是淋病奈瑟菌、衣原体及需氧菌、厌氧菌的混合感染,所以选择抗生素时应选择可以覆盖以上病原体的广谱抗生素,不同类型抗生素联合用药。盆腔炎性疾病确诊的 48 小时内应根据经验及时给予广谱抗生素抗感染治疗,及时有效的抗生素治疗可清除病原体,改善患者症状及体征,减少后遗症的发生。

1. 一般治疗 患者患有盆腔炎性疾病时需卧床休息,尽量半卧位姿势,采取半卧位有利于脓液聚积在子宫直肠陷凹从而使炎症局限,避免扩散。补充营养和液体:给予优质蛋白流质饮食,维持内环境的稳定。妇科检查应尽量避免以免引起炎症扩散。给予对症处理:当患者出现高热时应先给予物理降温,物理降温无效时应给予口服退热药或静脉给药,当患者出现腹胀时应给予胃肠减压。

2. 抗生素治疗 如患者不能耐受口服抗生素,或口服抗生素效果欠佳时,应静脉滴注抗生素,静脉滴注起效快,常用配伍方案有:头孢替坦二钠(或头孢西丁钠)+多西环素。如患者为输卵管卵巢脓肿,则可加用克林霉素或甲硝唑,以便更好地抑制厌氧菌。

3. 中药治疗 可以加用银翘解毒汤、紫血丹、安宫牛黄丸等中药辅助治疗,其功效主要为活血化瘀、清热解毒。

4. 性伴侣的治疗 对盆腔炎性疾病患者出现症状前 60 日内接触过的性伴侣应进行检查、治疗。若最近一次性交发生在 6 个月之前,应对最后的性伴侣进行检查和治疗。女性盆腔炎性疾病患者在治疗期间应避免无保护性性交。

(五)转诊

1. 指征 如果患者一般情况比较差,病情较重,出现高热,并伴有恶心、呕吐等消化道症状,或者伴有或有盆腔腹膜炎、输卵管卵巢脓肿,或者门诊治疗无效、不能耐受口服抗生素,或者诊断不明确,不能排除阑尾炎和异位妊娠等外科急症,或有免疫缺陷的患者均应尽快转往上级医院进行诊治。

2. 注意事项 对于腹痛严重,伴有寒战、高热甚至感染性休克的患者,要及时开通静脉通路,监测生命指征,立即呼叫"120"急救系统,联系上级医院,准备接诊,并应与患者及家属及时交代患者的病情及预后。

(六)盆腔炎性疾病患者管理注意事项

1. 注意性生活卫生,经期禁止性生活,减少性传播疾病,应对沙眼衣原体感染高危妇女进行及时有效的筛查及治疗。

2. 及时治疗下生殖道感染。

3. 开展公共卫生教育,提高公众对生殖道感染的认识及预防。

第二节 产 科 重 症

一、前 置 胎 盘

(一)定义

前置胎盘(placenta previa)是指孕 28 周后胎盘附着于子宫下段、其下缘达到或覆盖宫颈内口,位置低于胎先露部。按照胎盘下缘与宫颈内口的关系分为 3 类:完全性前置胎盘(或称中央性前置胎盘)、部分性前置胎盘、边缘性前置胎盘。随着妊娠的发展,胎盘下缘与宫颈内口的关系可有所改变,前置胎盘的类型可因诊断时期不同而做出不同诊断,所以前置胎盘的分类通常以治疗前的最后一次检查结果来确定。若前置的胎盘附着于既往剖宫产手术的瘢痕部位,则发生胎盘粘连、植入的概率明显升高,此种情况可引起致命性大出血,遂被称为"凶险性前置胎盘"。

(二)主要临床表现

前置胎盘的典型症状是无明显诱因的无痛性阴道出血,常发生于孕晚期或临产时。前置胎盘常反复出血,出血的时间、量、频率与其类型相关,多数患者首次出血量较少,有一小部分患者首次出血就发生失血性休克。完全性前置胎盘首次出血多发生于妊娠 28 周左右,称为"警戒性出血";边缘性前置胎盘首次出血常发生于妊娠末期或临产后,出血量相对较少;部分性前置胎盘出血量、出血时间介于前两者之间。

(三)识别与鉴别诊断

1. 识别

(1)病史:典型症状结合高危因素,包括高龄、多次宫腔操作及子宫手术病史、多次分娩史、双胎、辅助生殖技术等病史,可做出初步诊断。

(2)体征:患者一般状况取决于出血的量和速度。反复出血可出现贫血貌,急性大量出血可导致休克状态:休克早期机体对休克有一定代偿能力,中枢神经系统兴奋性提高,表现为兴奋或烦躁、面色苍白、四肢湿冷、心率增快、脉压减小、呼吸频率增加、尿量减少等,在此期及时纠正,休克可较快恢复,若未及时纠正,休克进一步发展即进入休克抑制期,患者出现淡漠、反应迟钝,意识障碍,脉搏细速、血压进行性下降,尿少或无尿。腹部检查:可见子宫软,无压痛,大小与妊娠时间相符,因胎盘组织位于子宫下段,导致胎先露高浮。临产时,出现阵发性宫缩,间歇期子宫能够完全松弛,反复出血或急性大出血可导致胎心异常甚至胎心消失。

(3)辅助检查:B 型超声是前置胎盘最重要的检查手段,它不仅可以显示子宫壁、胎盘、胎先露等,还可以明确前置胎盘的类型。

(4)识别:结合患者的高危因素病史,如出现上述症状和体征,应警惕前置胎盘可能。如果不知道胎盘位置,禁止性阴道指诊,因此腹部超声成为确定胎盘与宫颈内口关系最简单、精确、安全的方法。因此怀疑前置胎盘者,有阴道大出血的患者,应及时转诊以进一步确诊、及时治疗。

2. 鉴别诊断

(1)胎盘早剥:主要症状为多少不一的阴道出血,伴或不伴腹痛、腰痛,疼痛程度因胎盘剥离面积大小及胎盘后积血多少而不同,积血越多疼痛越明显。严重时可出现休克征象,贫血程度与外出血量不成正比。超声检查有助于诊断。

(2)前置血管破裂:多见于低置胎盘、脐带帆状附着或副叶胎盘,血管随胎膜一并破裂,导致突然出血、胎儿迅速死亡,但对母体危害小。

(3)宫颈病变:宫颈息肉、宫颈肿物等可出现阴道出血,阴道检查可明确诊断。

(四)紧急处理

治疗原则包括止血、抑制宫缩、纠正贫血、预防感染等。建议住院治疗,并应在有母儿抢救条件的医院进行。

1. **一般处理** 卧床休息,左侧卧位,间断吸氧 20~30 分钟/次,每天 3 次;纠正贫血,维持血红蛋白浓度在 110g/L 以上。

2. **药物治疗** 抑制宫缩,避免联合使用多种宫缩抑制剂。

(1)钙通道阻断剂:硝苯地平:口服,首次剂量为 20mg,之后 10~20mg,3~4 次/天,依宫缩调整剂量。

(2)前列腺素抑制剂:吲哚美辛:口服、经阴道或直肠给药均可,首次剂量 0.05~0.1g,4 次/日,适用于妊娠 32 周以前患者,需监测胎儿动脉导管。肝功能不良、阿司匹林过敏的哮喘患者、出血性疾病、胃溃疡、血小板功能不良等患者禁用。

(3)β肾上腺受体兴奋剂:利托君:首次剂量 0.05~0.1mg/min 静点,随后以 0.5mg/10min 计量增加,直至宫缩停止,最大剂量不超过 0.35mg/min。对于血糖控制欠佳的糖尿病、重度高血压和心脏病等患者需慎用。

(4)硫酸镁:对于不足 32 周的孕妇,使用剂量和时机尚无统一意见。硫酸镁 4.0g,30 分钟静脉滴完,然后以 1g/h 维持,24 小时计量不超过 30g。用药期间注意中毒症状:当出现膝腱反射减弱或消失,肌张力减低,呼吸困难、复视、言语不清,严重者出现呼吸肌麻痹、心律失常、心跳停止等中毒症状时,应立即停用。使用硫酸镁必备条件:膝腱反射正常存在;呼吸 ≥ 16 次/分;少尿或无尿。

促胎肺成熟:妊娠不足 34^{+6} 周者,给予促胎肺成熟治疗:倍他米松 12mg/日肌内注射,共 2 次;地塞米松 6mg/h 肌内注射,共 4 次。

(五)转诊

1. **指征** 对于有阴道出血的前置胎盘患者,我国强调在有母儿抢救条件的医院住院治疗,遂社区一旦发现可疑前置胎盘出血的患者应积极转诊。

2. **注意事项** 对于反复阴道出血或阴道出血较多的患者,需充分评估母儿状况,在建立静脉通路,输液、止血、抑制宫缩的条件下,由医务人员护送,迅速联系上级医院,准备接诊。

(六)前置胎盘患者管理注意事项

采取有效的避孕措施,尽量减少或避免流产、刮宫、多产、引产等,降低剖宫产率;计划妊娠妇女需戒烟、戒毒,避免被动吸烟,按时产检,对前置胎盘早发现、早处理。

二、胎 盘 早 剥

(一)定义

妊娠 20 周后或分娩期,正常位置的胎盘在胎儿娩出前,部分或全部从子宫壁剥离,称为胎盘早剥(abruptio placentae)。胎盘早剥起病急、发展快,属于妊娠晚期严重并发症,若不及时处理可危及母儿生命。

（二）主要临床表现

孕期伴有腹痛的阴道出血是胎盘早剥的主要临床表现。可根据病情的严重程度将胎盘早剥分为 3 度。

Ⅰ度：Ⅰ度胎盘早剥多见于分娩期，通常以外出血为主，胎盘剥离面积较小，无腹痛或伴有轻微腹痛，贫血症状不明显。腹部检查：子宫体软，子宫大小与妊娠月份相符，胎位清楚，胎心正常，如胎盘娩出后见母体面有凝血块或压迹即可诊断。

Ⅱ度：约有 1/3 的胎盘剥离，且常伴有突然发生的持续腹痛、腰酸或腰部及背部痛，疼痛的程度因胎盘后积血多少而异，胎盘后积血越多，疼痛越剧烈。Ⅱ度胎盘早剥往往阴道出血不多或无阴道出血，且出血量与贫血程度不符。腹部查体：子宫较妊娠周数大，若胎盘后血肿增多宫底也会随之升高，且胎盘附着处压痛明显，需要注意的是若胎盘位于子宫后壁则压痛多不明显，宫缩有间歇，可触及胎位，可闻及胎心。

Ⅲ度：胎盘剥离面占胎盘面积 1/2 及以上。患者因失血过多可出现休克症状，并且休克程度与失血多少成正比。腹部查体：子宫硬如板状，宫缩无间歇，胎位触诊不清，胎心消失。其中无凝血功能障碍属Ⅲa，有凝血功能障碍者属于Ⅲb。

（三）识别与鉴别诊断

1. 识别

（1）病史：患有娠期高血压疾病、慢性高血压、肾脏疾病、伴有全身血管病变的孕妇易发生胎盘早剥。另外某些风险因素如孕期外伤、高龄产妇、多产妇、长期有吸烟史、可卡因及药物滥用史、胎膜早破、孕妇有血栓形成倾向、孕妇合并子宫肌瘤或既往有胎盘早剥病史等等，均与胎盘早剥息息相关，有以上病史的孕妇或者有高危因素的孕妇当出现腹痛、阴道流血等症状时要及时行产科超声检查以免延误病情。

（2）体征：胎盘早剥发病急，大多数患者症状为伴有腹痛的阴道出血，若为轻型胎盘早剥则腹痛不明显。阴道出血又分为内出血和外出血，贫血程度与外出血量不符；轻型胎盘早剥患者行腹部检查时可见子宫软，宫缩有间歇，子宫大小符合妊娠周数，胎位清楚，胎心多正常，若出血量多则胎心可发生异常改变，子宫压痛不明显或局部仅有轻微压痛，压痛处一般是胎盘早剥处。重度妊高征患者易发生重型胎盘早剥，腹部检查时触诊子宫硬如板状，有压痛，尤以胎盘附着处最明显，但若胎盘位于子宫后壁，则子宫压痛多不明显；若胎盘剥离面超过胎盘的 1/2 及以上，胎儿死率较高。

（3）辅助检查：胎盘早剥患者应行血常规及凝血功能检查。Ⅱ度、Ⅲ度患者应检测肾功能，必要时应做血气分析。如社区不具备检查凝血功能的条件，患者情况又较紧急这时可取静脉血 2ml 置入干燥的试管中，观察 7 分钟后是否有血凝块形成，若无血块形成或形成凝血块大都为易碎的软凝血块，则说明凝血功能出现异常。具备行产科超声的社区还可紧急行超声检查，以了解胎盘部位、胎盘早剥类型、早剥程度以及胎儿情况等，但当胎盘位于子宫后壁时，若 B 型超声检查呈阴性时，也不能完全排除胎盘早剥。

（4）识别：依据患者病史、症状及体征，结合产科超声检查，即可做出临床初步诊断。

2. 鉴别诊断　怀疑患者发生胎盘早剥时，应在腹部标记宫底高度，以便了解患者病情进展情况。Ⅰ度胎盘早剥临床症状不典型，注意与前置胎盘相鉴别。Ⅱ度及Ⅲ度胎盘早剥症状与体征相对比较典型，结合患者既往病史、症状、体征及相关化验及检测诊断多无困难，主要与先兆子宫破裂相区分。

（1）前置胎盘：好发于妊娠28周后，临床症状一般表现为无诱因、无痛性的反复阴道出血，患者一般情况与出血量有关。行产科超声时若可见胎盘下缘达到或覆盖宫颈内口，胎盘位置低于胎先露，则可相鉴别。

（2）子宫破裂：子宫破裂一般发生在妊娠晚期或分娩晚期，因张力较大子宫体部或子宫下段裂开，病情危重可直接危及母儿生命。子宫破裂的发生大多为进行性的，一般先发生先兆子宫破裂再进展为子宫破裂，如腹部可见病理性缩复环则需高度警惕先兆子宫破裂。

（四）紧急处理

胎盘早剥的发生将严重危及母儿生命，若患者出现宫底高度短时间内升高，应考虑是否为胎盘早剥。对于胎盘早剥我们应做到早期识别、积极处理、及时终止妊娠。

1. 纠正休克　应迅速建立静脉通道，立即补充血容量，改善血液循环。保证患者尿量>30ml/h。

2. 尽快转往上级医院及时终止妊娠。

（五）转诊

1. 指征　对于怀疑胎盘早剥的患者，应尽快转往上级医院，进一步检查以确诊。

2. 注意事项　转诊时应建立静脉通道，抑制宫缩治疗，注意母儿情况、由有经验的医师护送，同时联系上级医院，准备手术治疗。

（六）胎盘早剥患者管理注意事项

对患有妊娠期高血压疾病或慢性高血压或肾脏疾病的孕妇，应定期产检，加强孕期管理，如出现突发性腹痛和（或）阴道出血应立即就医；鼓励孕妇适量运动，避免长时间仰卧；避免腹部压力突然增大。

三、先兆子痫

（一）定义

先兆子痫，又称子痫前期（preeclampsia）是指在妊娠20周以后，出现血压升高、蛋白尿，并可出现头痛、眼花、恶心、呕吐、上腹不适等症状。先兆子痫是妊娠期特有的疾病，可伴有脑、心、肝、肾等脏器功能的损害，严重时可危及母儿生命。

（二）主要临床表现

先兆子痫的患者可出现血压明显升高，蛋白尿增多，头痛、视力改变、恶心、呕吐、持续性右上腹痛等；伴有心竭时可有胸闷、气短等症状。

（三）识别及鉴别诊断

1. 识别

（1）病史：孕妇年龄≥40岁、子痫前期病史、子痫前期家族史（母亲或姐妹）、高血压、慢性肾炎、糖尿病、多胎妊娠、首次怀孕以及孕早期血压≥130/80mmHg等是子痫前期高危因素，有高危因素的孕妇出现上述临床表现，易于诊断。

（2）体征：轻度子痫前期：妊娠20周后出现收缩压≥140mmHg和（或）舒张压≥90mmHg伴蛋白尿≥0.3g/24h，或随机尿蛋白（+）。重度子痫前期：血压和蛋白尿持续升高，发生母体脏器功能不全或胎儿并发症。出现下述任一不良情况可诊断为重度子痫前期：①血压持续升高：收缩压≥160mmHg和（或）舒张压≥110mmHg；②蛋白尿≥5.0g/24h或随机蛋白尿≥（+++）；③持续性头痛或视觉障碍或其他脑神经症状；④持续性上腹部疼痛，肝包膜下血肿或肝破裂症状；⑤肝脏功能异常：肝酶ALT或AST水平升高；⑥肾脏功能异常：少尿（24小时尿量<400ml 或每小时尿量<17ml）或血肌酐>106μmol/L；⑦低蛋白血症伴胸腔积液或腹腔积液；⑧血液系统异常：血小板呈持续性下降并低于 100×10⁹/L，血管内溶血、贫血、黄疸或血 LDH 升高；⑨心力衰竭、肺水肿；⑩胎儿生长受限或羊水过少；⑪早发型即妊娠 34 周以前发病。

（3）辅助检查：先兆子痫患者应进行以下常规检查：①血、尿常规；②肝、肾功能、电解质；③凝血功能；④心电图；⑤胎心监测；⑥条件允许的社区可行产科超声检查胎儿、胎盘、羊水等情况。如果是高危孕妇每次产检均应检测尿蛋白（应选中段尿）。对可疑子痫前期孕妇应行 24 小时尿蛋白定量检查。采取尿液标本时避免阴道分泌物或羊水污染尿液，需要注意的是当泌尿系统感染、严重贫血、心力衰竭和难产时也可导致蛋白尿。

（4）识别：根据患者病史、临床表现及辅助检查即可做出临床初步诊断，应注意检测凝血机制障碍及有无并发症。

2. 鉴别诊断　先兆子痫易与妊娠合并慢性肾炎相混淆，妊娠合并慢性肾炎的患者病程较长，大多会有蛋白尿、血尿、管型尿，疾病发展到后期会出现不同程度的水肿，血压升高、贫血及肾功能不全，如果患者孕前患过肾小球肾炎则容易确诊。

（四）紧急处理

子痫前期要遵循解痉、降压，镇静的治疗原则，必要时要对患者进行扩容、利尿，并根据孕周、病情轻重及治疗反应等情况，选择终止妊娠的时机。轻度子痫前期的患者应充分评估决定是否应院内治疗，重度子痫前期及子痫患者均应住院进行治疗。

1. 降压治疗　若孕妇无脏器功能损伤，血压应控制在 130～155mmHg/80～105mmHg；若孕妇并发脏器功能损伤，血压则应控制在 130～139mmHg/80～89mmHg。为保证子宫胎盘血流灌注，应平稳降压，不可波动过大且血压不可低于 130/80mmHg。通常先口服药物如口服药物血压控制不理想则静脉给药。常用的口服降压药有：拉贝洛尔、硝苯地平短效或缓释片、肼屈嗪。静脉用药包括拉贝洛尔、尼卡地平，酚妥拉明、肼屈嗪等。不推荐使用阿替洛尔和哌唑嗪。禁止使用血管紧张素转换酶抑制剂（ACEI）和血管紧张素Ⅱ受体拮抗剂（ARB）。为防止血液浓缩、有效循环血量减少及高凝倾向，妊娠期通常不使用利尿剂降压。

2. 预防子痫　硫酸镁不仅是治疗子痫的首选用药，也是重度子痫前期预防子痫发作的预防用药。用法：静脉用药：首先给予患者负荷剂量硫酸镁 2.5～5g，溶于 10% 葡萄糖 20ml 静推（15～20 分钟），或者溶于 5% 葡萄糖 100ml 快速静推，然后维持 1～2g/L 静滴。或者夜间睡前停用静脉给药，可改为肌内注射，具体用法：25% 硫酸镁 20ml+2% 利多卡因 2ml 深部臀肌注射。需要注意的是 24 小时硫酸镁总量不超 30g 且血清镁离子有效浓度为 1.8～3.0mmol/L，超过 3.5mmol/L 即可出现中毒症状。使用硫酸镁的必备条件：①膝腱反射存在；②呼吸≥16 次/分钟；③尿量≥17ml/h 或≥400ml/24h；④备有 10% 葡萄糖酸钙。如患者同时合并肾功能不全、心肌病或重症肌无力等，硫酸镁则应慎用或减量使用。

3. 利尿　利尿剂对于子痫前期的患者不主张常规应用，但当患者出现全身性水肿、肺水肿、脑水肿、肾功能不全或急性心力衰竭时，可酌情使用呋塞米等快速利尿剂。甘露醇主要用于脑水肿，该药属高渗利尿剂，患者存在心衰或有潜在心衰时应禁用。肾功能不全的患者可使用甘油果糖。严重低蛋白血症合并腹腔积液的患者应先补充白蛋白后再用利尿剂。

（五）转诊

1. 指征　对于考虑子痫前期的患者，应转往上级医院，进一步诊治。

2. 注意事项　转诊时需充分评估母儿状况，特别是重度子痫前期患者要在控制血压，抑制宫缩,吸氧的情况下,由医务人员护送,并联系上级医院接诊。

（六）先兆子痫患者管理注意事项

目前对低危人群无有效的预防方法。对高危人群建议:孕期可进行适度锻炼;合理饮食:妊娠期不推荐患者严格限制盐的摄入,也不推荐肥胖孕妇限制热量的摄入;先兆子痫的患者应给予补钙治疗,如孕妇每天摄入钙低于600mg/d,则建议口服钙剂>1g/d;有高凝倾向的孕妇建议行抗凝治疗,具体治疗方案孕前或孕后每天睡前口服低剂量的阿司匹林(25～75mg/d)直至胎儿娩出。

四、妊娠期急性脂肪肝

（一）定义

妊娠期急性脂肪肝(acute fatty liver of preg nancy,AFLP)出现于妊娠晚期的急性肝脂肪变性,比较少见,目前原因不明。该病起病急,病情重,多见于妊娠35周左右的初产妇,其中患有妊娠期高血压疾病、怀有双胎和男胎的孕妇容易发生。

（二）主要临床表现

妊娠期急性脂肪肝的患者一般初期症状仅有持续性的恶心、呕吐、乏力、上腹痛或头痛等不适,黄疸出现相对较晚,直至数天或1周后才会出现,呈进行性加重,大多数患者无瘙痒。既可出现单纯的右上腹,也可出现弥散性腹痛。患者常常伴有高血压、蛋白尿、水肿等症状,而少数患者会出现一过性多尿或烦渴的症状,如不结束妊娠病情将继续进展,常于短期内死亡。

（三）识别与鉴别诊断

1. 识别

（1）病史:妊娠期急性脂肪肝易好发于妊娠晚期,高危因素包括:初产妇、妊娠期高血压疾病、多胎等等,其中50%及其以上的妊娠期急性脂肪肝患者患有妊娠期高血压疾病。根据临床特点,诊断并不困难,由于妊娠期急性脂肪肝较凶险,一旦出现皮肤黏膜黄染、低血糖及消化道症状,须高度警惕本病的发生。

（2）体征:患者可出现皮肤黏膜、巩膜黄染,肝脏浊音界范围缩小,肝区叩痛,腹水征阳性等。

（3）辅助检查

1）实验室检查:血常规:白细胞计数升高,可高达$30.0×10^9$/L,其中可见中毒颗粒、幼红细胞和嗜碱性点彩红细胞,血小板计数下降,外周血涂片可见肥大的血小板;血清总胆红素有不同程度的升高,其中以直接胆红素升高为主,一般不超过200μmol/L;血转氨酶也会升高,ALT一般不超过300U/L,且有酶-胆分离现象;尿胆红素阴性;血碱性磷酸酶也会有明显的升高;血氨升高,若出现肝性脑病血氨值可达正常的10倍以上;凝血酶原时间及部分凝血活酶时间延长,而纤维蛋白原降低。尿素、肌酐、尿酸均会升高,尿酸的升高程度与肾功不成正比;血糖可降至正常以下。

2）影像学检查:腹部超声可见肝区弥散性高密度影,呈雪花状,且可见典型的脂肪肝波形。腹部CT、MRI检查可见肝内多余脂肪,且肝实质呈均匀一致的密度减低。

3）病理学检查:是妊娠期急性脂肪肝确诊的唯一方法。

2. 鉴别诊断

（1）急性重症病毒性肝炎:急性重症病毒性肝炎的主要表现为肝脏衰竭,与妊娠期急性脂肪肝非常相似,应注意鉴别。急性重症病毒性肝炎的血清免疫学检查通常呈阳性;转氨酶较高,往往高于 1000U/L;尿三胆呈阳性。但血尿酸升高不明显、白细胞计数正常,且肾功能异常出现较晚。

(2)妊娠期肝内胆汁淤积症:主要发生在妊娠中、晚期,常有皮肤瘙痒和黄疸。大约有80%的患者在妊娠 30 周后出现瘙痒,有的甚至更早。瘙痒常呈持续性,白天较轻,夜间较重。妊娠期肝内胆汁淤积症患者会出现轻度的黄疸,往往不随孕周的增加而加深,且一般无明显恶心、呕吐等消化道症状。

(四) 紧急处理

1. 治疗原则　一旦确诊,不论病情轻重,都应尽快结束妊娠。

2. 一般治疗　患者应多卧床休息,进食低脂肪、低蛋白、高碳水化合物,保证足够的热量、保持内环境稳定,避免低血糖。

3. 保肝治疗　维生素 C、谷胱甘肽、辅酶 A 等。

4. 可给予氢化可的松 200~300mg/天,静滴,短期应用可以保护肾功能。

5. 根据病情应用抗凝剂和 H_2 受体阻滞剂。

(五) 转诊

1. 指征　一旦高度怀疑此病,均应尽快转往上级医院进一步检查,如确诊为此病应立即终止妊娠。

2. 注意事项　转诊时需充分评估母儿状况,在稳定孕妇生命体征的情况下,由医护人员护送转诊,特别是出现消化道出血、肾功能衰竭、意识障碍、及肝性脑病等严重临床表现时,要及时联系上级医院接诊。

(六) 妊娠期急性脂肪肝患者管理注意事项

妊娠期急性脂肪肝是妊娠晚期特有疾病,起病急,进展快,病死率高,一旦确诊应立即转往上级医院结束妊娠。一般认为存活下来的新生儿的预后良好。妊娠期急性脂肪肝有可能复发,既往有妊娠期急性脂肪肝病史者在孕期一定要加强产前监测,一般情况下在首发和复发的妊娠期急性脂肪肝中,初期症状通常十分相似。

(王荣英)

第十三章

▲ 理化因素所致急重症

第一节　物　理　因　素

一、烧　　伤

（一）定义

烧伤（burn）泛指热力、电流、化学物质、激光、放射线等所致的组织伤害，主要指皮肤和黏膜，严重者也可伤及皮下和黏膜下组织。本节主要讨论火焰烧伤的紧急救治措施。

（二）主要临床表现

1. 全身情况评估　正确迅速判断伤情对烧伤患者的救治极为重要。首先检查患者生命体征，评估有无其他致命性损伤、休克及呼吸道烧伤等危及生命的合并伤等。

2. 明确烧伤原因　火焰烧伤与热液烫伤最为常见，热力以外的特殊类型烧伤，如电流、放射线、化学物质、激光所致烧伤，深部组织损伤往往较重。

3. 评估烧伤程度　烧伤的严重程度由烧伤面积和深度共同决定，国内多以九分法计算烧伤面积，三度四分法评估烧伤深度。烧伤严重程度采用全国烧伤会议标准：①轻度烧伤：总面积在 10% 以下的 II 度烧伤；②中度烧伤：总面积在 11%～30% 或 III 度烧伤面积在 10% 以下的烧伤；③重度烧伤：总面积在 31%～50% 之间或 III 度烧伤面积在 11%～20% 之间，或总面积不超过 31%，但有下列情况之一者：全身情况严重或有休克者，有复合伤或合并伤（如严重创伤、化学中毒等），有中、重度吸入性损伤者；④特重烧伤：总面积在 51% 以上或 III 度烧伤面积在 21% 以上者。

早期烧伤创面深度评估需对不同深度的创面进行初步的鉴别诊断：火焰烧伤通常烧伤深度可达深 II～III 度，浅 II 度烧伤一般见于临近正常皮肤的创面，受伤早期多表现为大小不等的水疱，创面基底粉红色或淡红色，疼痛明显；深 II～III 度创面在烧伤早期较难以鉴别，且常混合存在，通常位于创面中心部位，深 II 度创面表皮可有大小不等的水疱，或部分剥脱、焦黑，创面基底为红白相间，外观干燥，可伴点状充血；III 度创面表皮常完全剥离或焦黑，基底干燥，呈白色、灰黄色或黑色焦痂状，偶可见树杈样栓塞的静脉。

吸入性损伤多见于头面部伤员，大多数为吸入火焰、干热空气、蒸气以及有毒或刺激性烟雾或气体所致，在密闭环境中烧伤或爆炸现场的伤员应高度怀疑。提示吸入性损伤的临床表现和体征有：①患者主诉咽喉不适，分泌物增多，呼吸费力或声音嘶哑；②伤后早期口唇肿胀,鼻毛焦黑,口腔唾液或痰液中出现炭黑颗粒。

（三）紧急处理

1. 轻度烧伤

（1）全身治疗:轻度烧伤一般无全身并发症,适当口服补液,常规注射破伤风抗毒素,疼痛较明显者可给予镇痛治疗,酌情使用抗生素。

（2）创面治疗:伤后即刻进行冷疗,将烧伤创面在自来水下淋洗或浸入水中,水温15~20℃,或将冷水浸湿的纱布覆盖于创面,一般冷疗半小时,或停止冷疗后创面不再剧烈疼痛为止。Ⅰ度烧伤创面一般无须特殊处理,浅Ⅱ度烧伤创面完成冷疗后予消毒创面,避免使用含酒精消毒液,抽尽水疱内液体,保留水疱皮,油性敷料覆盖创面,外用干净纱布包扎。定期更换伤口敷料,保持干燥,若无感染一般2周愈合,短期内有色素沉着,不留瘢痕。面颈、臀部、会阴烧伤可予单纯暴露疗法或涂抹烫伤膏。中小面积深Ⅱ度烧伤如无感染经换药治疗3~4周愈合,留有瘢痕,可予抗瘢痕治疗并定期随访。

2. 中、重度烧伤

（1）保持呼吸道通畅:常规低流量吸氧。严重头面部烧伤可致面颈部肿胀,合并吸入性损伤者喉部水肿发展迅速,如患者主诉呼吸困难,需立即行气管切开。怀疑有呼吸道损伤患者应立即安排转诊。

（2）抗休克治疗:即刻开放静脉通路输液,评估患者有无延迟复苏,根据不同情况按补液公式进行补液。

（3）其他全身处理:注射破伤风抗毒素,疼痛明显者给予镇痛治疗,广谱抗生素抗感染。监测肝肾功能、电解质、血常规。注意尿液颜色。烧伤部位恰当固定。

（4）创面处理:大面积烧伤创面予简单清创后干纱布包扎或暴露,以减轻疼痛。

（5）四肢、胸廓环形深度烧伤:四肢环形深度烧伤可引起骨筋膜室综合征,胸廓环形焦痂可影响呼吸,宜及早转诊。

（四）转诊及注意事项

1. 指征

（1）中重度烧伤,需要全身支持、手术治疗者。

（2）单一部位较大面积的三度烧伤,需手术治疗者。

（3）特殊部位烧伤,如呼吸道烧伤、眼烧伤,面部烧伤对后期美容要求较高者,下颌、颈、胸、四肢关节、手、臀沟、会阴部等功能部位深Ⅱ度以上烧伤。

（4）热力以外的特殊类型烧伤,如电流、化学物质、激光、放射线所致烧伤。

2. 转诊注意事项

（1）受伤早期转运的中重度烧伤患者需维持有效的抗休克治疗,即刻在保证生命支持的情况下尽快转诊。

（2）怀疑有呼吸道烧伤患者,在监测生命体征、氧饱和度条件下进行转诊,备气管穿刺、切开包和抢救设备。如该单位无气管切开条件应立即就近转诊。

（3）联系"120"急救、担架、输液、吸氧、肢体适当的固定等;必要时社区医生护送转诊至就近上级医院。

二、烫　伤

（一）定义

烫伤（scald）是由无火焰的高温液体（沸水、热油、钢水）、高温固体（烧热的金属等）或高温蒸气等所致的组织损伤，皮肤长时间接触高于体温的低热物体亦可造成烫伤。本节主要介绍生活常见热液所致烫伤。

（二）主要临床表现

烫伤的严重程度、深度判定标准与烧伤完全一致，临床表现与烧伤基本一致，但创面体征不完全相同。生活中最常见的热水、蒸汽、热油烫伤以Ⅰ～Ⅱ度为主，病情常较火焰烧伤为轻。

烫伤早期体征及预后：Ⅰ度烫伤一般表现为皮肤红斑，触痛明显伴烧灼感。浅Ⅱ度烫伤一般多表现为大小不等的水疱，创面基底粉红色或淡红色，疼痛明显；深Ⅱ度烫伤创面可表现为大小不等的水疱，部分表皮剥脱，创面基底为红白相间，多伴点状充血；Ⅲ度烫伤创面表皮常完全剥脱，基底白色，痛觉减退。

（三）紧急处理

1. 烫伤后全身治疗、创面治疗与烧伤基本相同，轻度烫伤一般无全身并发症。
2. 解脱衣物充分暴露，有利于病情判断及避免遗漏，恰当包扎烫伤创面。
3. 中度以上烫伤转至上级医院烧伤专科救治。

（四）转诊及注意事项

中度以上烫伤转烧伤专科治疗，大面积烫伤转诊过程中需维持有效的抗休克治疗，联系"120"急救车，必要时派医务人员随同转诊。

三、热　射　病

（一）定义

热射病（heat stroke）作为重症中暑的最严重的致命类型，是指高温高湿环境中出现以高热（>40℃）和神志障碍为特征的临床综合征。中暑可分为轻症中暑和重症中暑。其中，轻症中暑可表现为头晕头痛、大量出汗、口渴、乏力、心悸脉速、面色潮红以及注意力不集中、动作不协调等。重症中暑包括热痉挛、热衰竭和热射病，可以表现为这3种类型的混合型。热射病包括劳力型和典型热射病（即非劳力型）两种，预后差，多数患者发病后快速死亡。

（二）主要临床表现

1. 临床表现

（1）劳力型热射病：常见于健康年轻人在高温高湿及无风环境下从事重体力劳动或剧烈运动后出现头晕、头痛、恶心、呕吐、呼吸急促、心动过速、血压下降继而反应迟钝，很快进展为谵妄、嗜睡、昏睡和昏迷等，体温达40℃以上。开始时有持续出汗，继而无汗。患者可发生横纹肌溶解、急性肾衰竭、肝衰竭以及DIC等多器官功能损害，若不能得到有效处理病情很快恶化直至死亡。

（2）典型热射病：常见于年老、体弱多病者，居住在高温、通风不良的拥挤环境中，一般起病较慢，初始症状不易发现，1～2天后症状加重，出现行为异常、精神障碍或抽搐等表现，若不能及时发现送诊，可进展为谵妄、昏迷等，瞳孔缩小终末期散大。皮肤常干热无汗，体温可高达40～42℃以上。病情严重者出现血压下降、心率增快以及心律失常、心衰、肾衰等表现，预后差,常在发病后 24 小时左右死亡。

2. 辅助检查

(1)血常规:早期因血液浓缩可出现血红蛋白升高、血细胞比容增加;血小板发病初期正常,继而迅速下降;中性粒细胞可有不同程度的升高。

(2)尿常规:患者尿液浓缩或发生溶血,尿比重增加,尿色为茶色或酱油色,镜检可见大量颗粒管型和红细胞。

(3)粪便常规:可见红细胞或隐血阳性。

(4)生化:血清丙氨酸氨基转移酶、门冬氨酸氨基转移酶、乳酸脱氢酶早期即可明显升高,血肌酐、尿素氮、尿酸均出现不同程度升高。横纹肌破坏,肌酸激酶、肌红蛋白明显增高。血钾升高、钠、氯降低等电解质紊乱。

(5)凝血功能:多数患者出现凝血酶原时间、部分活化凝血活酶时间延长及纤维蛋白原降低。

(6)心电图:心电图多表现为窦性心动过速,室性早搏,也可伴有 ST 段压低、T 波倒置等心肌损伤性改变。

(三) 识别与鉴别诊断

根据患者在高温、高湿环境下的生产、生活或运动病史及高热伴有不同程度意识障碍的临床表现,一般识别不难,但要与引起神志障碍的其他疾病如脑膜炎、脑炎、脑出血、脑梗死、中毒性脑病、甲亢危象等疾病相鉴别。

(四) 紧急处理

迅速降温、对症支持治疗及严密监测生命体征。

1. 迅速降温　迅速降温是治疗的首要措施,降温速度决定着患者的预后。通常要求半小时到 1 小时内将直肠温度迅速降至 39℃ 以下。降温方法包括体外降温、体内降温及药物降温等措施。

(1)体外降温:迅速脱离高温环境,转移至通风阴凉处,脱去全身衣物,用湿冷毛巾擦拭皮肤,通过风扇或空调加快蒸发、对流散热;大动脉搏动处给予冰袋降温或使用冰毯降温。

(2)体内降温:4℃生理盐水 500ml 给予直肠或胃灌洗,也可 500～1000ml 冰生理盐水静脉快速滴注降温。有条件的医院必要时可行血液净化处理。

(3)药物降温:患者出现寒战时可联合使用冬眠合剂。

2. 对症治疗

(1)昏迷的患者要保持呼吸道通畅,为防止患者呕吐、误吸及气道分泌物较多或伴有抽搐的患者建议尽早气管插管。

(2)脑水肿明显的患者给予 20%甘露醇 250ml 半小时内快速滴注。抽搐发作时给予地西泮 10mg 静脉注射,如静注困难也可采用肌内注射,如抽搐不能控制,可再次给予地西泮 10mg。

(3)休克的患者要及时输注生理盐水或林格补充血容量,收缩血管的药物影响散热要避免使用;积极生命支持的基础上,及时转诊。

(4)肾损伤严重或高钾血症明显者要及时转至有条件的医院行血液净化治疗,同时保护肝功能及预防消化道出血,凝血功能明显异常者给予输注新鲜冰冻血浆、冷沉淀等。

3. 严密监测患者血压、心率、呼吸及神志随着体温的变化情况等,及时转诊。监测尿量,应保持尿量在每小时 30ml 以上。随时复查实验室指标。

（五）转诊及注意事项

体温升高的程度及持续时间与病死率明显相关。影响预后的因素包括神经系统、肝肾等重要脏器损伤程度及 DIC 发生情况，体温恢复正常后若神经功能不能及时恢复或肝肾等脏器损伤严重，一旦识别出本重症，及时转至上级医院治疗。转运途中要做好气道保护，维持呼吸循环等重要生命体征，并在转运途中采取降温措施避免体温再次上升。

四、冻　　伤

（一）定义

冻伤（frostbite）是指寒冷环境低温作用对机体皮肤和其他组织造成的局部或全身损伤。多发于冬季及寒冷区域。冻伤与环境因素及机体状况相关。年老体弱、醉酒、疲劳、饥饿、创伤等为易感因素，长期使用 β-受体阻滞剂、糖尿病、周围神经及外周血管病变均为高危慢性疾病相关因素。

（二）主要临床表现

1. 临床表现　根据是否有组织冻结通常分为非冻结性冻伤和冻结性冻伤。

（1）非冻结性冻伤：指在冰点以上和高湿度情况下寒冷所致机体局部损害，组织未发生冻结性病理改变。典型代表包括：冻疮、战壕足与浸泡足。冻疮好发于机体末梢部位及暴露面积较大部位，如：手、脚、耳垂、鼻尖、面颊等。早期局部皮肤红肿，可伴发结节，温暖环境下有灼热、刺痛感。严重者可出现水疱，破裂后表皮发红、渗出，形成浅表溃疡。继发感染可致局部组织糜烂、坏死。当易感机体反复暴露于寒冷刺激时，冻疮易复发及形成表皮溃疡。战壕足或浸泡足多是由于反复暴露于湿的非冻结温度环境下所致的局部冻伤。鞋靴过紧及长期体位制动为其易感因素，初期表现为足部冷感、麻木，随之发生红肿、水疱、溃疡等。

（2）冻结性冻伤：由于机体局部或全身在冰点及以下的极度低温情况下造成的损伤，组织表现为冻结性病理改变。按是否累及全身可分为局部冻伤和冻僵。

1）局部冻结性冻伤：初期皮温低，苍白，伴麻木、刺痛感，寒冷刺激会加重针刺痛。按冻伤累及皮肤及组织深度不同，可分为轻微冻伤及深冻伤。轻微冻伤指损害局限于皮肤层，仅累及表皮层为Ⅰ度，皮肤局部红肿，伴瘙痒和疼痛，加重时可见白色和黄色斑块伴麻木感，愈合后不留瘢痕，可遗留对冷热长期敏感。损伤达真皮层为Ⅱ度，多在伤后 1~2 天发生水疱，有麻木、疼痛感，但感觉会迟钝，水疱渐变硬、黑，形成黑痂，2~3 周后痂皮脱落，创面愈合，多不留瘢痕。若继发感染，可瘢痕愈合。Ⅱ度冻伤多在一月内愈合，但受累皮肤可遗留永久冷热敏感。深冻伤可分为Ⅲ度及Ⅳ度，Ⅲ度指损伤累及皮肤全层并深及皮下组织，局部皮温低，皮肤变紫、黑，可出现血性水疱，水疱破裂后局部皮肤可能坏死，瘢痕愈合。冻伤深达肌肉、骨骼则为Ⅳ度，可损伤血管、神经，皮肤颜色变为深紫黑色，伴剧痛，皮温降低，如未及时发现处理，2~3 周可致干性坏死；继发感染可并发湿性坏疽。Ⅳ度冻伤处理不及时易导致肢端残缺。

2）冻僵：指机体处在极寒环境（-5℃以下）致中心体温<35℃并伴发神经及心血管损害的全身性冻伤。多见于冷水或冰水淹溺患者。按中心体温可分为轻度冻僵（35~32℃），中度冻僵（32~28℃），严重冻僵（<28℃）。轻度冻僵表现为心率呼吸增快，多尿，肌肉震颤，可有血压升高，初期神经兴奋，后渐疲乏，部分可见不全性肠梗阻。中度冻僵时随体温调节机制紊乱衰竭，寒战停止，代谢减慢，患者表情淡漠，反应迟钝，精神行为异常，可出现心律失常，血糖升高。重度冻僵时患者可出现意识障碍，甚至昏迷，血压降低，呼吸减慢，少尿，易发

生室颤。核心体温<24℃时可见僵死面容,皮肤苍白、青紫,肌肉关节僵硬,最终心搏呼吸停止,瞳孔散大固定,脑电活动停止。

2. 辅助检查 肛温及食管温度反映机体核心体温较准确,口温可做初步筛查。血常规可见血液浓缩改变。冻僵患者心电图可见心动过缓和传导阻滞,心房扑动或颤动,室性早搏,部分可见特征性 J 波(QRS 波与 ST 段连接处,又称 Osborn 波)。

(三)识别与鉴别诊断

冻伤根据病史、高危因素及皮肤表现,多可确诊,冻僵分度主要依据核心体温。鉴别诊断需在患者低体温前明确是否合并药物过量、外伤及酒精过量等情况。

(四)紧急处理

呼吸循环稳定的冻伤患者治疗原则为复温和保温,避免寒冷刺激,移至温暖环境,及时除去湿冷衣物、吹热风保暖等。对于呼吸心搏停止患者,首先需要心肺复苏。

1. 非冻结性冻伤 局部冻疮膏厚涂,并热敷创面,根据创面情况必要时可予无菌纱布包扎和换药。

2. 局部冻结性冻伤 若无再次冻结可能,治疗以组织复温(解冻)为中心。可将受伤组织浸入 38~42℃水浴中,持续 20~40 分钟。附着于冻结组织上的衣物不能强行分离,可用热毛巾、纱布等包裹受冻部位。冻伤创面需干燥,深冻伤必要时可清创。移动冻伤组织的可致冰晶进一步损伤组织,因此忌摩擦、按摩、摇动或其他方式对冻伤组织施加物理力以复温。复温后,需注意保温。

3. 冻僵 患者如出现心搏呼吸停止,立即予心肺复苏,因低温保护效应,需坚持复温和复苏至正确评估。复温可分为被动复温和主动复温。被动复温指利用机体产热而复温,适于轻度冻僵,可通过温暖环境或衣物、棉被等保暖。主动复温是利用外热源恢复患者体温,又分为体内和体外复温。复温过程中注意先恢复中心体温,避免四肢先复温的外周血管收缩、血压下降导致"复温休克"。

(五)转诊及注意事项

深冻伤及冻僵患者、局部创面合并感染患者均需及时转诊至上级医院,合并基础疾病的高龄患者建议至上级医院进一步完善检查和处理。转诊前需要注意监测、防治低血糖,并保证气道通畅。转诊过程中可将冻伤四肢进行保温包裹,并避免摩擦、摇动等加剧组织损伤。

五、淹 溺

(一)定义

淹溺(drowning)又称溺水,是指人淹没于水或其他液体介质后出现窒息、缺氧、原发性呼吸损害和临床死亡[呼吸和(或)心搏停止]过程。淹溺主要分为淡水淹溺和海水淹溺。

1. 淡水淹溺 淡水主要是指江、河、湖、池中低渗透压的水。淡水进入肺泡,灭活肺泡表面活性物质,引起肺泡塌陷,造成通气/血流比例失调(75%血流通过低通气区)。淡水进入血液循环,使血液稀释,引起低钠、低氯和低蛋白血症;同时降低血液的渗透压,造成红细胞破裂,引起血管内溶血,溶血使细胞内血钾及游离血红蛋白释放至细胞外,引起可致心脏停搏的高钾血症,以及游离血红蛋白所致的急性肾衰竭。

2. 海水淹溺 海水因含大量氯化钠、钙盐和镁盐而处于高渗状态,海水对肺泡造成化学性损伤,引起蛋白质和水分向肺间质及肺泡腔渗出,造成肺水肿而影响气体交换。另外,高钙血症可引起心律失常和心脏停搏,高镁血症可致血管扩张和血压降低。

（二）主要临床表现

1. 临床表现 淹溺的临床表现有较大的个体差异性,主要跟淹溺的时间、淹溺的介质(水温、渗透压、污染情况)、淹溺者的基础身体状况、院前急救措施是否到位有关。

轻症者主要是轻度的缺氧表现,主要表现为头痛,呛咳,胸闷,四肢酸痛无力,呼吸加快,血压升高。海水淹溺者可表现为口渴、寒战和发热。

重症者神志模糊、烦躁,眼睑水肿、眼充血、口鼻血性泡沫痰,喘憋、呼吸困难、两肺满布湿啰音,心率减慢,血压降低,皮肤发绀,上腹膨胀。

极重症者神志昏迷,口鼻血性分泌物,严重低体温,呼吸衰竭,循环衰竭,甚至瞳孔散大,呼吸心跳停止。

2. 辅助检查

(1)血常规:淡水淹溺时,可有溶血性贫血的表现;海水淹溺时,血细胞比容升高。

(2)心电图:可出现各种心律失常以及缺血性 ST-T 改变,包括窦性心动过速、室速、室颤等。

(3)胸片:可显示斑片状浸润或典型肺水肿征象;部分也可暂无异常表现,但需动态复查。

（三）识别与鉴别诊断

淹溺的识别和诊断主要依靠确切的溺水病史。故淹溺的鉴别诊断强调两点,①与淹溺相关的损伤;②是造成淹溺的原因。

淹溺相关损伤最常见的是头部、颈椎的损伤,也可发生胸部、腹部和脊髓的损伤。水越浅越容易发生淹溺相关的损伤。

淹溺的原因主要包括心血管意外(心肌梗死、心律失常)、脑血管意外(脑出血、脑梗死)、癫痫、低血糖、晕厥和外伤等情况,此外还需要注意谋杀和溺婴动机等。

（四）紧急处理

1. 现场急救

(1)脱离淹溺环境:尽快将患者移出水面。

(2)保持气道通畅:去除口鼻异物,打开气道。

(3)控水处理(倒水):患者取俯卧位,头部向下,迅速拍打背部使呼吸道和胃内的水倒出(此项操作不能超过 1 分钟,以免延误复苏)。

(4)心肺复苏:评估 ABC,如颈动脉搏动消失,应立即行现场心肺复苏。

(5)转运:呼叫"120"转送至医院,转运途中注意外伤情况以及颈椎和脊髓的保护,转运途中患者如无生命体征,不应停止心肺复苏。

2. 院内急救

(1)监测与复苏:评估生命体征,予以心电监测、指脉氧监测、血压监测;必要时予以心肺复苏。

(2)气道管理:保持呼吸道通畅,必要时予以气管插管,建立高级气道。

(3)氧疗:呼吸困难伴氧饱和度降低者予以吸氧(酒精湿化),必要时可予以无创或有创机械通气。

(4)纠正水、电解质平衡:淡水淹溺的患者,为纠正血液的稀释,可用3%生理盐水 500ml 静脉滴注。海水淹溺者,为纠正血液的浓缩,用5%葡萄糖溶液 500~1000ml 静脉滴注,或者右旋糖酐 500ml 静脉滴注。

(5)复温:如果体温≥30℃,不宜复温,治疗性低温能改善脑缺血区氧供,降低脑代谢率,降低颅内压。但体温<30℃者,需要采用复温策略,包括体外复温和体内复温。需强调的是淹溺者体温未恢复到30℃,不能放弃复苏,低温心脏对药物和电复律无效。

1)体外复温:采用棉被保暖,使用空调提高室内温度,鼻导管吸入或经呼吸机吸入加温的氧气。

2)体内复温:用生理盐水(40℃)持续静脉滴注或者膀胱冲洗。

(6)脑复苏:颅内压升高的患者,使用甘露醇静脉滴注,用于降低颅内压、减轻脑水肿。

(7)糖皮质激素:通常在淹溺的24~48小时内使用糖皮质激素,氢化可的松首次用量200~300mg,24小时用量可达1000mg以上;地塞米松首次用量30~40mg,随后每6小时10~20mg;甲泼尼龙的用量为30mg/kg,用药不宜超过72小时。

(8)并发症的处理 注意防治急性肺水肿、ARDS、急性肾衰竭、溶血性贫血、继发感染、DIC。

(五)转诊及注意事项

淹溺患者经医务人员初步急救后,仍然会在淹溺72小时以后死于继发的并发症,因此淹溺患者经初步处理后需要转至有ICU条件的医院进行进一步诊治。

在转送过程中应注意保持呼吸道通畅,防止误吸,必要时进行气管插管,呼吸机辅助通气。如患者在转运中出现心搏骤停应当进行不间断地心脏按压。同时应注意保暖,去除湿冷的衣物,用干爽的毛毯或者棉被覆盖或包裹全身,可将热水袋放入毛毯中,但不可直接接触皮肤,避免烫伤发生。应当就近转运,防止转运途中出现长时间的心跳呼吸骤停。

六、电 击 伤

(一)定义

电击伤(electrical injury)是指人体直接或间接接触电流引起的全身或局部组织损伤和功能障碍,甚至心跳呼吸骤停,称为电击伤。雷电伤是电击伤的一种特殊类型,是一种单向的超高强度电流脉冲瞬间接触人体造成的损伤。

(二)主要临床表现

1. 临床表现 电击伤的严重程度与电流的强度及类型(直流电或交流电)、电压的高低、接触电流的时间长短、接触电流部位的电阻高低、电流在体内通过的径路有关。通常情况下,交流电造成的损伤重于直流电,而电流越强、电压越高、接触电流时间越长、接触电流部位的电阻越低,损伤就越重。

(1)皮肤损伤:电击所致皮肤损伤主要为烧伤,常见于接触电源及电流流出的部位。与电源接触最常见的部位为手和头颅,电流流出的部位常见于手及足跟。轻者的皮肤烧伤为直径0.5~2cm、圆形或椭圆形、黄灰色、凹陷的、伴有中央点状坏死的、无痛的伤口,重者特别是高电压所致电击伤,由于电流流向内部,可造成深部组织受损,包括血管内膜、血管壁损伤导致血栓形成或出血以及肌肉、肌腱、神经的损伤,这些局部组织的出血、水肿、坏死可引起筋膜综合征,进而导致肢体的坏死等严重后果。

(2)神经系统:患者可有头晕、一过性意识丧失、应激性神志淡漠或精神行为异常、短时间的记忆力及注意力下降等表现,严重者可出现癫痫、肢体肌力下降甚至瘫痪,高电压电流通过大脑可麻痹呼吸中枢导致患者死亡。

(3)心血管系统:电击可导致心室纤颤或心搏停止,轻者可出现心动过速、期前收缩等表现。

（4）其他损伤：电击发生在头部附近可引起眼外伤、白内障、鼓膜破裂甚至永久性的失明或耳聋,雷击可引起肢体或脊柱的骨折或关节的脱位,肺挫伤、闭合性腹部脏器损伤等内脏损伤较为少见,但临床上也有相关报道。

2. 并发症　严重的皮肤及深部组织损伤可继发感染、出血或血栓形成,肌肉的受损、坏死可引起肌红蛋白尿、急性肾功能衰竭、酸中毒、高钾血症的发生。

3. 辅助检查　血常规可有应激性的白细胞升高表现,尿液可呈红棕色为肌红蛋白尿,心电图检查可表现为窦性心动过速、非特异性的 ST-T 改变、传导阻滞或房性、室性早搏,严重者出现心室纤颤。

（三）识别与鉴别诊断

根据患者接触电源的病史及现场情况,结合相应的损伤表现,可较容易做出电击伤的诊断,但雷击所致电击伤往往缺少目击者,且受伤者可能因昏迷甚至心搏骤停无法提供病史,需要与多种心脑血管疾病相鉴别,皮肤表面典型的树枝样条纹,手表、项链、腰带等处的烧伤可提供诊断的线索。此外,需详细询问受伤当时情况,判断有无电击后从高处跌下或被抛开导致合并其他外伤的可能性。

（四）紧急处理

1. 脱离电源　对电击伤患者现场急救的第一步为立即帮助患者脱离电源,可采取关闭电源、以绝缘的木棒等将电线扒开、用木柄的刀斧等切断电源等等方式,抢救患者的同时需注意自身的安全。

2. 心肺脑复苏　患者脱离电源后,首先评估生命体征,如患者出现心搏骤停或呼吸停止立即进行心肺脑复苏。

3. 局部损伤的处理　对皮肤烧伤伤口进行彻底清创消毒,防止感染,应注射破伤风免疫球蛋白和破伤风类毒素,对于严重的皮肤及深部组织损伤,由于继发的血栓形成、出血和组织水肿、血供障碍,可引起严重的筋膜综合征,需及时转诊至上级医院救治。

4. 脏器功能支持治疗　对存在大面积电烧伤患者予以积极补液。注意防治脑水肿、急性肾功能衰竭、应激性溃疡等发生。对有心搏骤停、心电图异常、心脏疾病史、电流径路经过心脏的患者需进行心电监护,警惕恶性心律失常等心血管事件的发生。对于电击后高处坠落或被抛开的患者需进行全面仔细的体格检查及相关的辅助检查,及时发现合并的外伤如骨折、内脏破裂出血的存在并尽早转诊至上级医院。

（五）转诊及注意事项

接诊电击伤患者,需详细获取电击类型、接触电源的时间、周围环境、受伤时状态等信息,寻找电流出入口判断电流径路,以对病情进行充分评估,存在以下情况者需及时转诊：

1. 出现心跳呼吸骤停、意识丧失。

2. 有皮肤烧伤及不适症状。

3. 电击时跌落或被抛开可疑合并其他外伤。

4. 存在心电图异常、肌红蛋白尿等辅助检查异常。

5. 既往有心脏疾病史或心脏疾病高危因素,电流径路通过心脏。

6. 所有电击伤的孕妇无论接触电流电压大小、有无症状均应转诊。

转诊过程中,应注意局部创面、骨折的包扎固定,避免二次损伤,对于出现心跳呼吸骤停的患者持续予以心肺复苏术。

第二节   动 物 咬 伤

一、毒 蛇 咬 伤

（一）定义

毒蛇咬伤（snake bite）后以局部出现疼痛、出血、红肿并向躯体近心端蔓延为主要表现，严重者出现惊厥、昏迷、心律失常、呼吸麻痹、休克、肝肾功能衰竭等临床表现的一类疾病。毒蛇咬伤是我国南部农村、山区和沿海一带的常见病，以夏秋季多见，多发生于凌晨或夜间。

（二）主要临床表现

1. 临床表现　蛇毒含有蛋白、肽类、酶类、盐基、酵母及黏液等物质。主要可分为神经毒、心脏及凝血毒、肌肉毒等不同种类。根据蛇毒的类型临床表现主要分为下列几类：

（1）局部情况：伤处严重肿胀，向躯体近心端蔓延；伤处皮肤出现瘀斑、水疱、血疱；伤口疼痛，伤处组织坏死、出血；伤处附近区域淋巴管炎，淋巴结炎，淋巴结肿痛。

（2）神经毒表现：主要由金环蛇、银环蛇等咬伤引起。局部症状不明显，仅有麻痒感。全身中毒症状一般 1~6 小时开始出现，此后发展迅速。包括视物模糊、眼睑下垂、声嘶、言语和吞咽困难、流涎、共济失调和呼吸困难等。严重时出现肢体迟缓性瘫痪、惊厥、昏迷、呼吸衰竭等。

（3）心脏及凝血毒表现：主要由蝰蛇、五步蛇、竹叶青、烙铁头等毒蛇咬伤引起。局部症状较严重，明显肿胀、剧痛、出血、水肿和组织坏死，可迅速蔓延进展。全身症状有发热、乏力、恶心、呕吐、便血、血尿等。可发生溶血性黄疸及血红蛋白尿。心脏受累可有心律失常，心电图 ST-T 波改变、QT 间期延长、传导阻滞等。严重者可因肺出血、颅内出血、消化道大出血、循环衰竭、休克及心搏骤停死亡。

（4）肌肉毒表现：海蛇毒素除有神经毒作用外，还对横纹肌产生严重破坏，一般在咬伤后 2 小时内出现全身肌肉酸痛、乏力，继之出现肌红蛋白尿及高钾血症，导致急性肾衰竭、严重心律失常和周围型呼吸衰竭，患者可发生猝死。

（5）混合毒表现：一些眼镜蛇、蝰蛇蛇毒兼有神经、心脏及凝血障碍毒等，局部和全身症状均较严重。可因呼吸麻痹、循环衰竭、肾功能衰竭等而死亡。

2. 辅助检查　蛇咬伤患者应常规检测血常规、尿常规、血生化、凝血时间、肌酸激酶等，必要时完善心电图、心肌损伤标志物及头颅、胸部影像学检查。借此可评估机体中毒、受损程度。

（三）识别与鉴别诊断

1. 是否毒蛇咬伤　毒蛇颜色鲜艳或有特殊花纹，头多呈三角形，体型粗短，尾部短钝。无毒蛇多颜色不鲜艳，头部呈椭圆形，体型细长、匀称，尾部尖细。毒蛇与无毒蛇的根部区别在于毒蛇有毒牙和毒腺。毒蛇咬伤伤口局部可见到明显的成对的 2 个毒牙痕（有时可见 1 个或 3~4 个），牙痕间有一定的间距。无毒蛇咬伤，压痕小，常为两行或四行，整齐排列。

2. 毒蛇种类的鉴别　乳凝集抑制试验或酶联免疫吸附试验对诊断具有特异性，阳性率较高，但毒蛇咬伤超过 24 小时后常呈阴性。

3. 与蜂、蜘蛛、蜈蚣、蝎子蜇伤鉴别　常有剧烈的局部疼痛反应，伤口呈红色单点状，轻者局部红肿、组织坏死、出血,严重者亦可出现谵妄、昏迷、肝肾功能衰竭、循环衰竭、呼吸衰竭甚至死亡。

（四）紧急处理

毒蛇咬伤处理原则包括迅速、正确处理伤口,防止毒素急性吸收和扩散;早期足量应用合适的抗蛇毒血清;积极对症、支持治疗,处理毒素引起的损害。

1. 毒蛇咬伤者应立即卧位,减少活动。可用绷带（软绳、带子）在伤口的近心端肢体 4～5cm 处、伤口肿胀范围的上侧贴皮肤绷扎,每隔 15～20 分钟放松绷带 1～2 分钟。用生理盐水或过氧化氢溶液、1∶5000 高锰酸钾溶液反复冲洗伤口,以去除伤口残留的毒液。

2. 蛇咬伤 24 小时内争取切开伤口排毒,局部消毒后,先拔出残留毒牙,用刀片沿压痕做"十"字形或"一"字形切开,深达真皮层,使毒血外流。

3. 可以用 2% 利多卡因 5～10ml 加地塞米松 5mg、胰蛋白酶 4000U 或糜蛋白酶 4000U,在伤口周围和近心端上一关节处作环形封闭。伤口可用糜蛋白酶加生理盐水或 1∶5000 高锰酸钾溶液湿敷,伤口周围肿胀部位可用 20% 硫酸镁溶液或季德胜蛇药等中成药外敷,以消肿止痛。

4. 早期足量使用糖皮质激素,可以减轻蛇毒症状、增加机体对蛇毒的抗毒能力。

（五）转诊及注意事项

当出现无特异性抗蛇毒血清或患者出现呼吸衰竭、急性肝肾功能衰竭、休克和 DIC 等严重并发症时应及时将患者转诊至有救治能力的医院进行治疗。转诊过程中确保患者生命体征稳定,并准确标记肢体止血带时间。

二、蜂　蜇　伤

（一）定义

蜂蜇伤（bee sting）指蜂类的长蜇针刺伤人体引起的一系列临床症状和体征,是生物性损伤的临床急症。蜇人蜂属于膜翅目昆虫,包括蜜蜂科（蜜蜂）及胡蜂科（胡蜂、黄蜂、马蜂）,蜂毒因蜂种的不同而成分各异,主要成分包括生物胺类、多肽类、激肽类和酶类,可引起溶血反应、过敏反应,轻症仅伴有局部伤口的炎症反应,重症患者可出现全身的过敏反应、合并多器官功能衰竭甚至导致患者死亡。

（二）主要临床表现

1. 临床表现

（1）蜂蜇伤后可出现全身不适、发热,局部出现红肿、疼痛或瘙痒,重者出现组织坏死;

（2）部分患者出现过敏症状,如全身瘙痒、荨麻疹、血管神经性水肿、喉头水肿、过敏性休克等。

（3）蜂蜇伤可累及多个系统,出现头痛、烦躁、意识障碍;恶心、呕吐;心悸、胸闷、呼吸困难;群蜂蜇伤后造成肾脏损害非常常见,重度群蜂蜇伤患者早期出现血尿、蛋白尿,随病情进展,出现进行性少尿及无尿。

2. 辅助检查　蜂蜇伤无特异性检查,轻症患者血常规检查可无异常,继发感染者出现白细胞增高,重症患者可出现溶血性改变;部分患者可出现凝血功能异常;心肌受损严重者出现心肌酶谱和心肌标志物增高。

（三）识别与鉴别诊断

蜂蜇伤患者多有明确病史,诊断并不困难。少数患者不能提供明确病史,主要与毒蛇、毒蜘蛛、蜈蚣等其他生物咬伤蜇伤相鉴别:单个蜂蜇伤伤口呈红色点状,或不能发现明确的伤口,群蜂蜇伤可在头颈部、四肢见到散在红色点状伤口。

(四) 紧急处理

1. 一般处理 蜂蜇伤后,有蜇刺和毒囊仍遗留在皮肤者,可用针挑拨拔除或胶布粘贴拔除,不能挤压,局部用拔罐方式吸出毒液。避开伤口,涂以调制的季德胜蛇药片,可起到消肿、止痛作用,同时季德胜蛇药片内服。疼痛明显者给予止痛处理。

2. 抗过敏治疗 对出现过敏反应的患者,给予抗过敏治疗。常规应用苯海拉明20mg或异丙嗪25mg肌注,给予肾上腺皮质激素,如地塞米松或甲强龙静推。对于出现过敏性休克者,立即给予0.1%肾上腺素0.5~1ml皮下注射。

3. 对症支持治疗 群蜂蜇伤后可出现多器官功能不全,尤其以肾脏最为常见,心脏、血液系统次之,应特别注意保护重要脏器功能;即刻转诊至上级医院救治。

(五) 转诊及注意事项

单个蜂蜇伤临床症状多轻微,一般局部处理后预后良好,少数患者或群蜂蜇伤出现器官功能损害者即刻转上级医院治疗,尤其早期出现少尿、血尿等肾功能不全者。表现为喉头水肿、过敏性休克的患者,需及时开放气道,积极静脉补液,在维持基本生命支持的基础上及时转诊。

三、犬 咬 伤

(一) 定义

犬咬伤(dog bite)指被犬咬伤后,局部出现咬伤瘀点或伤口,周围红肿疼痛,如处理不当甚至可能导致狂犬病的一类生物急症。犬咬伤最严重的是引发狂犬病,该病是单链RNA病毒引起,属弹状病毒科狂犬病毒属。动物通过互相间的撕咬而传播,人多由咬伤、抓伤传播,也可由带病毒犬的唾液接触伤口、黏膜传播。

(二) 主要临床表现

1. 临床表现 犬咬伤后根据伤口缺损程度可分为三级:一级是触摸了犬或被犬舔了无破损的皮肤;二级是未出血的皮肤咬伤或抓伤,已破损的皮肤被舔及;三级是一处或多处皮肤出血性咬伤或抓伤,或可疑的动物唾液污染黏膜。

三级损伤容易引发狂犬病,该病潜伏期长短不一,多数在3个月以内,也可见一年以上者(1%),最长者可达十数年。潜伏期的长短与年龄(儿童较短)、伤口部位(头面部咬伤的发病较早)、伤口深浅(伤口深者潜伏期短)、入侵病毒的数量及毒株毒力等因素有关。其他如清创不彻底、未接种疫苗、受寒、过度劳累等,均可能使疾病提前发生。

典型临床表现为:前驱期酷似"感冒"的表现,2~4天后进入高度兴奋状态,极度恐怖、恐水、怕风、发作性咽肌痉挛、呼吸困难、排尿排便困难等,少数严重者可见全身疼痛性抽搐。后逐渐安静,但出现迟缓性瘫痪,尤以肢体软瘫为多见。

2. 辅助检查

(1)血常规:周围血白细胞总数$(12\sim30)\times10^9$/L不等,中性粒细胞一般占80%以上。

(2)尿常规:轻度蛋白尿,偶有透明管型。

(三) 识别与鉴别诊断

有犬物咬伤病史,结合伤口情况可做出犬咬伤的临床诊断及分级。如有明确的犬咬伤病史,出现典型临床症状,疑诊狂犬病的则需要转送至上级医院。

本病需与其他动物咬伤、破伤风、病毒性脑膜脑炎等鉴别。

1. 其他动物的咬伤　根据动物的咬伤病史可以鉴别,如有特殊情况,咬伤史不明确,则可根据典型的动物咬痕及伤口损伤情况做出鉴别。

2. 破伤风　一般无明确的动物咬伤史,但有钉子、锈蚀物品刺伤病史,易与狂犬病混淆,其早期症状见牙关紧闭,以后出现苦笑面容及角弓反张,但不恐水。

3. 病毒性脑膜脑炎　一般无明确外伤史,有高热等前驱症状,神志改变及精神症状易与狂犬病混淆,脑脊液检查有助于鉴别。

（四）紧急治疗

犬咬伤早期处理至关重要。

1. 正确清创　20%的肥皂水或0.1%苯扎氯铵反复冲洗伤口,伤口较深者或贯通者需用导管伸入,肥皂水持续灌注清洗,力求去除狗涎,挤出污血。一般不缝合包扎伤口,必要时使用抗菌药物,伤口深时还要使用破伤风抗毒素。

2. 预防接种　对防止狂犬病发病有肯定价值,包括主动免疫和被动免疫,一级损伤病人无须注射疫苗,二级损伤仅需注射疫苗,三级损伤则需要同时主动及被动免疫治疗。

（1）主动免疫:暴露后免疫接种一般被咬伤者第0、3、7、14、28天各注射狂犬病疫苗2ml。成人和儿童剂量相同。严重咬伤者(头面、颈、手指、多部位3处咬伤者或咬伤舔触黏膜者),于当日至第6日,后于第10、14、30、90天,各注射2ml。如6月内完成过疫苗接种则无须再次接种,6月到一年内接种疫苗者需在第0、3天各接种一次,如上次接种疫苗超过一年,则需重新全程接种。

（2）被动免疫:创伤深广、严重或发生在头、面、颈、手等处,同时咬人动物确有患狂犬病的可能性,则应立即注射狂犬病血清。抗狂犬病毒血清40IU/kg体重或狂犬病免疫球蛋白20IU/kg注射,应及早应用,伤后即用,伤后一周再用几乎无效。

（五）转诊及注意事项

狂犬病尚缺乏有效的治疗手段,人患狂犬病后的病死率几近100%,一旦怀疑狂犬病,即应立即转诊至上级医院。

转诊过程中,应注意避免声、光刺激,对患者分泌物实行严格隔离。

及时处理传染源,如发现狂犬病人应积极寻找致伤动物,取其脑组织送检,一经确诊将其焚毁或深埋。

目前狂犬病治疗以综合对症治疗为主:给氧、纠酸、维持水电解质平衡;贫血者输血;高热者应降温;恐水者应禁食禁饮,尽量减少各种刺激;痉挛发作可予苯妥英、地西泮等;脑水肿可予甘露醇及呋塞米等脱水剂,无效时可予侧脑室引流;一旦出现呼吸困难应立即气管插管,严重者直接气管切开。

第三节　中　毒

一、急性一氧化碳中毒

（一）定义

急性一氧化碳中毒(acute carbon monoxide poisoning)是吸入较高浓度一氧化碳(CO)后引起的急性脑缺氧性疾病;少数患者可有迟发的神经精神症状。部分患者亦可有其他脏器的缺氧性改变。

一氧化碳是由含碳物质在不完全燃烧产生的无色、无臭、无刺激性的窒息性气体。一氧化碳的作业广泛存在于 70 余种工业生产及日常生活环境中。因此急性一氧化碳中毒是我国常见的中毒之一,也是急性中毒死亡的主要原因之一。

(二)主要临床表现

吸入 CO 可与血红蛋白(Hb)结合成为 HbCO,导致 Hb 携氧能力下降,短时间内吸入大量 CO 可引发机体产生缺氧症状。CO 摄入量取决于每分通气量、CO 暴露时间、CO 浓度及环境含氧量。

1. 临床表现

(1)神经系统

1)中毒性脑病:急性一氧化碳中毒引起的大脑弥散性功能和器质性损害。①全脑症状:不同程度的意识障碍、精神症状、抽搐和癫痫等;②局灶表现:如偏瘫、震颤等。

2)脑水肿:意识障碍。呕吐、颈抵抗,眼底检查可见视盘水肿。严重者可引发脑疝,昏迷加深,呼吸不规则,瞳孔不等大,光反应消失。

3)皮层盲:因双侧枕叶的梗死、缺血、中毒所引起。双眼视力减退,但瞳孔对光反射存在,精神状态较好。

4)周围神经损害:约 1%~2% 中、重度患者在神志清醒后发现其周围神经损伤,如面神经麻痹、喉返神经损伤等。

5)皮肤自主神经营养障碍:少数重症患者在四肢、躯干出现红肿或大小不等的水泡并可连成片。

(2)呼吸系统

1)急性肺水肿:呼吸急促,口鼻喷出白色或粉红色泡沫,双肺大水泡音。

2)急性呼吸窘迫综合征(ARDS):①气促、发绀、烦躁、焦虑、出汗;②$PaO_2/FiO_2 <$ 300mmHg;③肺部 X 线片显示多发斑片状阴影;④临床排除左心衰竭。

(3)泌尿系统:大多因呕吐、脱水、血压降低等因素引起,血尿素氮(BUN)和肌酐(Ser)升高,严重者或者持续时间较长可出现急性缺血性肾小管坏死。也可因横纹肌溶解综合征导致血(肌)红蛋白尿对肾脏的损害引起急性肾功能衰竭。

(4)循环系统:少数病例可发生休克、心律失常。

2. 辅助检查 血、尿、粪常规及心电图一般无特异性改变。

3. 诊断及分级 根据吸入较高浓度一氧化碳的接触史和急性发生的中枢神经损害的症状和体征,现场卫生学调查及空气中一氧化碳浓度测定,并排除其他病因后,可诊断为急性一氧化碳中毒。

分级标准如下:

1)轻度中毒:一般无昏迷,可有头痛、头昏、四肢无力、恶心、呕吐等非特异性症状。

2)中度中毒:浅至中度昏迷,经抢救后恢复且无明显并发症者。

3)重度中毒:意识障碍程度达深昏迷或去大脑皮层状态;有意识障碍且并发其他脏器的严重损害。

4. 急性一氧化碳中毒迟发脑病 意识障碍恢复后,经约 2~60 天的"假愈期",又出现下列临床表现之一者:

(1)精神及意识障碍呈痴呆状态,谵妄状态或去大脑皮层状态;

(2)锥体外系神经障碍出现帕金森综合征的表现;

(3)锥体系神经损害(如偏瘫、病理反射阳性或小便失禁等);

(4)大脑皮层局灶性功能障碍如失语、失明等,或出现继发性癫痫。

(三)识别与鉴别诊断

根据患者提供的一氧化碳的接触史和相关中枢神经损害的症状和体征可识别急性 CO 中毒。CO 中毒昏迷者应与其他气体中毒、安眠药中毒、脑血管意外以及酮症酸中毒等鉴别。

(四)紧急处理

治疗原则是迅速降低 HbCO 浓度,改善脑缺氧,预防迟发性脑病。

1. 撤离环境　转移患者到空气新鲜处,解开衣领,保持呼吸道畅通,将昏迷患者摆成侧卧位,避免呕吐物误吸。

2. 氧疗　氧疗是治疗 CO 中毒的最佳方法,氧可以加速 HbCO 解离和 CO 排出。吸入氧分压与血 HbCO 半衰期成正比。吸空气时,HbCO 半衰期为 4~5 小时;纯氧为 40~60 分钟;而 2.5~3 倍大气压高压氧治疗仅为 20~30 分钟。轻度中毒患者可用面罩吸氧,症状消失或 HbCO 浓度<10%停止纯氧治疗,HbCO 浓度<5%停止氧疗。中、重度患者,出现精神神经症状、心血管症状或者 HbCO 浓度≥25%,或者老年、妊娠患者首选高压氧治疗。通常每日 1 次,每次 1~2 小时,直至脑电图恢复正常。

3. 对症支持治疗　如出现呼吸衰竭,甚至呼吸停止者,应气管插管及呼吸机辅助通气;重度中毒患者 24~48 小时脑水肿到达高峰期,需积极降颅内压和恢复脑功能;如出现肾功能损伤,应及时纠正肾前性因素,必要时可行肾脏替代治疗。

(五)转诊及注意事项

一经确认 CO 中毒应早期给予氧疗。中、重度中毒应尽快转至有高压氧的上级医院治疗。如患者出现休克、呼吸衰竭,应行呼吸循环支持下尽快转至上级医院治疗。

二、安眠药中毒

安眠药也即催眠镇静药,是中枢神经系统抑制药,具有镇静、催眠作用。我国目前常见的安眠药主要有苯二氮䓬类和巴比妥类,其他的为吩噻嗪类、水合氯醛等,医院中经常遇到的安眠药中毒多由苯二氮䓬类和巴比妥类引起。

(一)定义

一次服用大剂量安眠药可引起急性镇静催眠药中毒(acute sedative hypnotic poisoning),表现为嗜睡、昏迷,严重时抑制呼吸中枢与血管运动中枢,导致呼吸衰竭和循环衰竭。

(二)主要临床表现

安眠药中毒可分为急性中毒、慢性中毒和戒断综合征,表现各有不同。

1. 急性中毒

(1)巴比妥类中毒可引起中枢神经系统抑制,中毒症状严重程度与剂量有关。轻度中毒表现为嗜睡、情绪不稳定、注意力不集中、记忆力减退、共济失调、发音含糊不清、步态不稳和眼球震颤;重度中毒表现进行性中枢神经系统抑制,由嗜睡到深昏迷。呼吸抑制由呼吸浅而慢到呼吸停止。可发生低血压或休克。常见体温下降。昏迷早期有四肢强直、腱反射亢进锥体束征增强;昏迷后期肌张力下降、各种反射消失、瞳孔缩小,无光反射。

(2)苯二氮䓬类中毒对中枢神经系统抑制较轻,主要症状是嗜睡、头晕、言语含糊不清、意识模糊和共济失调。很少出现严重的症状如长时间深度昏迷和呼吸抑制等。如果出现,应考虑同时服用了其他镇静催眠药或酒等。

2. 慢性中毒 长期滥用大量催眠药的患者可发生慢性中毒,除有前述的轻度中毒症状外,常伴有精神症状,主要有以下三点:

（1）意识障碍和轻躁狂状态 出现一时性躁动不安或意识朦胧状态。言语兴奋、欣快、易疲乏,伴有震颤、咬字不清和步态不稳等。

（2）智能障碍记忆力、计算力和理解力均有明显下降,工作学习能力减退。

（3）人格变化患者丧失进取心,对家庭和社会失去责任感。

3. 戒断综合征 长期服用大剂量镇静催眠药患者,突然停药或迅速减少药量时,可发生戒断综合征。轻症主要表现为:紧张,焦虑,恐惧,失眠,意识模糊,虚脱,胃痛,胃胀等;重症表现为癫痫样发作,有时出现幻觉、妄想、定向力丧失、高热和谵妄。

4. 辅助检查 血液生化检查如血糖、肝肾功能和电解质等,可排除药物中毒引起的并发症。

（三）识别与鉴别诊断

镇静催眠药中毒应与以下疾病相鉴别:

1. 急性中毒与其他昏迷疾病 询问有无原发性高血压、癫痫、糖尿病、肝病、肾病等既往史,以及一氧化碳、酒精、有机溶剂等毒物接触史。检查有无头部外伤、发热、脑膜刺激征、偏瘫、发绀等。再做必要的实验室检查。经综合考虑,可做出鉴别诊断。

2. 慢性中毒与躁郁病 慢性中毒轻躁狂状态患者易疲乏,出现震颤和步态不稳等,结合用药史可资鉴别。

3. 戒断综合征与神经精神病相鉴别 原发性癫痫以往有癫痫发作史。精神分裂症、酒精中毒均可有震颤和谵妄,但前者有既往史,后者有酗酒史。

（四）紧急处理

1. 促未吸收药物排出

（1）催吐、洗胃。

（2）导泄。

2. 清除已吸收药物 碱化尿液与利尿:用呋塞米和碱化尿液治疗,补液水化利尿。

3. 特效解毒剂的使用 氟马西尼(flumazenil)是苯二氮䓬类拮抗剂,能通过竞争抑制苯二氮䓬类受体而阻断苯二氮䓬类药物的中枢神经系统作用。剂量:0.2mg 静脉注射 30 秒以上,每分钟重复应用 $0.3 \sim 0.5mg$,通常有效治疗量为 $0.6 \sim 2.5mg$。其清除半衰期约 57 分钟。此药禁用于已合用可致癫痫发作的药物,特别是三环类抗抑郁药,不用于对苯二氮䓬类已有躯体性依赖和未控制癫痫而用苯二氮䓬类药物的患者,亦不用于颅内压升高者。

巴比妥类中毒无特效解毒药。

4. 其他处理对症处理

（1）心电监护:严重患者要监测生命体征,注意呼吸频率、指脉氧、血压变化。

（2）维持呼吸功能:吸氧,保持气道通畅,清除口腔异物,患者侧卧位,防止呕吐误吸。

（3）维持血压:急性中毒出现低血压多由于血管扩张所致,应输液补充血容量,如无效,可考虑给予适量多巴胺升压治疗。

（4）促进意识恢复:给予葡萄糖、维生素 B 和纳洛酮。用纳洛酮促醒有一定疗效,每次 $0.4 \sim 0.8mg$ 静脉注射,可根据病情间隔 15 分钟重复一次。

5. 转诊及注意事项 安眠药中毒严重者可以因呼吸循环衰竭导致死亡,因此有以下表现者需立即安排医务人员陪护、在心电监测下转运至上级医院。

（1）呼吸抑制：呼吸浅慢，指脉氧下降至90%左右。

（2）循环不稳定：心率降低至50次/分以下，收缩压降低至90mmHg以下。

（3）昏迷程度过深：瞳孔反射消失，神经反射消失，全身肌肉松弛。此类患者进展为呼吸循环衰竭的风险很大。

（4）治疗无好转：经促醒治疗24小时仍未醒转，或需进一步高级治疗，如血液灌流。

（5）发生并发症：肺部感染，肺水肿，肝肾功能损伤等。

三、有机磷农药中毒

（一）定义

有机磷农药是我国使用量最大的杀虫剂。主要包括敌敌畏、对硫磷、甲拌磷、内吸磷、乐果、敌百虫等。急性有机磷农药中毒（acute organophosphorus pesticides poisoning）是指有机磷农药短时大量进入人体后造成的以神经系统损害为主的一系列伤害，临床上主要包括急性中毒患者表现的胆碱能兴奋或危象，其后的中间综合征以及迟发性周围神经病。

有机磷农药进入人体的主要途径有三个：经口进入——误服或主动口服；经皮肤及黏膜进入——多见于热天喷洒农药时有机磷落到皮肤、眼口唇，通过皮肤及黏膜吸收入体；经呼吸道进入——空气中的有机磷随呼吸进入体内。口服毒物后多在10分钟至2小时内发病；经皮肤吸收发生的中毒，一般在接触有机磷农药后数小时至6天内发病。

（二）主要临床表现

1. 临床表现　有机磷农药进入人体后往往迅速出现如下情况：

（1）胆碱能神经兴奋及危象

1）毒蕈碱样症状：主要是副交感神经末梢兴奋所致的平滑肌痉挛和腺体分泌增加。临床表现为恶心、呕吐、腹痛、多汗、流泪、流涕、流涎、腹泻、二便失禁、心跳减慢和瞳孔缩小、支气管痉挛和分泌物增加、咳嗽、气急，严重患者出现肺水肿。

2）烟碱样症状：乙酰胆碱在横纹肌神经肌肉接头处过度蓄积和刺激，使面、眼睑、舌、四肢和全身横纹肌发生肌纤维颤动，甚至全身肌肉强直性痉挛。患者常有全身紧束和压迫感，而后发生肌力减退和瘫痪。严重者可有呼吸肌麻痹，造成周围性呼吸衰竭。此外由于交感神经节受乙酰胆碱刺激，其节后交感神经纤维末梢释放儿茶酚胺使血管收缩，引起血压增高、心跳加快和心律失常。

3）中枢神经系统症状：中枢神经系统受乙酰胆碱刺激后有头晕、头痛、疲乏、共济失调、烦躁不安、谵妄、抽搐和昏迷等症状。

（2）其他表现：敌敌畏、敌百虫、对硫磷、内吸磷等接触皮肤后可引起接触性皮炎，并可出现水疱和脱皮，严重者可出现皮肤化学性烧伤。有机磷农药滴入眼部可引起结膜充血和瞳孔缩小。

2. 辅助检查

（1）酯酶活性测定：是有机磷农药中毒的特异性标志酶，但酶的活性高低与病情及预后不完全一致。

（2）其他：血常规检查白细胞可升高；胸部X线可提示肺水肿表现；心电图检查：窦性心动过速、窦性心动过缓、期前收缩等非特异性心律失常。

（三）识别与鉴别诊断

1. 识别

（1）病史：毒物接触史。

（2）临床表现及实验室检查：符合急性有机磷农药中毒的临床表现，胆碱酯酶活性降低。

（3）急性中毒的程度

1）轻度中毒：有头晕、头痛、恶心、呕吐、多汗、胸闷、视力模糊、无力、瞳孔缩小症状。胆碱酯酶活力一般在 50%~70%。

2）中度中毒：除上述症状外，还有肌纤维颤动、瞳孔明显缩小、轻度呼吸困难、流涎、腹痛、步态蹒跚，意识清楚。胆碱酯酶活力一般在 30%~50%。

3）重度中毒：除上述症状外，出现昏迷、肺水肿、呼吸麻痹、脑水肿。胆碱酯酶活力一般在 30% 以下。

2. 鉴别诊断

（1）急性肺水肿：多有器质性心脏疾病，表现为呼吸窘迫，低氧，双肺湿啰音，心界大，影像学提示心影大。

（2）其他毒物中毒：有明确毒物接触史，缺乏毒蕈碱危象和胆碱能危象表现，胆碱酯酶水平通常正常。

（四）紧急处理

1. 现场急救　对于皮肤染毒者应立即及时去除被污染的衣服，并在现场用大量清水反复冲洗，对于意识清醒的口服毒物者，如应立即在现场反复催吐。

2. 清除体内毒物

（1）洗胃：彻底洗胃是切断毒物继续吸收的最有效方法，口服中毒者用清水、2% 碳酸氢钠溶液（敌百虫忌用）或 1∶5000 高锰酸钾溶液（对硫磷忌用）反复洗胃，直至洗清为止。由于毒物不易排净，故应保留胃管，定时反复洗胃。

（2）灌肠：有机磷农药重度中毒，呼吸受到抑制时，不能用硫酸镁灌肠，避免镁离子大量吸收加重呼吸抑制。

（3）吸附：洗胃后让患者口服或胃管内注入活性炭，活性炭在胃肠道内减少毒物吸收，增加其排泄。

3. 联合应用解毒剂和复能剂

（1）阿托品：原则是及时、足量、重复给药，直至达到阿托品化。应立即给予阿托品，静脉注射，后根据病情每 10~20 分钟给予。

（2）阿托品化：瞳孔较前逐渐扩大、不再缩小，但对光反应存在，流涎、流涕停止或明显减少，面颊潮红，皮肤干燥，心率加快而有力，肺部啰音明显减少或消失。达到阿托品化后，应逐渐减少药量或延长用药间隔时间，防止阿托品中毒或病情反复。如患者出现瞳孔扩大、神志模糊、狂躁不安、抽搐、昏迷和尿潴留等，提示阿托品中毒，应停用阿托品。

（3）解磷定：重度中毒患者肌内注射，每 4~6 小时 1 次。

（4）酸戊乙奎醚注射液（长托宁）：是新型安全、高效、低毒的长效抗胆碱药物，其量按轻度中毒、中度中毒、重度中毒给予。30 分钟后可再给首剂的半量应用。中毒后期或胆碱酯酶老化后可用长托宁维持阿托品化，每次间隔 8~12 小时。

（五）转诊及注意事项

初步处理，阿托品化后可转诊上级医院进一步治疗，转诊过程中注意维持生命体征。

四、急性百草枯中毒

百草枯(1,1-二甲基-4,4-联吡啶二氯化合物),是广泛使用的一种非选择性触杀型高效除草剂。化学成分具有强氧化性,非挥发性,易溶于水,中性和酸性介质中稳定,碱性条件下发生氧化等特性。

(一)定义

急性百草枯中毒(acute paraquat poisoning)是指意外或故意经消化道等短时间接触较大剂量或浓度的百草枯后导致的以急性肺损伤为主,伴有严重肝肾损伤的全身中毒性疾病,具有死亡率高,病程进展迅速等特点。

(二)主要临床表现

1. 临床表现　急性百草枯中毒早期通常没有明显症状,大多数患者在最初几天内唯一的主诉是接触部位(例如舌和口腔黏膜)的烧灼、疼痛感。百草枯中毒临床症状的严重程度往往由接触毒物的程度来决定:

(1)轻度中毒:百草枯摄入量<20mg/kg(20%水溶液体积<7.5ml)。主要临床表现为局部刺激症状,经皮肤黏膜等接触者,可致接触性皮炎、烧灼性损害,表现为红斑、水疱、溃疡和坏死等。经消化道摄入者,可致口唇、咽喉、食管黏膜腐蚀和溃疡,还可出现呕吐、腹泻等胃肠道刺激症状。多可存活。

(2)中度中毒:百草枯摄入量在 20~40mg/kg(20%水溶液体积在 7.5~15ml)。主要临床表现除了快速出现局部刺激症状以外,还可渐进式发展成多脏器功能损害,如泌尿系统:可见尿频、尿急、尿痛等膀胱刺激症状,尿检异常和尿量改变,急性肾小管坏死,甚至肾功能衰竭;消化系统:早期出现恶心呕吐、腹痛腹泻、数天后出现黄疸、肝功能异常等肝损害表现,甚至急性重型肝炎和肝功能衰竭;呼吸系统:为百草枯中毒最主要的损害部位,迅速出现肺水肿、出血、实变,急性肺损伤发展成为急性呼吸窘迫综合征,数天至数周后快速进展为肺纤维化,呼吸困难,嗜睡及昏迷,多数于 2~3 周内死于呼吸衰竭。

(3)重度中毒:百草枯摄入量>40mg/kg(20%水溶液体积>15ml)。有严重的消化道症状,口咽部黏膜坏死、腐蚀溃烂,伴快速发展的多脏器功能衰竭,同时影响循环系统,导致患者低血压、休克、昏迷,多数于中毒后数小时至数日内死亡。

2. 辅助检查

(1)血常规:监测白细胞计数及中性粒细胞比例,早期快速出现白细胞总数增加及中性粒细胞比例升高,提示预后不佳。

(2)尿常规:早期尿常规检查即可有尿蛋白阳性。

(3)心电图:心电图可有 T 波及 ST-T 改变、心律失常等表现。

(4)X 线:简单的胸部 X 线片对评估百草枯导致的肺损伤的敏感性和特异性较低。在没有胸部 CT 的情况下,可通过胸部 X 线片检查,评估急性百草枯肺损伤程度。早期以渗出性病变为主,中晚期出现肺纤维化表现。重症患者可出现胸腔积液、纵隔及皮下气肿、气胸等。

(三)识别与鉴别诊断

通过患者接触毒物的经历识别百草枯中毒;主要应与其他除草剂如乙草胺、草甘膦等中毒鉴别,应注意百草枯与其他除草剂混配中毒的可能。另外还应与其他原因引起的肺间质病变鉴别。

（四）紧急处理

1. 处理原则　判断并积极救治可以通过强化治疗而中止肺损伤进展的患者；必须尽早开始治疗是最重要的因素；肾脏保护是早期治疗的基石。

2. 现场处理　帮助接触者立即脱离现场。皮肤污染时立即用流动清水或肥皂水冲洗15 分钟以上，眼污染时立即用清水冲洗 10 分钟以上，口服者立即给予催吐和洗胃，进行全胃肠洗消治疗，具体方法：十六角蒙脱石 30g，分次服用，有条件者给予活性炭 30g（粉剂）分次服用，2 小时内服完。在没有上述药品的情况下，中毒早期现场给予适量泥浆水口服有助于改善预后。

3. 院内处理

（1）体外消除，清除毒物：对无呕吐的患者可采取下列措施：至少 5L 以上清水进行洗胃；随后使用吸附剂：活性炭：成人 100g，儿童 2g/kg；或用漂白土：配成 15% 的溶液，成人 1L；儿童 15ml/kg。须同时使用甘露醇、硫酸镁等泻药。

（2）静脉注射抗氧化剂：迄今为止既没有针对百草枯的真正的药用拮抗剂，也没有螯合剂。而百草枯通过氧化应激机制引起中毒效应，故其创新治疗体现在抗氧化剂的应用上。可能有效的抗氧化剂包括：谷胱甘肽、维生素 C 和 E、n-乙酰半胱氨酸等。

（3）补液利尿：补液，以保持肾脏对百草枯的清除处于最佳状态，同时要保持水电解质平衡。注意：不建议使用利尿剂。

（4）除非出现严重的缺氧表现，否则不建议吸氧。

（五）转诊及注意事项

最好的百草枯体外清除的方式是血液灌流（HP）。HP 的血浆百草枯水平降低效率高于血液透析（HD）。因此，凡是确诊百草枯摄入量超过 20mg/kg 的患者，在立即给予胃肠道洗消等紧急处理后，均建议尽快转至有血液灌流条件的医院接受进一步治疗。

（占伊扬　张劲松）

第十四章

皮肤科常见重症

第一节 急性荨麻疹

一、定 义

荨麻疹(urticaria)俗称"风疹块",是由于皮肤、黏膜暂时性血管通透性增强而引发的一种局限性水肿反应,通常在2~24小时内消退。根据病程、病因等特征,可将荨麻疹分为急性荨麻疹、慢性荨麻疹、物理性荨麻疹、其他特殊类型荨麻疹。

二、主要临床表现

起病常较急,任何年龄阶段均可发病。患者常突然自觉皮肤瘙痒,随即于瘙痒部位出现风团,呈鲜红、苍白色或皮肤色,少数病例亦可仅有水肿性红斑;风团的大小和形态不一,呈圆形、椭圆形或不规则形;风团可孤立或扩大融合成片,皮肤表面凹凸不平,呈橘皮样外观。

在不摩擦的情况下,数分钟至数小时内水肿减轻,逐渐消退,不留痕迹,皮疹持续时间一般不超过24小时,但新皮疹可此起彼伏,反复发生。荨麻疹可发生于任何时间,但常见于夜间。

部分患者可伴有恶心、呕吐、腹痛、腹泻等消化道症状,累及喉头、支气管时可出现呼吸困难甚至窒息,病情严重者可出现心悸、血压降低、四肢厥冷等过敏性休克症状。因急性感染等因素引起的荨麻疹可伴有寒战、高热、脉速等全身中毒症状。

三、识别与鉴别诊断

(一)识别

1. 病史 询问患者近期是否有上呼吸道感染史、过敏史、发病前服药史,是否进食特殊食物,是否有花粉、尘螨等吸入,同时注意询问患者系统性疾病,如:系统性红斑狼疮、风湿热、内分泌疾病等病史等。

2. 体征 表现为发生及消退迅速的风团,消退后不留痕迹。检查患者的呼吸、体温、脉搏、血压等生命体征,同时查看患者是否伴有恶心、呕吐、腹痛、呼吸困难、胸闷、心悸,注意患者是否有过敏性休克的征象。

3. 辅助检查 血常规、尿常规等可排除感染所致荨麻疹;如伴有腹痛可行腹部X线、腹部超声检查以排除急腹症。

4. 识别 该病根据病史、急性起病及典型的风团等临床表现做出诊断并不困难。但同样是急性荨麻疹其病情严重程度可明显不同,病情变化迅速,尤其对于是否存在窒息及过敏性休克风险的判断至关重要。

(二) 鉴别诊断

1. **荨麻疹性血管炎** 风团持续 24 小时以上,有疼痛,愈后留下炎症后色素沉着,伴发热、关节痛、血沉快及持久的低补体血症。

2. **丘疹性荨麻疹** 与昆虫叮咬有关,为风团样损害,皮疹持续 1~2 周消退,留下暂时性色素沉着,一般无全身症状。

3. **急腹症** 伴有腹痛、恶心、呕吐、腹泻等消化道症状者应与急腹症及胃肠炎进行鉴别。

四、紧急处理

原则是积极进行抗过敏和对症治疗,动态、准确判断病情的轻重缓急对于指导治疗至关重要。

1. **轻者无伴随症状患者** 首选镇静作用较轻的第二代抗组胺药物治疗,如:氯雷他定、左西替利嗪等,维生素 C 及钙剂常与抗组胺药同用,可降低血管通透性。

2. **伴有腹痛患者** 可给予解痉药物,如 654-2、阿托品等。

3. **伴有感染患者** 使用合适的抗生素控制感染,并处理感染病灶。

4. 患者如有呼吸困难甚至窒息及休克表现时,保证呼吸道通畅、开通静脉通路积极抗休克治疗是抢救的根本原则。

(1)立即给予 0.1% 肾上腺素 0.5~1ml 皮下注射或肌内注射,必要时 15 分钟后可重复注射。无论是过敏原、感染还是物理因素导致的过敏性休克,都可选用肾上腺素治疗。肾上腺素的不良反应有心动过速、头痛等,有高血压、缺血性心脏病等患者慎用。

(2)糖皮质激素肌内注射或静脉注射,可选用地塞米松,成人可按 5~15mg/d 根据情况选择肌内注射、静脉注射或静脉滴注,也可用甲基泼尼松龙、氢化可的松等。

(3)有支气管痉挛、呼吸困难者,迅速给予吸氧,同时可缓慢(不得少于 10 分钟)静脉注射氨茶碱,成人用量为 125~250mg(加 20~40ml 的 50% 葡萄糖注射液中)。

(4)有喉头水肿、呼吸受阻窒息者,在以上几项处置的同时立即进行气管插管或气管切开,以确保呼吸道通畅。

五、转诊及注意事项

(一) 指征

1. 如判断患者有呼吸困难、休克等危及生命指征时,在积极抢救的前提下,立即呼叫"120"急救系统,并向转诊医院汇报病情,做好救治准备。

2. 伴有腹痛、呕吐、腹泻等消化道症状者,通过抗组胺、解痉及糖皮质激素治疗仍反复发作,如不能排除相关疾病应转诊进一步明确诊断和治疗。

3. 怀疑因感染因素引起的急性荨麻疹,需转诊进行系统抗感染治疗。

4. 伴高热等中毒症状者应考虑合并严重感染,如高热不退或者不能查明感染原因应转诊至上级医院。

(二) 注意事项

转诊前应评估患者风险,根据病情给予吸氧,开放气道,开通静脉通路,监测生命指征,立即呼叫"120"急救系统,联系上级医院,准备接诊,并就患者的病情和预后与患者及家属进行有效的沟通。

六、预防管理

对于反复发作的荨麻疹患者,要注意查找急性发作原因,并对患者进行日常管理宣教,记录引起发作的食物、吸入物、接触物及物理因素等,进行系统检查排除系统性疾病,并制定个体化治疗方案。对于查不到病因需长期服药的患者需告知药物的不良反应及长期使用的注意事项。

第二节 血管性水肿

一、定 义

血管性水肿(angioedema)又称血管神经性水肿、巨大荨麻疹,是一种发生于皮下疏松组织或黏膜的局限性水肿,分为获得性和遗传性两种,后者少见。

二、主要临床表现

1. 获得性血管性水肿 急性起病,皮损常见于皮肤松弛部位,如眼睑、口唇、包皮,也可见于非松弛部位如肢端、头皮、耳廓,口腔黏膜、舌、喉亦可发生。表现为局限性水肿,水肿处皮肤紧张发亮,边界不明显,呈淡红色或肤色,表面光亮,触之有弹性,为不可凹陷性水肿。常单发,偶见多发,部分患者可在同一部位反复发作。有时伴有荨麻疹。

患者自觉无痒感或轻度瘙痒,或有轻度肿胀麻木感,部分伴有疼痛。肿胀一般持续数小时至数天,消退后不留痕迹。

当喉头黏膜发生血管性水肿时,可造成喉部不适、声嘶、呼吸困难,甚至窒息;消化道受累时可有腹痛、腹胀、腹泻等表现。

2. 遗传性血管性水肿 可发生于任何年龄,但大多数出现于儿童或青少年时期,往往反复发作至中年甚至终生,但中年后发作频率和严重程度会减轻。

约半数患者水肿的发生与轻微外伤有关,如碰撞、挤压、抬重物、性生活、骑马等,部分患者发病与情绪波动、感染有关。

主要发生部位:①皮下组织:常发生于面部、手部、四肢、生殖器,皮损为局限性、非凹陷性皮下水肿,常单发,无痒感,一般1~5天消退;②腹腔脏器:如胃肠道、膀胱,发病时表现类似急腹症,一般12~24小时消失;③上呼吸道:发病可导致喉头水肿。

三、识别与鉴别诊断

(一)识别

1. 病史 询问患者是否有家族遗传史,是否曾有过类似发作病史,发病前是否有外伤史,食物、药物、粉尘过敏史,是否存在日光、冷热等物理诱发因素等。

2. 体征 表现为常见于皮肤松弛部位的非凹陷性水肿,严重者伴有喉头水肿。

3. 识别 具有以下表现时,提示血管性水肿的可能:①反复发作的局限性水肿;②有明显的自限性,1~3天可自行缓解;③反复发作的喉头水肿;④反复发作的不明原因腹痛;⑤水肿的出现与情绪特别是外伤有一定关系;⑥皮肤不痒,不伴有荨麻疹;⑦有明确的家族史。

(二)鉴别诊断

1. 虫咬皮炎   单发损害时需与虫咬皮炎鉴别,后者有明确的昆虫叮咬史,皮损为风团样损害,持续1~2周消退。

2. 丹毒   发热、局限性肿胀伴疼痛或触压痛,外周血白细胞总数和中性粒细胞比例升高,抗生素治疗有效。

3. 淋巴水肿   局限性凹陷性水肿,慢性病程。

四、紧急处理

依据患者病情及伴随症状不同应对策略也不同。应引起注意的是遗传性血管性水肿抗组胺药和肾上腺皮质激素治疗无效。

1. 不伴有喉头水肿患者治疗原则与荨麻疹相同,苯海拉明对于严重患者较为有效,20mg/次,肌内注射,1次/日。如水肿明显、广泛,成人可采用地塞米松5~10mg/次,肌肉或静脉注射,能快速控制病情,消除皮损。

2. 伴有喉头水肿、呼吸困难时,应立即使用肾上腺素,吸氧,同时使用糖皮质激素10mg静脉注射,后续甲泼尼龙60mg静脉滴注维持,及氨茶碱静脉滴注,必要时行气管插管或气管切开,同时应紧急呼叫"120"急救系统进行转诊。

五、转诊及注意事项

(一)指征

1. 病情严重,伴有喉头水肿、呼吸困难者应行紧急处理,维持生命体征,尤其是保持呼吸道通畅,同时呼叫"120"急救系统进行转诊。

2. 有家族遗传史的遗传性血管性水肿应对症处理后转诊治疗。

(二)注意事项

转诊前需评估风险,给予吸氧,开放气道,开通静脉通路,必要时给予糖皮质激素、肾上腺素等抢救药物,监测生命体征。

第三节   重症药疹

一、定　义

药疹(drug eruption)又称药物性皮炎,是药物通过口服、注射、吸入、外用等各种途径进入人体后引起的皮肤、黏膜炎症反应。由药物引起的非治疗性反应,统称为药物反应或不良反应。药物不良反应比较复杂,药疹是药物不良反应的一种表现形式,也是最常见的类型。临床上将病情严重、死亡率较高的药疹称为重症药疹。

常见的药疹类型有:固定性药疹、荨麻疹型药疹、麻疹型或猩红热型药疹、湿疹型药疹、紫癜型药疹、多形红斑型药疹、大疱表皮松解型药疹、剥脱性皮炎型或红皮病型药疹、痤疮型药疹、光感性药疹、药物超敏反应综合征等。其中,重症多形红斑型药疹、大疱性表皮松解型药疹、剥脱性皮炎型药疹、药物超敏反应综合征属于重症药疹。

二、主要临床表现

药疹的临床表现很复杂,不同药物可引起同种类型药疹,同一种药物对不同患者或同一患者在不同时期可以引起不同临床类型的药疹,重症药疹更是如此。

1. 重症多形红斑型药疹　又称 Stevens-Johnson 综合征(SJS),多由青霉素类药物、磺胺类药、抗惊厥药物(苯巴比妥、卡马西平等)、抗代谢药物(别嘌醇)等引起。

起病急骤,全身症状严重。皮损为迅速出现的多形性皮疹,常表现为水肿性红斑、丘疹、风团迅速扩大,中央出现水疱、大疱、血疱、紫癜,形成典型或不典型的靶形损害。皮损分布周身,尤以掌、跖、手背、四肢伸侧为重。水疱破裂后形成糜烂、渗出、结痂,表皮剥脱面积/体表总面积小于 10%。

黏膜损害广泛且严重,除累及口腔、眼、外阴、肛周外,还可累及鼻、咽喉、呼吸道、消化道黏膜。口腔黏膜损害最为常见,黏膜充血、大疱、糜烂、出血、坏死和溃疡形成,口唇结血痂,张口及进食困难,进食后口腔黏膜剧烈疼痛。眼结膜充血、水肿,严重可引起角膜溃疡、全眼球炎,患者有视物模糊、畏光、流泪,可引起失明。外阴、肛周黏膜糜烂、出血,伴疼痛。

常伴有发热、淋巴结肿大等全身症状。该病除累及皮肤、黏膜外,还可累及内脏,呼吸道、消化道黏膜受累可引起支气管炎、肺炎、消化道出血等,可并发肝肾功能损害、菌血症、败血症等,可导致呼吸衰竭、肾衰竭等严重并发症,预后较差,死亡率为 5%～15%。

2. 大疱表皮松解型药疹　即药物引起的中毒性表皮坏死症(toxic epidermal necrolysis, TEN),是药疹中最严重的类型之一。常由解热镇痛类药物、磺胺类(磺胺嘧啶、磺胺甲噁唑)、抗生素等引起。

起病急骤,皮疹初起于面部、颈部、胸部,部分患者初起时可似多形红斑型药疹或猩红热型药疹,而后皮疹迅速发展为弥散性深红色、暗红色及略带铁灰色斑片,很快融合成片,迅速蔓及全身,在红斑处发生大小不等的松弛性水疱,伴表皮松解(尼氏征阳性),稍用外力即可出现表皮剥脱,形成糜烂面,出现大量渗出,如烫伤样外观,表皮剥脱面积/体表总面积大于 30%。

皮损有明显触痛。口腔、眼、呼吸道、消化道黏膜及外阴均可受累,出现大片坏死剥脱,患者皮损通常疼痛轻,但黏膜糜烂会伴有剧痛。

全身中毒症状较重,并可伴有内脏损害,表现为高热、恶心、呕吐、腹泻、谵妄、昏迷等,如救治不及时,可因继发感染、肝肾衰竭、肺炎、电解质紊乱、败血症、内脏出血等死亡。预后差,死亡率为 25%～35%。

3. 剥脱性皮炎或红皮病型药疹　常由磺胺类、巴比妥类、解热镇痛类、卡托普利、米诺地尔、甲氨蝶呤、阿维 A 等引起,多为长期用药后发生。

药疹如为初次用药所致,潜伏期通常在 20 天以上,发病前常有发热、周身不适等前驱症状。

皮疹初期常表现为麻疹样或猩红热样,部分患者可在麻疹型、猩红热型、湿疹型药疹的基础上未停用致敏药物或治疗不当所致,也可一开始就表现为泛发性损害。皮损逐渐加重并融合成片,泛发全身,呈弥散性潮红、肿胀,尤其面部、足部为重,可伴有糜烂、渗出和结痂,渗出物分解代谢常伴有异味,在静脉压大的部位如脚踝和足部可出现紫癜。常伴有面部、胫前及足部水肿。

红斑出现后 2～6 天开始脱屑,为大片鳞片状,掌跖部可呈手套或袜套状剥脱,头发、指

（趾）甲可脱落（病愈后可再生）。皮损可累及口腔黏膜和眼结膜，出现充血、水肿、糜烂、进食困难、眼结膜充血、畏光等。

病程可长达 1 个月以上，常伴有明显的全身症状，如寒战、高热、恶心、呕吐等，可有淋巴结肿大、蛋白尿、肝大、黄疸等，也可出现肺炎、肝肾衰竭等，严重者常因全身衰竭或继发感染而导致死亡。

4. 药物超敏反应综合征　又称伴发嗜酸性粒细胞增多及系统症状的药疹。初次用药后可在 2~6 周内发病，再次用药可在 1 天内发病。诱发药物主要有抗癫痫药物（苯妥英钠、卡马西平、苯巴比妥）、磺胺类药物（磺胺甲噁唑、磺胺嘧啶），也可由别嘌呤醇、米诺环素、甲硝唑、特比萘芬、钙通道抑制剂及雷尼替丁等。

初发症状为发热，体温可高达 40℃，尽管停用诱发药物，发热仍可持续几周。

发病早期常表现为面部、躯干上部及上肢的红斑、丘疹或麻疹样皮损，逐步变为暗红色，皮损融合并进行性发展为红皮病样皮损，皮损常为毛囊性隆起，因毛囊水肿明显而导致皮损浸润变硬，面部水肿是药物超敏反应综合征常见的具有特征性的表现，也可出现水疱、无菌性脓疱、多形红斑样靶形损害及紫癜。

内脏损害通常在皮疹发生后 1~2 周内发生，也可长至 1 个月。肝损伤是最常见的系统症状，血清转氨酶不同程度升高，暴发性肝坏死及肝衰竭是主要死亡原因，虽然停药肝损伤仍可进展，故应定期进行实验室检查。此外，肾脏、心脏、肺部、中枢神经系统等也可受累。

血液系统异常表现为非典型淋巴细胞增多，常发生在最初 2 周内，也可见白细胞减少、粒细胞减少、Coombs 试验阴性溶血性贫血及再生障碍性贫血、低丙种球蛋白血症、不同程度淋巴瘤样变化。本病死亡率在 10% 左右。

三、识别与鉴别诊断

（一）识别

1. 病史　详细询问患者的用药史及药物过敏史至关重要，并询问有无高血压、糖尿病、冠心病、神经系统疾病病史。

2. 体征　检查患者意识状态、呼吸、心率、血压、体温，周身皮肤黏膜表现。

3. 辅助检查　可行血常规检查。

4. 识别　临床上对骤然发生于疾病治疗过程中的全身性、对称性分布的皮疹应高度警觉，耐心询问各种途径的用药史，并掌握易引起药疹的常见药物，结合每种重症药疹的典型皮损表现，如：重症多形红斑型药疹表现为非典型的靶样损害伴黏膜受累，占体表总面积10% 以下；大疱表皮松解型药疹表现为大疱及糜烂面，烫伤样外观，占体表面积 30% 以上，伴多处黏膜损害；剥脱性皮炎型药疹表现为全身皮肤弥漫潮红肿胀，伴大量脱屑，且伴发热等全身中毒症状。由此，经过综合分析做出相应的诊断。

药物超敏反应综合征诊断依据为：①皮损；②血液学异常：嗜酸性粒细胞 ≥1000g/L 或异形淋巴细胞阳性；③系统受累：淋巴结肿大，直径≥2cm 和（或）肝炎、间质性肾炎、间质性肺炎、心肌炎等。同时符合以上三条诊断标准的患者可以确诊。

（二）鉴别诊断

对于重症药疹患者，发病初期皮疹表现尚不典型，需要与多形红斑、麻疹型药疹、湿疹型药疹等鉴别。需要动态分析病人的病情变化，如在轻型药疹表现基础上出现发热等全身症状，出现水疱、大疱、表皮剥离等皮损表现要高度怀疑重症药疹。

重症多形红斑型药疹（SJS）与大疱表皮松解型药疹（TEN）为同一疾病谱，有时难以鉴别，他们的主要区别有：①SJS 的表皮剥脱面积小于体表面积的 10%，而 TEN 的表皮剥脱面积大于体表面积的 30%；②SJS 皮损更多累及躯干和面部，TEN 皮损则是全身泛发。

四、紧 急 处 理

重症药疹的治疗，首先是停用致敏药物，包括可疑致敏药物，慎用化学结构相近似的药物，多饮水或静脉补液以加速药物排出，避免脏器损害，缓解症状和抗感染治疗。

1. 监测意识状态、呼吸、血压、心率、体温。

2. 及早足量使用糖皮质激素　根据病情选择剂量，可选用地塞米松、甲基泼尼松龙、泼尼松等药物静脉注射，剂量一般相当于泼尼松 30~100mg/d，病情应在 3~5 天内控制，如未满意控制，应酌情增加剂量，待病情好转、无新发皮损、体温下降后逐渐减量。给予糖皮质激素治疗时应注意药物毒副作用，同时需给予补钙、补钾、保护胃黏膜等。

3. 支持疗法　由于高热、进食困难、创面剥脱及大量渗出等常常引发低蛋白血症、水电解质紊乱，应及时纠正，给予补液，补充氨基酸、脂肪乳，必要时给予输新鲜血浆、蛋白以维持胶体渗透压。对于内脏受损者应给予相应处理，如：肝脏损害者需加强保肝治疗。

4. 防治继发感染　是救治重症药疹关键措施之一。医护人员在治疗和护理过程中要护理好创面，无菌操作，减少感染机会。如有感染存在，选用抗生素时应注意避免使用易过敏药物，在细菌学检查结果回报之前宜选用广谱、不易致敏抗菌药物，在细菌学检查报告后要根据菌种及药敏试验选用相应抗菌药物。如不能确定所使用的抗菌药物是否能够致敏，建议转诊上级医院治疗。

对于重症药疹患者，及早给予糖皮质激素，并给予补液、抗炎、支持治疗同时尽快转诊上级医院，如出现过敏性休克，必须争取时间，及时抢救。

五、转诊及注意事项

（一）指征

1. 一旦怀疑是重症药疹的患者，应在给予紧急处理保证安全的基础上，立即转诊至上级医院。

2. 在不能确诊是否为重症药疹的危重患者时，建议转诊至上级医院明确诊治。

3. 轻型药疹患者如发生病情变化出现发热等全身中毒症状，不能排除是否为重症药疹早期表现者，建议及早转诊。

（二）注意事项

1. 在办理转诊同时，及早足量给予糖皮质激素静脉滴注，转诊过程中注意保护皮肤创面，避免感染，监测患者体温、心率、呼吸、血压，同时采取相应吸氧、补液等措施。密切观察病情变化，与患者或其关系人进行有效沟通。

2. 如患者发生过敏性休克，须立即给予肾上腺素、地塞米松等抢救药物，给予吸氧，开放气道，开通静脉通路，紧急启动"120"急救系统给予转诊。

六、预 防 管 理

对于有药物过敏史的患者应详细记录过敏史，在治疗期间禁用致敏药物及可疑致敏药物，并对患者进行日常宣教，避免自行应用相关药物。

第四节 天 疱 疮

一、定 义

天疱疮(pemphigus)是一组由表皮细胞松解引起的自身免疫性慢性大疱性皮肤病。特点是皮肤及黏膜出现松弛性水疱或大疱,疱易破呈糜烂面,棘细胞松解征(Nikolsky sign,尼氏征)阳性。

二、主要临床表现

天疱疮是少见的皮肤病,发病年龄范围很大,平均为50~60岁,老年人和小儿均可发病,男性和女性发病率大致相等。其多数患者表现为寻常型天疱疮,此外,还有增殖型天疱疮、落叶型天疱疮、红斑型天疱疮、特殊类型天疱疮。

1. 寻常型天疱疮 是最常见、最严重的类型,患者多为中年人,很少累及儿童。皮损好发于头面、颈、胸背、腋下、腹股沟等处,50%~70%的患者合并有口腔黏膜损害,且常发生在皮损出现之前,个别患者甚至仅有口腔损害。寻常型天疱疮的典型皮损为外观正常的皮肤上或皮肤红斑的基础上出现水疱或大疱,疱壁薄,尼氏征阳性,疱内液体开始清亮,后可变为血性、混浊,甚至脓性,水疱易破形成疼痛性糜烂面,伴浆液及血性渗出,部分糜烂面上可形成结痂,若继发感染则伴有臭味。

寻常型天疱疮预后最差,在应用糖皮质激素治疗前,死亡率可达75%,使用糖皮质激素后仍有21.4%死亡率。死亡原因多为长期、大剂量使用糖皮质激素等免疫抑制剂后引起的感染等并发症及多脏器衰竭,也可因病情持续发展导致大量体液丢失、低蛋白血症、恶病质而危及生命。

2. 增殖型天疱疮 是寻常型天疱疮的"亚型",较为少见。皮损好发于头面部及腋窝、乳房下、腹股沟等褶皱部位,黏膜损害出现较迟且轻;皮损初起为薄壁水疱,尼氏征阳性,破溃后形成真菌样增殖或乳头瘤样增生;皱褶部位易继发细菌及真菌感染,常有臭味。

3. 落叶型天疱疮 多累及中老年人,皮损好发于头面及躯干上部,口腔黏膜受累者少;水疱常发生于红斑基础上,尼氏征阳性,疱壁更薄,极易破裂;通常只见在表浅糜烂面上覆有黄褐色油腻性痂和鳞屑,如落叶状。

4. 红斑型天疱疮 是落叶型的"亚型"。皮损好发于头面、躯干上部及上肢等暴露或皮脂腺丰富部位,一般不累及下肢与黏膜;皮损为红斑、鳞屑和痂,可有浅表水疱和糜烂,尼氏征阳性;面部皮损可呈蝶形分布,类似红斑狼疮或脂溢性皮炎;可有瘙痒,日晒后加重。

5. 特殊类型天疱疮

(1)副肿瘤性天疱疮:多为来源于淋巴系统的肿瘤,可发生于任何年龄,病情重,尤其是以难治性黏膜损害为突出特点的,皮损呈多形性,除水疱、大疱外,还有多形红斑及扁平苔藓样损害。

(2)药物性天疱疮:多在用药数月甚至数十月后发生,多由青霉胺、卡托普利、吡罗昔康和利福平等含有巯基的药物诱发。多数患者病情较轻,停药后多可自愈。

(3)IgA型天疱疮:好发于皮肤皱褶部位,皮损为红斑基础上或正常皮肤上的无菌性脓疱、水疱,伴明显瘙痒,尼氏征阴性。

（4）疱疹样天疱疮：特点为肢体伸侧更易受累，表现为荨麻疹样红斑和水疱，尼氏征表现尚不明确，黏膜损害轻，瘙痒剧烈。

三、识别与鉴别诊断

（一）识别

1. 病史　询问患者发病前用药史，发病后每日新增水疱数量，并询问是否有高血压、糖尿病、冠心病、神经系统疾病病史。

2. 体征　表现为多发的松弛性大疱，尼氏征阳性，伴黏膜非炎症性糜烂或溃疡。

3. 辅助检查　行血、尿、便常规，肝肾功能、电解质、血糖等检查。

4. 识别　临床上于正常皮肤或红斑基础上出现的多发松弛性水疱，尼氏征阳性，伴有黏膜损害，应注意高度怀疑天疱疮，进一步确诊需行皮肤活组织病理检查。

（二）鉴别诊断

1. 大疱性类天疱疮　好发于老年人，红斑或正常皮肤上有紧张性大疱，不易破溃，尼氏征阴性，糜烂面容易愈合。

2. 重症多形红斑型药疹　有明确的用药史，有一定的潜伏期，皮损为非典型的靶样损害，尼氏征阳性，常伴有发热，皮肤活检及免疫荧光检查可鉴别。

四、紧急处理

治疗目的在于控制新皮损的发生，防止继发感染；治疗的关键在于糖皮质激素等免疫抑制剂的合理应用，同时防止并发症的发生。

1. 糖皮质激素　是治疗的首选药物。根据病情严重程度泼尼松初始剂量为 $0.5\sim2mg/(kg\cdot d)$，用量与给药方法还要根据损害范围而定，同时需给予补钙、补钾、保护胃黏膜等。治疗效果以有无新发水疱出现为标准，如在 1 周内无明显的新发水疱出现，表明剂量足够，继续维持该剂量 2 周后逐渐减量，在皮损大多数消退后可予小剂量泼尼松（≤7.5mg/d）长期维持，直至停止治疗。如 3~5 天后仍每天有多个新发水疱出现（每日新发水疱≥5 个），可增加泼尼松剂量（增加原有剂量的 50%）或加用其他免疫抑制剂。

2. 其他免疫抑制剂　可联合使用硫唑嘌呤，通常剂量 $1\sim2mg/(kg\cdot d)$，需监测血常规和肝功能；甲氨蝶呤、环磷酰胺、环孢素等也可联合使用。

3. 支持疗法　对于皮损广泛者，应给予高蛋白、高热量饮食，防治低蛋白血症；注意维持水电解质及酸碱平衡；对于伴有高血压、糖尿病的患者应进行监测，维持血压及血糖的稳定。

4. 局部护理防治继发感染　用生理盐水清洗创面，对皮肤损害广泛者采用暴露疗法，糜烂面感染者可用莫匹罗星软膏或全身给予敏感抗生素；口腔黏膜损害者可加用有激素或抗生素的含漱液漱口长期系统应用糖皮质激素患者可予制霉菌素液（10 万 U/ml）含漱防治口腔念珠菌感染。

五、转诊及注意事项

（一）指征

1. 病情严重，无法判断糖皮质激素用量时建议转诊至上级医院。

2. 治疗过程中出现药物严重不良反应，如消化道出血、感染或多器官功能不全等严重并发症时要及时转诊。

（二）注意事项

转诊时，注意保护皮肤创面，避免感染，监测患者体温、心率、呼吸、血压。密切观察病情变化，与患者或其关系人就转诊途中可能发生的情况进行及时有效沟通，并与转诊医院密切联系，汇报相关情况，使患者得到及时准确的诊治。

第五节　红　皮　病

一、定　　义

红皮病（erythroderma）又称剥脱性皮炎（exfoliative dermatitis），是一种以全身90%以上皮肤潮红、脱屑为特征的炎症性疾病。

二、主要临床表现

根据病情和预后可分为急性红皮病与慢性红皮病。

1. 急性红皮病　发病急骤，伴有高热、乏力、淋巴结肿大等。皮损初起为泛发的细小密集潮红斑、斑丘疹，呈猩红热样或麻疹样，皮疹迅速增多，融合成全身弥漫的潮红、水肿斑，以面部、肢端显著，随之产生大量脱屑，呈片状或细糠状，手掌及足跖部位可呈手套或袜套样脱屑，口腔、外阴及皱褶部位可出现糜烂渗出，常伴有剧烈瘙痒。

2. 慢性红皮病　表现为慢性弥漫全身的浸润性红斑，其上覆着糠状鳞屑。患者常伴有系统损害及代谢紊乱，皮肤血流量增加和体表蒸发丧失大量体液，可致体温调节失衡、心动过速，也可能导致高输出性心功能衰竭；反复脱屑可因大量蛋白质丢失导致低蛋白血症、酮症酸中毒等；皮肤上常见金黄色葡萄球菌定植，而致皮肤继发感染；可出现消化道功能障碍及内分泌失调等。

三、识别及鉴别诊断

（一）识别

1. 病史　详细询问患者既往皮肤病史及用药史，包括外用药物，近期有无体重明显下降，并询问有无高血压、糖尿病、冠心病、神经系统疾病病史等。

2. 体征　检查患者周身皮肤黏膜表现，意识状态、呼吸、心率、血压、体温。

3. 辅助检查　行血、尿常规及肝肾功能、电解质、血糖等检查。因部分红皮病与单核-吞噬细胞系统肿瘤及内脏恶性肿瘤有关，必要时行组织病理学和相关肿瘤标记物检查。

4. 识别　该病常继发于某些皮肤病，如，特应性皮炎、湿疹、银屑病、毛发红糠疹等，多由于治疗不当或其他刺激引起；内用或外用某些药物后也可引起。表现为弥漫全身的红斑脱屑，常伴发热等全身中毒症状。

（二）鉴别诊断

红皮病病因比较复杂，主要从以下几个方面鉴别：

1. 继发于其他皮肤病　如特应性皮炎、湿疹、银屑病、毛发红糠疹等。

2. 药物引起的红皮病　如青霉素、磺胺类、抗疟药、苯妥英钠、别嘌呤醇及卡马西平等。

3. 与单核-吞噬细胞系统肿瘤和内脏恶性肿瘤相关的红皮病。

4. 无明确病因的特发性红皮病。

四、紧 急 处 理

红皮病治疗原则为积极治疗的同时重视病因的查找。

1. 监测意识状态、呼吸、血压、心率、体温。

2. 系统药物治疗　多数患者需使用糖皮质激素,成人剂量相当于泼尼松 1~2mg/(kg·d),根据病情调节剂量,待病情好转、体温下降后逐渐减量,给予糖皮质激素治疗时应注意不良反应,同时需给予补钙、补钾、保护胃黏膜等。瘙痒明显者可口服抗组胺药,如西替利嗪、依巴斯汀等。

3. 支持疗法　由于高热及大量脱屑等常引发低蛋白血症、水电解质紊乱,应及时补充营养,维持水、电解质平衡。对于内脏受损者应给予相应处理,如肝脏损害者需加强保肝治疗。

4. 防治继发感染　医护人员在治疗和护理过程中要保护好糜烂渗出创面,常用植物油、氧化锌油或低浓度和低效糖皮质激素乳膏(小面积外用),无菌操作,减少感染机会。合并感染时给予抗感染治疗。

五、转诊及注意事项

(一)指征

1. 患者使用糖皮质激素等药物积极治疗后病情无明显改善或合并高热等全身中毒表现者,要转诊至上级医院。

2. 患者合并肝肾功能损伤、心功能衰竭等要转诊上级医院。

(二)注意事项

在办理转诊同时,及早足量给予糖皮质激素静脉滴注,转诊过程中注意保护皮肤创面,避免感染,监测患者体温、心率、呼吸、血压。密切观察病情变化,并与患者或其关系人及时进行有效沟通。

第六节　刺胞皮炎

一、定　　义

刺胞皮炎(nematocyst dermatitis)是由海蜇、海葵、水螅等刺胞动物蜇伤引起的急性皮炎,少数人可有全身反应。

二、主要临床表现

夏秋季节多见,常见于渔民、从事海产品养殖及捕捞者、海中游泳或潜水人员。

被刺胞蜇伤时皮肤突然有闪电样针刺感,数分钟内出现刺痒、麻痛、灼热感,局部形成红斑、丘疹、荨麻疹样皮疹,呈点线状、条索状分布,严重者可有瘀斑、水疱或大疱。皮损常在 2~3天后开始消退,1~2 周可痊愈。

如患者全身被蜇面积较大,可有倦怠、全身肌肉疼痛、烦躁不安等表现,还可出现呼吸困难、胸闷、出冷汗等症状。对毒素敏感者,可于被蜇伤后 2 小时左右出现呼吸困难、肺水肿、血压下降、休克,可引起死亡。

三、识别与鉴别诊断

（一）识别

1. 病史　询问患者发病前是否下海作业、游泳或加工海蜇皮等。

2. 体征　检查患者皮肤的特殊形态皮损，同时查看皮损处是否有残留刺胞。

3. 识别　好发于夏秋季节，皮损为暴露部位，有下海游泳及海下作业史，急性起病，皮损表现为条索状水肿性红斑、丘疱疹、水疱、渗出，伴明显瘙痒，可伴有恶心、胸闷等症状。

（二）鉴别诊断

根据病史及临床表现诊断并不困难，如表现为风团样皮疹需与荨麻疹鉴别，荨麻疹风团于 24 小时内可消退，伴瘙痒，无刺痛、灼热感；有时需与接触性皮炎鉴别，接触性皮炎皮疹表现为红斑，严重可出现水疱、渗出，但有明确接触史，皮疹境界清楚，与接触物形态一致。

四、紧 急 处 理

原则为尽早治疗，清除刺胞，控制病情进展。

1. 尽快去除粘在皮肤上的触手，切勿用淡水冲洗（促使刺胞释放毒液），如在现场可用毛巾、衣服、泥沙擦去黏附在皮肤上的触手或毒液，不可用手直接擦拭，可用海水冲洗。如不在现场，可用明矾水、1%氨水或 10%碳酸氢钠溶液冷湿敷。局部可外用糖皮质激素霜剂。

2. 瘙痒剧烈者可口服抗组胺药物。

3. 皮损面积大或全身反应严重者及时给予糖皮质激素，并给予输液加快毒素排泄。

4. 出现烦躁不安、面色苍白、手足湿冷、呼吸困难、血压下降等休克表现时，立即给予0.1%肾上腺素 0.5ml 皮下或肌内注射，吸氧，同时静注地塞米松或者氢化可的松，必要时给予多巴胺或其他升压药。即时呼叫"120"急救系统转诊。

五、转诊及注意事项

（一）指征

1. 患者皮损面积较大或有全身反应者建议转诊治疗。

2. 患者出现过敏性休克表现时，立即进行紧急处理，确保生命体征平稳，同时呼叫"120"急救系统给予转诊。

（二）注意事项

如面积大或有全身反应者建议给予糖皮质激素肌肉或静脉注射后给予转诊，同时给予检测生命体征及体温。如出现过敏性休克立即给予抢救，同时呼叫"120"急救系统转诊。

（王永晨　马燕利）

第十五章

眼科及耳鼻喉科常见重症

第一节 眼科重症

一、眼外伤

由于眼球位置暴露,眼外伤很常见,也是视力损害的主要原因,不及时处理后果很严重。按致伤原因分为机械性和非机械性两类,机械性包括钝挫伤、穿透伤和异物伤等;非机械性包括热烧伤、化学伤、辐射伤和毒气伤等。本章主要介绍社区常见的一些眼外伤。

(一)钝挫伤

1. 定义 由交通事故、拳头、跌撞等导致的钝挫伤可导致眼球破裂。常发生在角巩膜缘部,也可发生在直肌下或后部巩膜。

2. 主要临床表现 可见结膜下出血或血肿,脱出的眼内容物嵌于创口处或进入结膜下,视力急骤减退至光感或无光感,眼压多降低,若前房及玻璃体积血,眼底无法窥视。

3. 识别 根据明确眼外伤病史、视力和眼压明显降低可以识别。进一步 B 超和 CT 检查有助诊断(尽量问清楚钝挫伤是什么性质的)。

4. 紧急处理

(1)钝挫伤可造成眼球或眼附属器的损伤,需尽快转诊,尽可能保留眼球及视力。

(2)可用抗生素滴眼液点眼以防感染,而后无菌纱布遮盖包扎患眼,尽快转诊。

5. 转诊

(1)指征:临床上明确由交通事故、拳头、跌撞等导致的眼部钝挫伤,应立即救治,尽快转诊至上级医院。

(2)转诊注意事项

1)转诊前评估患者风险,密切观察患者的意识、呼吸、心率、血压等情况,需维持生命体征平稳。

2)转诊及时,有效沟通,转入具有资质的上级医院紧急诊疗。

3)转诊过程中,无菌纱布遮盖包扎患眼,尽量避免碰触患眼,尽快转诊争取手术机会。

(二)化学伤

1. 定义 化学伤一般由化学物品的溶液、粉尘、气体接触眼部所致,可引起眼部化学性烧伤。其中以酸、碱烧最常见。

2. 主要临床表现 由于致伤物的种类、浓度、作用时间、方式等不同,烧伤后组织反应也不同,可分为轻、中、重三种。

(1)轻度:表现为眼睑及结膜轻度充血水肿、角膜上皮部分脱落,数日后水肿消退,上皮修复,基本不留并发症。

(2)中度:表现为眼睑皮肤可引起水疱、糜烂,结膜水肿、部分坏死,角膜明显浑浊水肿、上皮层完全脱落,愈后留有角膜斑痕,影响视力。

(3)重度:表现为广泛性结膜坏死,角膜全层灰白或瓷白色混浊,出现角膜溃疡、角膜穿孔、角膜白斑、粘连性角膜白斑、眼球萎缩、青光眼、白内障等并发症。

此外,眼睑、泪道、结膜烧伤可引起睑球粘连、眼睑畸形、眼睑闭合不全等并发症。

3. 识别   根据明确眼部化学烧伤、眼睑皮肤和眼球的临床表现可以识别。(尽量问清楚致伤物的性质、致伤量等)。

4. 紧急处理

(1)酸碱损伤最重要的处理措施:争分夺秒地在现场彻底冲洗眼部,尽量将损伤降到最低程度。

(2)冲洗时应翻转眼睑,转动眼球,暴露穹隆部,将结膜囊内的化学物质彻底冲出。反复冲洗,至少清洗 30 分钟,水源就地取材用大量清水或其他水源。

(3)尽快转诊:送至上级医疗单位后,根据情况可再次冲洗,保证结膜囊内无化学性物质存留。必要时切开结膜行结膜下冲洗或行前房穿刺术。

5. 转诊

(1)指征:明确眼部化学性烧伤,应尽快紧急处理,尽早转至上级医院。

(2)转诊注意事项

1)转诊前评估患者风险,密切观察患者的意识、呼吸、心率、血压等情况,需维持生命体征平稳。

2)转诊及时,有效沟通,转入具有资质的上级医院紧急诊疗。

3)转诊过程中,需注意意识、生命体征等情况,如冲洗不完全的,可继续冲洗眼部,但不能耽误转诊。

(三)眼异物伤

1. 定义   眼异物伤是指眼异物进入眼表及眼内造成的损伤。常见的异物有玻璃、竹签、碎石、灰尘、毛屑、煤屑、植物刺等。

2. 主要临床表现   不同性质的异物、不同的损伤程度所引起的临床表现也不同。

(1)眼球外异物:①眼睑异物,多见爆炸伤,火药渣、沙石等,大的可用镊子夹出;②结膜异物,多见灰尘、煤屑、睫毛、飞虫等,异物摩擦引起眼部异物感、流泪;③角膜异物,多见植物刺、铁屑、煤屑、爆炸伤等,出现刺痛、异物感、流泪和眼睑痉挛。

(2)眼内异物:严重,常危害视力。任何眼部或眶外伤都应怀疑并排除异物。常包括机械性破坏、化学毒性反应、继发性感染等。常表现眼部受刺激,尤其是铜质异物和铁质异物可发生铜质沉着症和铁质沉着症,造成视力丧失和眼球萎缩等严重后果。

3. 识别   根据明确眼外伤病史及临床表现可以识别。

4. 紧急处理   由于损伤的异物不同,损伤的程度不同,其处理方式也不相同。

(1)眼表异物

1)结膜异物:可在表面麻醉下,用无菌湿棉签拭出,然后点抗生素滴眼液。

2)角膜异物:对角膜浅层异物,可在表面麻醉下,用盐水湿棉签拭去。较深的异物建议应用无菌注射针头或异物针剔除。但如社区无专科条件,建议不要盲目处理,尽快转诊。

（2）眼内异物:眼内异物尤其是铁、铜等金属异物一般应尽早取出。前房及虹膜异物可经靠近异物的角膜缘切口取出,磁性异物可用磁铁吸出,非磁性异物用镊子夹出。晶状体异物,若晶体已混浊,在取出异物的同时行白内障手术。此类疾病社区应尽快转诊。

5. 转诊

（1）指征:明确的眼表异物,经紧急处理后无任何异常后可观察暂不转院,如仍存在眼部不适或晶状体浑浊等,建议尽早转诊至上级医院诊治。

（2）转诊注意事项

1）转诊前评估患者风险,密切观察患者的意识、呼吸、心率、血压等情况,需维持生命体征平稳。

2）转诊及时,有效沟通,转入具有资质的上级医院紧急诊疗。

3）转诊过程中,无菌纱布包扎患眼,尽量避免碰触患眼,尽快转诊。

（四）眼部热烧伤

1. 定义　高温液体如铁水、沸水、热油等溅入眼内引起眼部的损伤称为眼部热烧伤。

2. 主要临床表现　临床表现的轻重取决于致伤物的温度、大小及接触的时间。轻者出现眼睑红斑、水泡,结膜水肿,角膜轻度混浊;重者可引起眼睑、结膜、角膜和巩膜深度烧伤,组织坏死。

3. 识别　根据明确眼病史、临床表现可以诊断(尽量问清楚高温液体是什么性质的)。

4. 紧急处理

（1）处理原则是防止感染,促进愈合,预防睑球粘连等并发症的发生。

（2）正确处理是清除结膜及角膜表面的致伤物质和坏死组织,结膜囊内涂抗生素眼膏,散瞳包扎。但如果社区条件有限不能进行,建议紧急转诊。

5. 转诊

（1）指征:明确眼部热烧伤,应尽快紧急处理,尽早转至上级医院。

（2）转诊注意事项

1）转诊前评估患者风险,密切观察患者的意识、呼吸、心率、血压等情况,需维持生命体征平稳。

2）转诊及时,有效沟通,转入具有资质的上级医院紧急诊疗。

3）转诊过程中,应尽量避免揉眼,擦拭等动作,尽快转诊。

（五）眼球穿通伤

1. 定义　眼球穿通伤是由锐器的刺入、切割造成眼球壁的全层裂开,伴或不伴眼内损伤或组织脱出。常见刀、针、剪等刺伤。

2. 主要临床表现　临床按伤口部位分为角膜穿通伤、巩膜穿通伤和角巩膜穿通伤。

（1）角膜穿通伤:伤后常出现眼痛、畏光、流泪及不同程度视力减退。创口较小且规则,常可自行闭合;若创口大且不规则,常有虹膜脱出及嵌顿、前房变浅或消失、前房积血,可伴有晶状体或眼后段损伤。

（2）巩膜穿通伤:较小的巩膜伤口容易被忽略,伤口表面仅见结膜下出血。大的伤口常伴有脉络膜、玻璃体和视网膜的损伤及出血,愈后差。

（3）角巩膜穿通伤:伤口累及角膜和巩膜,可引起虹膜睫状体、晶状体和玻璃体的损伤、脱出及眼内出血,伴有明显的视力下降。

3. 识别   根据明确眼外伤病史、视力和眼压明显降低可以诊断。进一步 B 超和 CT 检查有助诊断(尽量问清楚穿通伤是什么性质的)。

4. 紧急处理

(1)眼球穿通伤,需尽快转诊,尽可能保留眼球及视力。

(2)伤口立即包扎,防止眼球内容物脱出,转诊上级医院眼科急诊处理。

(3)常规注射破伤风抗毒素。

5. 转诊

(1)指征:临床上明确由锐器等造成的穿通伤,应立即救治,尽快转诊至上级医院。

(2)转诊注意事项

1)转诊前评估患者风险,密切观察患者的意识、呼吸、心率、血压等情况,需维持生命体征平稳。

2)转诊及时,有效沟通,转入具有资质的上级医院紧急诊疗。

3)转诊过程中,保护好包扎的眼睛,尽快转诊。

二、青 光 眼

青光眼(glaucoma)是一组以视神经凹陷性萎缩和视野缺损为共同特征的疾病。它是主要致盲眼病之一,其主要的危险因素是病理性眼压增高。临床上多分为原发性、继发性和先天性三大类。其中以原发性急性闭角型青光眼最为凶险紧急,故本章节主要介绍此类型青光眼的识别和诊断。

(一) 定义

原发性急性闭角型青光眼(primary acute angle-closure glaucoma,PACG)是因前房角的急性闭塞导致房水排出障碍,引起眼压急剧升高,并伴有相应症状和眼前节组织改变为特征的眼部疾病。

(二) 主要临床表现

急性发作典型的临床表现为:起病急,剧烈头痛、眼痛、畏光、流泪、视力急剧下降,可伴恶心、呕吐等全身症状。部分患者急性发作前常突感雾视、虹视、前额疼痛、鼻根部酸胀等。

体征:眼压急剧升高,球结膜混合充血,角膜水肿,可出现房水混浊甚至絮状沉淀;瞳孔散大,对光反射迟钝或消失。

有条件的社区在裂隙灯下可见角膜后色素颗粒沉着,前方极浅,周边部前房几近消失。房角镜下可见房角完全关闭。眼压多在 50mmHg 以上。急性期角膜水肿多看不清,可给予甘油消除角膜水肿后观察眼底,有时可见视网膜动脉搏动、视网膜出血,高眼压时间较长,可出现青光眼斑。

(三) 识别

1. 识别   依据典型的发作病史,眼压升高,角膜水肿,前房浅等症状多可以做出诊断。转诊到上级医院后完善裂隙灯显微镜、眼底、眼压、前房角、视野,超声生物显微镜(UMB)、光学相干断层扫描(OCT)等检查。

2. 鉴别诊断   本病应与急性结膜炎、虹膜睫状体炎等眼部疾病相鉴别;也应与能引起头痛、恶心、呕吐的偏头痛、颅脑疾病、胃肠道疾病等相鉴别。

(1)有先兆的偏头痛:偏头痛的先兆期可有视觉先兆如闪光、亮点等,后表现为单侧搏动性中重度疼痛,常规体力活动会加重,可伴畏光、畏声、恶心、呕吐等。需临床详细认真询问病史。

（2）脑出血：常出现头痛、恶心、呕吐及肢体活动障碍等局灶性神经功能缺损症状、体征，青光眼无局灶性体征，可鉴别。但临床因脑出血部位、出血量等不同而症状各异，若鉴别困难，建议及早完成头颅 CT 以明确诊断。

（3）蛛网膜下腔出血：临床表现突发剧烈头痛、恶心、呕吐，但脑膜刺激征多为阳性，可能伴意识障碍。临床以此可鉴别。但对于发病早期或者老年人的脑膜刺激征不敏感时，需高度注意。

（4）引起恶心、呕吐的胃肠道疾病：需鉴别是否存在胃肠道疾病，慎用阿托品药物，防止瞳孔散大而加重病情。

原发性急性闭角型青光眼发病急，病情重，一旦怀疑建议尽早转诊，在此仅介绍紧急识别时的急重症的鉴别诊断。眼科不危重的疾病，可待转诊后完成相关检查详细鉴别。

（四）紧急处理

治疗原则是先用药物治疗迅速降低眼压，眼压下降后及时选择适当的手术治疗；若药物治疗不能使眼压降至正常，应尽早采用手术方法进行降压处理。

1. 临床一经怀疑此诊断，因社区药物不全，应尽早转诊，避免耽误病情。

2. 密切观察生命体征、神经系统症状体征等，确保生命安全及生命体征平稳。

3. 需鉴别危重的颅脑疾病如脑出血、蛛网膜下腔出血等，如不能除外颅内病变，需积极处理，维持血压、呼吸等平稳，按照相关疾病紧急处理流程执行。

（五）转诊

1. 指征 临床出现剧烈头痛、眼痛、畏光、流泪、视力急剧下降等表现，需考虑青光眼，积极治疗，尽快转诊至上级医院。

2. 转诊注意事项

（1）转诊前评估患者风险，密切观察患者的意识、呼吸、心率、血压等情况，需维持生命体征平稳。

（2）转诊及时，有效沟通，转入具有资质的上级医院紧急诊疗。

（3）转诊过程中，观察意识、瞳孔、脑膜刺激征等表现，尽快转诊。

（王 仲 赵 翠）

第二节 耳鼻喉科重症

一、异物窒息

（一）气管、支气管异物

1. 定义 分为内源性及外源性两类异物堵塞气管、支气管引起呼吸困难，前者为呼吸道内假膜、血凝块或干痂等物堵塞；后者为外来物质吸入气道所致呼吸困难。外源性异物常见，多为 5 岁以下儿童，成人偶见。

病因：①儿童异物：因儿童咀嚼功能及咳嗽反射功能不健全，较大食物未经嚼碎咽下时易误吸；口含玩具或食物时，发生摔倒、惊吓、哭闹时将异物吸入。②成人异物：多发生于睡眠或昏迷时将呕吐物或义齿吸入气管。

2. 主要临床表现 异物因停留部位不同而症状各有特点。

（1）气管异物：异物经喉或气管时引起剧烈咳嗽，当异物被气流冲击至声门下时可产生气管拍击音，通常听诊器在颈部气管前咳嗽及呼气末时可闻及撞击音，当异物嵌顿于气管时，气体通过气管狭窄缝隙处时产生哮鸣音。

（2）支气管异物：早期症状与气管异物相同，当异物经过气管进入并停留于支气管后，刺激减少，咳嗽减轻，当异物为植物源性，异物分泌可刺激支气管黏膜壁产生炎症，出现咳嗽、喘鸣、痰多发热等症状。如为单侧支气管异物患者多无呼吸困难，但可并发肺不张肺气肿，听诊肺部出现患侧呼吸音减弱或消失，肺炎可闻及湿啰音；而双侧支气管异物患者可出现呼吸困难。

3. 识别

（1）病史异物吸入史具有重要诊断依据，应详细询问病史并结合典型症状、查体及 X 线检查、气管支气管 CT 三维重建，诊断即可明确。但个别患者症状及病史不明确，有反复发生的喘憋伴咳嗽发热者，特别是儿童反复支气管炎发作患者，应不排除异物。与支气管炎、支气管肺炎等疾病鉴别诊断。

（2）查体观察有无呼吸困难及心衰表现，咳嗽及呼气末时活动性异物在颈部气管前可闻及撞击音，支气管异物可出现肺不张、肺炎肺气肿体征，应双侧肺对比检查。

（3）有条件的医院可行 X 线检查，金属等不透光异物可直接明确诊断，透光性异物可通过以下表现进行诊断：①纵隔摆动：当异物嵌顿于一侧支气管时并且固定，形成呼气性活瓣，呼气时气管变窄空气排出受阻，患侧肺内压力大于健侧，呼气时纵隔向健侧移位，且常伴有患侧肺气肿；当异物在为支气管内活动时，吸气时异物下移，形成吸气性活瓣，吸气时空气进入患侧肺内减少，深吸气时纵隔向患侧移动；②肺气肿：肺透明度增高，横膈下移；③肺不张；④肺部感染。

上级医院可行气管支气管 CT 三维重建明确，支气管镜检查是诊断和治疗该病最直接可靠的方法。

4. 紧急处理　原则：及时诊断，尽早取出异物，维持呼吸道通畅，预防并发症发生，挽救生命。

异物堵塞后紧急处理：气管支气管异物是凶险急症，好发于儿童。较大的异物可在数分钟内窒息死亡，不能保证及时送达有抢救条件的医院。因此，社区及基层医疗单位应该进行积极地抢救。在救治过程中掌握急救要点，医生相互配合熟练，是抢救成功的关键。若患者生命状况危急，在医疗设备不充足的情况下，应进行迅速有效的现场急救。方法如下：

（1）如为成年患者仍可说话，说明异物尚未完全堵塞气管，此时可即刻展开急救，拍打患者背部促使其用力咳嗽，咳嗽咳产生巨大气体冲击力，有时可将异物咳出。

（2）如患者无法说话严重憋气或窒息昏迷，说明异物已将气道完全堵塞，此时施救者应站在患者背后，一手握拳置于患者剑突下缘，另一手覆在拳上，然后猛地向上向后冲击按压，连续 6~10 次，以求借助体内胸腔气道压力突然增加将异物冲出。

（3）如患者示意异物感位置较高，设法使其尽量张口，观察口腔是否有异物，有则尽快取出。

（4）如为幼儿患者，施救者取坐位，将小儿俯卧趴在施救者大腿上，患儿头低位，拍打患儿背部，借助体内胸腔气道压力突然增加将异物咳出。救护者也可抱住患儿腰部，用双手示指、中指、无名指顶压其上腹部，用力向后上方瞬间冲击挤压，重复而有节奏进行，借以形成冲击气流把异物冲出。也可将小儿倒提离地，用力拍患儿背部及刺激咽部，以期将异物迅速咳出。

（5）以上方法实施时应同时立即拨打"120"电话，以求当紧急处理方法失败后尽快将患者送往医院进行抢救治疗，挽救患者生命。

5. 转诊

（1）指征：如基层社区医院如确诊或怀疑该病，如无手术条件应立即转上级医院诊治，途中应维持呼吸循环，同时转运过程中避免剧烈搬运导致异物松动脱落出现窒息，并向转诊医院汇报病情，做好绿色通道救治准备。

（2）转诊注意事项：转诊前应评估患者风险，根据病情给予吸氧，保证残余气道通畅，开通静脉通路，监测生命指征，立即呼叫"120"急救系统，联系上级医院，准备接诊，并就患者的病情及转运过程中可能出现的意外及并发症和预后与患者及家属进行有效的沟通并征得理解同意。

6. 预防

（1）气管支气管异物为儿童常见意外伤害事件，严重可致死，病情危急，同时成人进食说话口含物品工作也可引起该病发生，应多做该方面的宣教提高广大人民群众对该病危险性的认识。如发生应及时到医院就诊，避免延误治疗时机，使病情加重。

（2）避免给5岁以下儿童进食花生、豆类、榛子及瓜子食物，同时将该类食物及小物品放到儿童接触不到的地方，加强保管。

（3）教育儿童改正口含玩具、文具，如笔帽、小口哨等物品的不良习惯，以防因惊吓、说话、摔倒、哭闹等情况出现时将该物品不慎误吸入呼吸道。

（4）进行咽喉部检查或全麻、昏迷患者，操作前应将义齿取出，儿童口中有食物时应待其完全咽下后或吐出再行检查。

（5）如发现儿童口含物品时，家长不要强行手指或器械抠出，以免引起孩子哭闹等情况出现时将该物品不慎误吸入气道。

（二）食管异物

1. 定义　多由于进食匆忙未经嚼碎咽下所致，老年人义齿松动脱落以及咀嚼功能、口腔感觉减退；口含异物误咽、吞食异物自杀等均可导致食管异物发生。异物种类多以动物骨骼、枣核、义齿、别针等多见。常见于食管入口嵌顿，其次为食管中段第二狭窄处，发生于食管下段者少见。

2. 主要临床表现　其症状与异物性质、大小、形状、食管停留部位及时间、有无合并感染有关。

（1）吞咽困难异物停留于食管入口时患者吞咽困难明显，儿童伴有流涎表现。

（2）吞咽疼痛异物较小或圆钝，疼痛不明显；异物锋利或继发感染疼痛明显，异物停留于食管上段时，疼痛位于颈侧或颈根部，异物位于食管中段时，可表现为胸骨后疼痛并放射至背部。

（3）呼吸困难异物较大向前压迫气管后壁，或较大异物为完全进入食管遮挡喉部时，患者可出现明显的呼吸困难，甚至窒息死亡。

3. 识别

（1）病史对于诊断具有重要指导意义，多可直接或间接询问出有误咽或自服异物史。但应仔细了解其症状与异物性质、大小、形状、食管停留部位及时间、有无合并感染，为治疗提供参考。

（2）间接喉镜检查异物位于食管入口或食管上段时，多可看到梨状窝异物影或梨状窝积液。

（3）X线检查可行颈胸正侧位摄片，不透光异物即可诊断及明确部位，如怀疑透光性异物，可行食管钡餐透视，通过观察钡餐停留可确定异物是否存在及停留部位。

（4）食管镜检查最直接方法，如发现异物可及时取出。

4. 紧急处理　原则：已确诊或高度怀疑食管异物者，尽早行食管镜检查并取出异物，预防并发症发生。治疗：较大儿童误咽较小圆钝异物如1角钱硬币，可暂行观察，待其滑入胃内后行X线检查确认，如不能滑入则需要手术。

（1）取出异物方法，分为：①硬性食管镜异物取出术：表面麻醉或全麻下，食管镜插入食管发现异物后要明确异物与食管壁黏膜的关系及有无食管穿孔，将异物转动为长轴与食管纵轴平行时缓慢取出；如为较大不规则锋利异物时，严禁强行拖行，避免发生致死性并发症，该为颈侧径路或开胸手术取出。②纤维食管镜异物取出术：适用于较小异物表麻下进行手术。③Foley管法：Foley管头越过异物到达下方，气囊内注气使Foley管头部扩张撑大食管腔，缓缓拖出时带出异物，适用于外形圆钝异物。④颈侧径路或开胸手术异物取出：适用于巨大不规则或锋利异物，以上方法难以取出的病例，另外无异物位于食管中段主动脉弓压迹时已经刺穿食管并刺破主动脉弓，应给予开胸手术取出，防止致死性大出血发生。

（2）一般治疗：食管异物患者应禁饮食，故围术期给予补液，如术中怀疑合并食管穿孔，应留置鼻饲并且禁饮食48小时，同时补液全身抗感染治疗。

（3）如合并食管周围脓肿或咽后间隙脓肿、纵隔脓肿者，应颈侧切开排脓引流。

（4）如异物较大难以取出，可在不损伤食管黏膜情况下将异物推入胃中。

5. 转诊

（1）指征：基层社区医院如确诊或怀疑该病，如无手术条件或异物取出失败应继续禁食水同时立即转上级医院诊治，途中应维持呼吸循环，积极纠正水电解质紊乱，积极抗感染治疗，并向转诊医院汇报病情，做好接诊救治准备。

（2）转诊注意事项：转诊前应评估患者风险，根据病情决定是否给予抗感染治疗，同时开通静脉通路，监测生命指征，联系上级医院，准备接诊，并就患者的病情和预后与患者及家属进行有效的沟通并征得理解同意。

6. 预防

（1）进食时应细嚼慢咽，不应匆忙进食，如牙齿脱落较多或佩戴义齿的患者更应格外注意，义齿损坏应及时修复，避免进食时义齿松动脱落导致误咽成为食管异物，多做该方面的宣教，如咽痛吞咽困难等症状，应及时到医院就诊，避免延误治疗时机，使病情加重。

（2）教育儿童改正口含小物品的不良习惯，以防将该物品不慎咽下。

（3）进行咽喉部检查或全麻、昏迷患者，操作前应将义齿取出。

（4）误咽异物后，切忌自行吞咽饭团、馒头等食物，以免加重食管损伤，增加治疗难度，避免出现颈部及纵隔脓肿、大血管破溃、食管气管瘘等严重并发症。

（三）喉异物

1. 定义　指异物停留于喉腔中，较大异物由于不能通过声门进入气管，故嵌顿于声门裂，多发生于5岁以下儿童及脑血管后遗症成年患者。

病因：患儿口中含物玩耍或哭闹时，成人口中含物说话，脑血管后遗症成年患者咽喉部黏膜感觉迟钝缺乏反射保护均可引起异物吸入喉腔造成嵌顿,常见异物有:别针、义齿、动物骨片鱼刺等,植物性有豆荚、花生,以及各种玩具工具,如螺丝钉等,儿童食物性嵌顿中果冻发生率较高且容易致死。

2. 主要临床表现　异物进入喉腔后可立即引起剧烈咳嗽,同时因反射性喉痉挛及异物嵌顿导致呼吸困难发绀。较大异物完全嵌顿几分钟内可因窒息死亡,不完全嵌顿者可出现剧烈咳嗽,不同程度呼吸困难、声嘶及喉喘鸣。

3. 识别

(1)异物吸入病史多发生于进食、哭闹时突发意外。

(2)意外发生时患者多有剧烈咳嗽、呼吸困难、声嘶、发绀及呕吐。

(3)较小锋利异物停留或刺入声门黏膜,可引起咽喉疼痛、呼吸困难,局部感染后可出现喉部脓肿形成。

(4)较大异物完全嵌顿几分钟内可窒息死亡。

(5)听诊时喉部可闻及吸气性喘鸣音。

4. 紧急处理　原则:去除病因,解除嵌顿梗阻、呼吸困难及窒息。治疗如下:

(1)婴幼儿喉异物伴呼吸困难或病情危急时无必要抢救设备,可采用 Heimlich 手法抢救,即于患者身后,绕过病人上腹部一手抓紧腕部,用力向后上冲击提高患者胸膜腔内压,借助肺内残留气体向外冲出排出异物。婴幼儿可低头位置于救护人膝盖,面对救护人,手指并拢对患儿胸部下半段按压冲击 1~5 次,观察有无异物可出,如没有异物可用手指进入口中勾取。

(2)间接喉镜下异物取出,适用声门上异物、较配合成人或较大儿童。

(3)直接喉镜下异物取出,适用于病情危急无麻醉取出或麻醉状态下患者进行手术。

5. 转诊

(1)指征:如异物取出困难,同时患者病情平稳,暂无生命危险,在保障呼吸道通畅情况下可转上级医院治疗。如无法短时间进行上级医院转诊的极危重患者,可行紧急气管切开术或环甲膜穿刺,从而建立新的呼吸通道挽救患者生命。途中应维持呼吸循环,同时转运过程中避免剧烈搬运导致异物变位出现窒息,并向转诊医院汇报病情,做好绿色通道救治准备。

(2)转诊注意事项:转诊前应评估患者风险,根据病情给予吸氧,保证残余或新建气道通畅,开通静脉通路,监测生命指征,立即呼叫"120"急救系统,联系上级医院,准备接诊,并就患者的病情及转运过程中可能出现的意外及并发症和预后与患者及家属进行有效的沟通并征得理解同意。

6. 预防

(1)喉异物为常见意外伤害事件,严重可致死,应多做该方面的宣教提高人们对该病危险性的认识。如咽痛及呼吸困难等症状,应及时到医院就诊,避免延误治疗时机,使病情加重。

(2)避免口含物品的不良习惯,以防因惊吓、说话、摔倒、哭闹等情况出现时将该物品不慎误吸。

(3)进行咽喉部检查或全麻、昏迷患者,操作前应将义齿取出,儿童口中有食物时应待其完全咽下后或吐出再行检查。

(4)如发现儿童口含物品时,家长不要强行手指或器械抠出,以免引起孩子哭闹等情况出现时将该物品不慎误吸入气道。

（四）鼻腔鼻窦异物

1. 定义及病因　鼻腔鼻窦异物分为内源生性及外源性异物两类，前者有鼻石、坏死骨，后者分为生物性及非生物性异物。多发生于儿童。生物性异物多见于卫生条件较差地区及畜牧区。

儿童好奇心重，易将小物体塞入鼻腔，或进食时呕吐导致食物经鼻咽逆流入鼻腔。鼻出血填塞卫生纸等填塞物遗忘取出导致残留，鼻腔鼻窦手术填塞物残留，鼻面部外伤、弹片嵌顿入鼻腔鼻窦。部分地区出现蝇蛆、水蛭进入鼻腔鼻窦形成定植寄生。

2. 主要临床表现

（1）单侧鼻塞，伴流脓臭带血涕。

（2）鼻腔黏膜充血伴脓性分泌物，清理收缩鼻腔后检查鼻腔可发现异物。

3. 识别

（1）异物如长期停留于鼻腔，可刺激鼻黏膜炎性肿胀、溃烂，表现鼻阻塞，流脓血涕，甚至钙盐沉着，形成鼻石。动物性异物者鼻腔内有蠕动感及瘙痒感。

（2）检查：异物多位于总鼻道前端，前鼻镜多可发现。当停留时间长，出现脓血性分泌物后难以发现容易漏诊，需清除分泌物收缩鼻腔黏膜后方能发现。

（3）如鼻腔未能发现异物，且异物为不透光异物，可行鼻窦 CT 检查进行定位。

4. 紧急处理　原则：取出异物，预防并发症。治疗如下：

（1）经前鼻镜检查取出异物：禁用镊子贸然夹取异物，防止异物向后滑动至后鼻孔或鼻咽部，从而落入喉气管引起严重并发症，建议以异物钩针自异物上方越过，自后向前钩住异物后取出。如异物较大难以自前鼻孔取出，应在严格保证呼吸道通畅情况下将异物推入鼻咽后自口中取出。

（2）动物性或较微小异物，应给予收缩麻醉鼻腔黏膜后，鼻内镜下吸引器吸出并仔细检查有无残留。

（3）异物取出后，应给予鼻腔炎症对症治疗。

5. 转诊

（1）指征：如异物取出困难或患者难以配合或异物极易滑入喉咽及气道者可转上级医院全麻下手术取出，途中应维持呼吸循环，同时转运过程中避免剧烈活动导致鼻腔异物向后滑落至呼吸道出现窒息，并向转诊医院汇报病情，做好接诊救治准备。

（2）转诊注意事项：转诊前应评估患者风险，根据病情给予吸氧，保证气道通畅，开通静脉通路，监测生命指征，联系上级医院，准备接诊，并就患者的病情及转运过程中可能出现的意外及并发症和预后与患者及家属进行有效的沟通并征得理解同意。搬运过程中准备好麻醉喉镜，随时准备当异物滑落时行麻醉喉镜下夹取异物或气管插管挽救气道通畅。

6. 预防

（1）家长应提高对小儿鼻腔异物的警惕性，多做该方面的宣教，如发现鼻塞、流臭脓涕等症状，应及时到医院就诊，避免延误治疗时机，使病情加重。

（2）医务人员在取出异物后，应仔细检查并清点异物，避免残留遗漏。

（3）教育家长当发现异物应避免慌张，以免异物滑入气管引起窒息。

（4）嘱患者不要盲目自行用手或其他不正当器械试行挖取异物，以免将异物推入深处，甚至滑入气管引起窒息。

（五）外耳道异物

1. 定义　外耳道异物多见于儿童，儿童好奇心重，易将小物体如豆类、小珠等塞入外耳道，成人多为掏耳或外伤外耳道异物残留，多为棉签，以及蚊虫等昆虫爬入外耳道。分为生物性及非生物性异物。

2. 主要临床表现

（1）非膨胀性异物停留于外耳道多无特殊症状，可引起耳痒，或感染可引起疼痛。

（2）膨胀性异物停留于外耳道遇水膨胀完全堵塞外耳道，可出现耳胀痛、听力下降及外耳道分泌物增多，儿童无法准确表达，多表现哭闹。

（3）昆虫进入外耳道，可引起外耳道因昆虫爬行瘙痒噪音及疼痛，患者多惊恐，甚至引起鼓膜穿孔。

（4）长期的异物嵌顿患者无法察觉，可出现流脓，甚至炎症肉芽包裹，可出现误诊外耳道炎。

（5）异物越靠近鼓膜，症状越明显，可出现耳鸣眩晕，甚至损伤鼓膜及中耳。

3. 识别　根据病史及查体即可诊断。但由于异物长期刺激或家长自行掏取导致外耳道炎性肿胀，可能遮挡异物，导致无法第一时间做出异物诊断。

4. 紧急处理　原则：取出异物，预防并发症；治疗：异物取出；取出方法因异物性质、大小、形状、动物性异物生活习性、停留部位及时间、有无合并感染有关，也与有无鼓膜穿孔有关。

（1）不膨胀异物：建议以异物钩针自异物上方越过，或自上方刺入异物，自后向前钩住异物后取出。取出过程中应轻柔，防治外耳道壁二次损伤。

（2）非植物性微小异物位于外耳道深部，在明确无鼓膜穿孔情况下可给予盐水冲洗取出，或吸引器吸出。

（3）爬动的动物性异物，应给予油类或 75% 乙醇滴入外耳道将之溺毙后取出，如为向光性昆虫在保证鼓膜尚余一定距离时可用手电光亮将其诱出至外耳道口后夹出。

（4）植物性异物或膨胀性异物，可给予外耳道滴入 95% 乙醇进行脱水后待其体积缩小后钩出。

（5）异物取出后，应对外耳道炎症对症治疗，预防外耳道狭窄及感染。

（6）如患者因疼痛难以耐受或不配合者可在全麻下辅以耳内镜取出。

5. 转诊　指征：如儿童患者难以配合或异物膨胀易碎、外耳道肿胀明显难以取出时，需转上级医院进行全麻手术。

6. 预防

（1）家长应提高对小儿外耳道异物的警惕性，多做该方面的宣教，教育孩子不要将小物品向耳朵里塞，成人应改掉用棉签、火柴棍及牙签等无掏挖耵聍的不良习惯，如发生外耳道异物，应及时到医院就诊，避免延误治疗时机，使病情加重。

（2）医务人员在取出异物后，应仔细检查并清点异物，避免残留遗漏，同时注意保持外耳道清洁干燥，观察有无合并鼓膜穿孔或中耳鼓室内异物便于后期处理。

二、喉　水　肿

（一）定义及病因

喉水肿指喉部松弛部位如会厌、杓会厌襞等处黏膜下结缔组织中因组织液或浆液浸润

导致黏膜肿胀而引起一系列临床症状,分为感染性及非感染性疾病两类。病因包括:

1. 变态反应注射青霉素、口服阿司匹林等引起过敏,或过敏性体质者食用使其致敏的虾蟹引起变应性喉水肿。

2. 喉部急性感染性、物理或化学性喉外伤等引起喉黏膜水肿。

3. 遗传血管性体内血中缺乏或功能缺陷 C1 酯酶抑制剂(C1-INH),属于常染色体显性遗传,患者可反复发作喉水肿。

(二)主要临床表现

1. 变应性喉水肿　发病急多无先兆,初期可有喉痒、刺激性咳嗽、少或无痰伴喉部阻塞感;炎症继续发展,患者可出现声嘶、喉喘鸣、胸闷及吸气性呼吸困难,甚至死亡。间接喉镜下见喉黏膜苍白水肿,表面伴浆液性渗出物,严重时出现声带运动障碍及三凹征。

2. 遗传性血管神经性喉水肿　又名遗传性 C 抑制物缺乏症,属于常染色体显性遗传,可连续几代发病,当轻微外伤、感冒、劳累,甚至咽喉部检查和手术刺激下即可诱发患者反复发作喉水肿,死亡率高。

(三)识别

进行间接喉镜检查,结合病变特点和观察患病部位多可确诊。会厌舌面、单或双侧杓会厌襞等处黏膜可见圆形透明或半透明的苍白或灰白色黏膜肿胀,遮挡声带。急性感染性喉水肿时肿胀黏膜多为充血性赤红色伴自诉咽喉疼痛伴局部压痛。遗传性血管神经性喉水肿患者咽喉部灼痒感,多有反复发作喉水肿病史且身体其他部位也多有水肿发生,对肾上腺素反应敏感。

(四)紧急处理

1. 原则　去除病因,解除呼吸困难及窒息。

2. 治疗　如为咽壁间隙脓肿、扁桃体脓肿等原因导致感染性喉水肿,可切开排脓,短期内水肿可消失变应性喉水肿患者可给予卡巴克洛 5mg、氯苯那敏 10mg、可的松类药物肌注,局部可使用萘甲唑啉 9ml 加醋酸可的松 25mg,咽喉部喷雾或雾化吸入;1:1000 肾上腺素液 0.1~0.3ml,间隔 10 分钟皮下注射 2~3 次,对于遗传性血管神经性喉水肿患者治疗效果明显。同时积极查找病因,预防再发。

(五)转诊

1. 指征　病因不明患者应在社区医院严密观察病情变化,如无治疗条件,应尽早到上级医院转诊治疗,病情较重患者应争取在呼吸衰竭前进行气管切开术或环甲膜穿刺,病情危重患者应行气管插管,在保障气道通畅条件下进行气管切开术。从而建立新的呼吸通道挽救患者生命。途中应维持呼吸循环,同时转运过程中避免剧烈搬运导致窒息,并向转诊医院汇报病情,做好绿色通道救治准备。

2. 转诊注意事项　转诊前应评估患者风险,根据病情给予吸氧,保证残余或新建气道通畅,根据病情给予抗感染治疗抗过敏及抗休克治疗,同时开通静脉通路,监测生命体征,立即呼叫"120"急救系统,联系上级医院,准备接诊,并就患者的病情及转运过程中可能出现的意外及并发症和预后与患者及家属进行有效的沟通并征得理解同意。

三、鼻　出　血

(一)定义及病因

临床常见急症之一,又名鼻衄,多为单侧鼻腔出血,也可出现双侧出血;可间歇性出血也

可持续性出血,轻则涕中带血,严重者可出现贫血或失血性休克。病因包括:

1. 局部因素

(1)外伤:鼻及鼻颅颌面部异物刺激、外伤、手术,挖鼻习惯,以上部位血管受损导致出血自鼻腔或经鼻咽部口中流出。

(2)鼻中隔偏曲:多发生于鼻中隔偏曲骨嵴或棘突薄弱黏膜处,该部位黏膜赶在易破碎糜烂出血。

(3)气压性损伤:急性剧烈的气压变化导致鼻腔鼻窦内黏膜血管扩张破裂引起出血。

(4)炎症:鼻腔鼻窦慢性炎症,如干燥性、萎缩性鼻炎可引起鼻腔黏膜破裂出血,鼻结核引起鼻腔黏膜糜烂出血。

(5)肿瘤:鼻部恶性肿瘤可引起鼻腔长期少量出血,晚期可侵犯大血管导致致死性大出血,鼻咽、鼻腔鼻窦等部位纤维血管瘤可引起长期间歇性出血。

2. 全身因素

(1)血液性疾病:血小板减少、凝血功能异常,如白血病、再生障碍性贫血、特发性血小板减少性紫癜、血友病、肝炎患者等。

(2)心血管疾病:如高血压、动脉硬化等。

(3)营养障碍或维生素缺乏:维生素 C、维生素 K、维生素 P 或钙。

(4)肝脾肾慢性疾病及风湿热。

(5)内分泌失调。

(6)其他:如化学物中毒——磷、汞等。

(7)地方病:水蛭,高原干燥。

(二)主要临床表现

出血可发生于鼻腔任何部位,但多见于鼻中隔前下方的利特尔区,因为该处小动脉网聚集,破裂后可见搏动性小动脉出血;鼻中隔前下部静脉构成克氏静脉丛;老年人下鼻道外侧壁后部近鼻咽处有表浅扩张的鼻后侧吴氏静脉丛,也是临床上后部鼻出血的常见部位。鼻腔后方出血多自鼻咽部流入口中吐出,局部因素引起出血者多见单侧鼻腔出血,全身性因素所致出血多见双侧鼻腔交替性或同时出血。

(三)识别

1. 鼻出血应尽早通过前鼻镜或鼻内镜找出出血部位,明确出血原因,给予及时止血治疗。同时需要排除肺咯血可能,因为鼻出血可经鼻咽进入气管后咳出血液,同时排除消化道出血呕血可能,因为鼻出血可经鼻咽吞入食管再呕出血液。而昏迷或醉酒病人可因肺部或消化道出血自鼻腔前方流出而误诊为鼻出血。当单侧鼻出血而双侧鼻腔均有血液流出时,多因为一侧鼻出血经后鼻孔流向对侧鼻腔,出血较少时可给予 1%~2% 麻黄碱面片收缩双侧鼻腔黏膜后吸出血凝块查找鼻腔出血部位,如出血迅猛无法明确出血部位时立刻吸出双侧鼻腔凝血块,同时给予止血治疗。

2. 通过全身查体及化验结果判断出血量,及时发现有无失血性休克。

(四)紧急处理

原则:镇静止血,去除病因。治疗如下:

1. 安慰患者消除紧张恐惧情绪,嘱患者勿将血液咽下,以免刺激胃肠道引起呕吐。消除紧张情绪,可取坐位,病情严重者可取半卧位,疑有休克者,取平卧位。严重出血可致大脑皮质供血不足引起烦躁不安,可给予苯巴比妥药物,老年患者宜给予地西泮镇静,高血压患者控制血压不应过低。

2. 出现休克患者,止血同时应保证呼吸道通畅,积极抗休克治疗。

3. 局部止血法 首先明确出血部位,采用不同的止血方法。

(1)简易止血法:指压法即手指压迫双侧鼻翼,若出血停止,则持续压迫 10~15 分钟。收敛法即局部可放置 1% 麻黄素或 0.1% 肾上腺素棉片。适用于鼻中隔前部少量出血。

(2)烧灼法 有明确出血部位,可使用烧灼法处理出血部位。方法有:硝酸银、三氯醋酸、电凝、微波、射频、激光、低温等离子等进行局部烧灼止血,结合鼻内镜在临床的应用,止血更加彻底。但应注意避免在鼻中隔两侧相对应部位及鼻腔外侧壁与鼻中隔对应部位进行烧灼,防止鼻中隔穿孔和鼻腔粘连,治疗后鼻腔内涂以抗生素药膏或油剂预防局部干燥。

(3)填塞法

1)前鼻孔填塞法:多使用凡士林油纱条填塞鼻腔。另外,还可使用抗生素油纱条、止血纱布、吸收性明胶海绵作为填塞物,对于少量弥散性渗血情况,可首选可吸收性填塞物,避免对黏膜的损伤。

2)后鼻孔填塞法适用于出血部位在鼻腔后部、前鼻孔填塞无效者,可使用后鼻孔填塞法。

3)其他填塞材料:鼻腔及后鼻孔区可用膨胀海绵、气囊或 Foley 管水囊填塞。

(4)血管结扎法:适用于填塞法无法有效止血的患者。中鼻甲下缘水平面以下出血者,可考虑结扎或栓塞同侧上颌动脉或颈外动脉。中鼻甲下缘平面以上出血者,则可考虑结扎筛前动脉。鼻中隔前部出血可结扎上唇动脉。

(5)对于肿瘤引起或者不明原因大出血,可采用血管介入方法止血。

4. 全身治疗止血药物、抗生素、补液支持治疗,必要时输血。严重出血者应注意观察血压变化及有无休克倾向;间断反复出血者,注意是否处于贫血状态。

老年患者注意纠正高血压及心、脑等重要脏器的功能状况。止血后患者多取半卧位休息,给予高能量易消化食物。

病因不明患者应在社区医院严密观察病情变化,如无治疗条件,维持呼吸及循环条件下应尽早到上级医院转诊治疗。

治疗过程中注意事项:诊治过程中,应尽快明确出血部位,结合全身及局部因素进行综合分析。鼻腔填塞应准确到位,尽量减少反复鼻腔填塞导致的鼻黏膜损伤形成鼻腔粘连等并发症,同时准确记录填塞物数量,出血停止及病情稳定后,应进行鼻内镜检查,避免填塞物残留,同时检查有无鼻腔粘连、感染、新生物。

（五）转诊

1. 指征 基层卫生院如简易止血法、烧灼法及填塞法仍无法成功止血需转上级医院治疗,避免因持续失血使患者病情加重危险。如已行鼻腔填塞,应向上级医院做好交接记录,标明填塞物种类及数量、患者可疑出血点位置等。

2. 转诊注意事项 转诊前应评估患者风险,根据病情给予镇静吸氧,控制血压,根据病情给予抗感染治疗及抗失血性休克治疗,同时开通静脉通路,监测生命指征,立即呼叫"120"急救系统,联系上级医院,准备接诊,并就患者的病情及转运过程中可能出现的意外及并发症和预后与患者及家属进行有效的沟通并征得理解同意。

（王 仲 高 珊）

参 考 文 献

1. 康焰,邓一芸,邓丽静,等.临床重症医学教程.北京:人民卫生出版社,2015.

2. 师亚,王秀华,杨琛,等.改良早期预警评分系统的临床应用进展.护理研究,2017,31(23):2824-2828.

3. 黄春才,柴艳芬.改良早期预警评分在急诊中的应用进展.中国急救医学,2017,37(11):1053-1057.

4. Freund Y,Lemachatti N,Krastinova E,et al.Prognostic accuracy of Sepsis-3 criteria for in-hospital mortality among patients with suspected infection presenting to the emergency department.JAMA. 2017,317(3):301-308.

5. 杨镇,陈孝平,汪建平,等.外科学.第8版.北京:人民卫生出版社,2013.

6. 中国医师协会急诊医师分会.急性循环衰竭中国急诊临床实践专家共识.中华急诊医学杂志,2016,25 (2):146-152.

7. 曹林生,廖玉华.心脏病学.北京:人民卫生出版社,2010.

8. 陈灏珠,钱菊英,李清.实用内科学.第15版.北京:人民卫生出版社,2017.

9. 葛均波,徐永健.内科学.第8版.北京:人民卫生出版社,2013.

10. 中华医学会心血管病分会,中华心血管病杂志编辑委员会.急性ST段抬高型心肌梗死诊断和治疗指 南.中华心血管病杂志,2015,43(5):380-393.

11. 中华医学会心血管病分会,中华心血管病杂志编辑委员会.非ST段抬高型急性冠状动脉综合征诊断和 治疗指南(2016).中华心血管病杂志,2017,45(5):359-376.

12. 中国高血压防治指南修订委员会.中国高血压防治指南2010.中国医学前沿杂志(电子版),2011,3 (5):42-93.

13. 中国医师协会急诊医师分会.中国急诊高血压诊疗专家共识.中国急救医学,2010,30(10):865-876.

14. Ibanez B,James S,Agewall S,et al.2017 ESC guidelines for the management of acute myocardial infarction in patients presenting with ST-segment elevation.Eur Heart J.2018,39:119-177.

15. Ristic AD,Imazio M,Adler Y,et al.Triage strategy for urgent management of cardiac tamponade. Eur Heart J,2014,35(34):2279-2284.

16. Erbel R,Aboyans V,Boileau C,et al.2014 ESC Guidelines on the diagnosis and treatment of aortic diseases.Eur Heart J,2014,35(41):2890-2896.

17. Hiratzka L F,Bakris G L,Beckman J A,et al.2010 ACCF/AHA/AATS/ACR/ASA/SCA/SCAI/SIR/ STS/SVM guidelines for the diagnosis and management of patients with thoracic aortic disease.Cir-culation,2010,121(13):266-369.

18. 中华医学会呼吸病学分会.社区获得性肺炎诊断和治疗指南(2016 年版).中华结核和呼吸杂志,2006,29(10):651-655.

19. 中华医学会呼吸病学分会.中国成人社区获得性肺炎诊断和治疗指南(2016 年版).中华结核和呼吸杂志.2016,39(4):1-27.

20. 中华医学会呼吸病学分会.支气管哮喘防治指南.中华结核和呼吸杂志,2016,39(4):1-27.

21. 刘凤奎,王琳,李伟生,等.全科医生急症手册.北京:人民军医出版社,2012.

22. 中华医学会呼吸病学分会哮喘学组.中华医学会全科分会.支气管哮喘防治指南(基层版).中华结核和呼吸杂志,2013,36(5):331-336.

23. 中华医学会心血管病学分会肺血管病学组.急性肺栓塞诊断与治疗中国专家共识(2015).中华心血管杂志,2016,44(3):197-211.

24. 何庆著.危重急症抢救流程解析和规范.北京:人民卫生出版社,2012.

25. 王笑宁,王旭东.张力性气胸紧急处理.中国临床医生杂志,2016,44(2):17-18.

26. 多赫尔蒂,M.G.外科学.第 14 版.北京:北京大学医学出版社,2016.

27. 赵玉沛,陈孝平.外科学.第 3 版.北京:人民卫生出版社,2015.

28. 陈孝平,汪建平.外科学.第 8 版.北京:人民卫生出版社,2013.

29. 那彦群,叶章群,孙颖浩,等.中国泌尿外科疾病诊断治疗指南(2014 版).北京:人民卫生出版社,2014.

30. 王辰,王建安.内科学.第 3 版.北京:人民卫生出版社,2015.

31. 杜雪平,吴永浩,王和天,等.全科医学科.北京:中国医药科技出版社,2014.

32. Neumar RW,Shuster M,Callaway CW,et al.2015 American Heart Association Guidelines Update for Cardiopulmonary Resuscitation and Emergency Cardiovascular Care.Circulation,2015,132(18 Suppl 2):S315-S367.

33. American Diabetes Association.Standards of Medical Care in Diabetes2017.DiabetesCare,2017,40(Suppl.1):S1-S135.

34. 中华医学会风湿病学分会.系统性红斑狼疮诊断治疗指南.中华风湿病学杂志,2010,14(5):342-346.

35. 中华医学会风湿病学分会.大动脉炎诊断及治疗指南.中华风湿病学杂志,2011,15(2):119-120.

36. 曾昭耆,顾瑗.基层医生临床手册.北京:人民军医出版社,2014.

37. 张之南,杨天楹,郝玉书,等.血液病学(上、下册).北京:人民卫生出版社,2003.

38. 王卫平.儿科学.第 8 版.北京:人民卫生出版社,2013.

39. 中华医学会儿科学分会免疫学组.儿童过敏性紫癜循证诊治建议.中华儿科杂志,2013,51(7):502-507.

40. Ozen S,Ruperto N,Dillon M J,et al.EULAR/PReS endorsed consensus criteria for the classification of childhood vasculitides.Annals of the Rheumatic Diseases,2006,65(7):936.

41. 贾建平,陈生弟.神经病学.第 7 版.北京:人民卫生出版社,2013.

42. 吴江.神经病学.第 2 版.北京:人民卫生出版社,2011.

43. 孙锟,母得志.儿童疾病与生长发育.北京:人民卫生出版社,2015.

44. Niermeyer S.From the Neonatal Resuscitation Program to Helping Babies Breathe:Global impact of

educational programs in neonatal resuscitation.Seminars in fetal neonatal medicine,2015,20（5）：300-308.

45. 洪建国.中国儿童支气管哮喘防治指南修订要点的探讨.临床儿科杂志,2014,32（2）:101-103.

46. 李炳根,聂向阳.儿童腹股沟疝的腹腔镜手术治疗进展.中华外科杂志,2013,51（4）;328-330.

47. 中华医学会外科学分会血管外科学组.下肢动脉硬化闭塞症诊治指南.中华医学杂志,2015,95（24）：1883-1896.

48. 谢幸,苟文丽.妇产科学.第8版.北京:人民卫生出版社,2010.

49. 曹泽毅.中华妇产科学（临床版）.北京:人民卫生出版社,2010.

50. 沈洪.急诊医学.北京:人民卫生出版社,2008.

51. 王吉耀.内科学.北京:人民卫生出版社,2011.

52. 于学忠,黄子通.急诊医学.北京:人民卫生出版社,2016.

53. 王一镗.实用急诊手册.北京:人民军医出版社,2005.

54. 张学军,陆洪光.皮肤性病学.北京:人民卫生出版社,2013.

55. 朱学俊,王宝玺.皮肤病学.北京:北京大学医学出版社,2011.

56. 赵辨.中国临床皮肤病学.南京:江苏科学技术出版社,2010.

57. 黄选兆.实用耳鼻咽喉头颈外科.第2版.北京:人民卫生出版社,2007.

58. 赵堪兴,杨培增.眼科学.第8版.北京:人民卫生出版社,2013.

索　引